Klose · Schubert-Zsilavecz · Steinhilber · Volz · Wolff
Lifestyle-Arzneimittel

Lifestyle-Arzneimittel

Was ist Mache, was ist dran?

Von
Gerald Klose, Bremen
Manfred Schubert-Zsilavecz, Frankfurt
Dieter Steinhilber, Frankfurt
Hans-Peter Volz, Jena
Hans Wolff, München

Mit 51 Abbildungen und 45 Tabellen

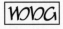 Wissenschaftliche Verlagsgesellschaft mbH Stuttgart 2001

Anschriften der Autoren:

Prof. Dr. Gerald Klose
Zentralkrankenhaus „links der Weser"
Senator-Weßling-Str. 1
28277 Bremen

Prof. Dr. Manfred Schubert-Zsilavecz
Institut für Pharmazeutische Chemie
Marie-Curie-Str. 9
60439 Frankfurt/Main

Prof. Dr. Dieter Steinhilber
Institut für Pharmazeutische Chemie
Marie-Curie-Str. 9
60439 Frankfurt/Main

PD Dr. Hans-Peter Volz
Friedrich-Schiller-Universität
Klinik für Psychiatrie
Philosophenweg 3
07740 Jena

PD Dr. Hans Wolff
Dermatologische Klinik und Poliklinik
Frauenlobstr. 9–11
80337 München

Die Deutsche Bibliothek – CIP-Einheitsaufnahme

Lifestyle-Arzneimittel: was ist Mache, was ist dran? ; mit 45 Tabellen / von Gerald Klose ...
– Stuttgart: Wiss. Verl.-Ges., 2001
   ISBN 3-8047-1765-9

Ein Markenzeichen kann warenzeichenrechtlich geschützt sein, auch wenn ein Hinweis auf etwa bestehende Schutzrechte fehlt.

Jede Verwertung des Werkes außerhalb der Grenzen des Urheberrechtsgesetzes ist unzulässig und strafbar. Dies gilt insbesondere für Übersetzungen, Nachdrucke, Mikroverfilmungen oder vergleichbare Verfahren sowie für die Speicherung in Datenverarbeitungsanlagen.

© 2001 Wissenschaftliche Verlagsgesellschaft mbH, Birkenwaldstraße 44,
70191 Stuttgart
Printed Germany
Satz: TYPO*factory* Luz GmbH, Calw
Druck: Calwer Druckzentrum GmbH, Calw
Umschlaggestaltung: Atelier Schäfer, Esslingen

Vorwort

Es ist schon irgendwie paradox: nicht die großen Erfolge bei der Entwicklung von Arzneimitteln zur Behandlung von bedrohlichen Erkrankungen machen seit einiger Zeit in den Publikumsmedien Furore; vielmehr zieht eine heterogene Gruppe von Arzneimitteln (und Arzneistoffen) die Aufmerksamkeit der Öffentlichkeit auf sich – Arzneimittel, denen man irgendwann einmal (zu Recht oder zu Unrecht) das Etikett „Lifestyle-Arzneimittel" verpasst hat.

Warum dieses Etikett? Weil diese Arzneimittel mehr können als „nur" veritable Krankheiten bessern? Weil sie dafür sorgen, dass Menschen glücklicher, fitter und jünger, hübscher, attraktiver und auch sexuell potenter bleiben (oder wieder werden)? Weil sie helfen, dem Schicksal, der genetischen Anlage und/oder dem Lebenswandel ein Schnippchen zu schlagen?

Versprechungen dieser Art sind nicht neu – auch traditionell bekannte Arzneistoffe waren dabei immer wieder mit im Spiel. Neu ist aber, dass auf diesem Feld z.B. mit Xenical® und Reductil®, mit Viagra®, Propecia® oder Fluctin® auf einmal Arzneimittel auftauchen, deren Wirkung und klinische Wirksamkeit (ebenso wie ihr Risiko und ihre Qualität) nach modernen Kriterien untersucht und auf dieser Basis von den Gesundheitsbehörden für den Markt zugelassen wurden.

Diese neue Konstellation wirft neue Fragen auf. Wo stimmen die Versprechungen, wenn man sie wirklich kritisch hinterfragt – und wo stimmen sie nicht oder allenfalls teilweise? Welchen Krankheitswert haben die Störungen, die da – unterstellt – erfolgreich beseitigt werden? Was ergibt sich daraus für die Risiko-Nutzen-Abwägung? Muss diese nicht ganz unterschiedlich ausfallen – je nachdem, ob z.B. das Übergewicht ein ernstes gesundheitliches oder vorrangig ein kosmetisches Problem ist? Ist die Erektile Dysfunktion eines Diabetikers nicht ganz anders zu bewerten als die Wünsche eines Midlife-Crisis-geplagten Fünfzigjährigen, dem seine junge Freundin mehr abverlangt als er ohne pharmakologische Krücke bieten kann? Muss man da nicht Unterschiede machen – nicht nur bei der Erstattungsfähigkeit durch die Krankenkassen, sondern auch bei der Risiko-Nutzen-Abwägung?

Seriöse Antworten auf diese Fragen kann nur geben, wer die Daten kennt, die zu den „Lifestyle-Arzneimitteln" vorliegen: Was können die Wirkstoffe und die Arzneimittel wirklich, was – wie es im Untertitel dieses Buches heißt – ist Mache, und was ist dran?

Dieses Buch greift fünf Themenbereiche heraus und geht auf Kandidaten ein, die heute (zu Recht oder zu Unrecht) als Lifestyle-Arzneimittel zur Diskussion stehen:

- Haarpracht statt Glatze – Finasterid, Minoxidil und Mitstreiter? (*Hans Wolff* und *Christian Kunte*)
- Happy Pills – Vom Fluoxetin zum Johanniskraut (*Hans-Peter Volz*)
- Jung und fit – DHEA, Vitamin E und Melatonin (*Dieter Steinhilber*)
- Potenzsteigerung – Sildenafil und andere (*Manfred Schubert-Zsilavecz*)
- Schön und schlank – Orlistat, Sibutramin und Leptin (*Gerald Klose*)

Die Autoren, Pharmazeuten und Mediziner aus Hochschule oder Klinik, stellen nüchtern auf den Prüfstand, was heutzutage solides Wissen und was allenfalls durch vorklinische Experimente begründete Erwartung ist. Sie analysieren, was wir derzeit wissen können. Sie haben dazu erneut auf den Prüfstand gestellt und aktualisiert, was sie im Rahmen der INTERPHARM 1999 in Hamburg vorgetragen haben.

Die Fakten, die in diesem Buch analysiert werden, verdienen Beachtung: bei den Ärzten, die Arzneimittel verschreiben; bei den Apothekern, die über die Sinnhaftigkeit und das Risiko dieser Arzneimittel Auskunft geben wollen; auch bei besonders interessierten potenziellen Anwendern, seien es nun Patienten im engeren Sinn (also Leidende) oder Menschen, die ihr Lebensgefühl, ihren Lifestyle zu optimieren trachten.

Insbesondere die Fachkreise, also Ärzte und Apotheker, werden durch die Lifestyle-Arzneimittel herausgefordert. Ein Beipackzettel kann die komplexen Fragen, die im Interesse der Patienten beim Einsatz dieser Arzneimittel beantwortet werden müssen, nur unvollständig beantworten. Dieses Buch hilft Apothekern und Ärzten, ihrer Aufgabe und Pflicht gegenüber den Patienten bzw. Konsumenten gerecht zu werden.

Stuttgart, im Sommer 2000   Klaus G. Brauer

Inhalt

Vorwort		5
Inhalt		7
Einführung		11

1 Haarpracht statt Glatze – Finasterid, Minoxidil und Mitstreiter (Hans Wolff und Christian Kunte) 15

1.1	Haarausfall und Glatze akzeptieren?	15
1.2	Sanduhr-Modell der androgenetischen Alopezie	16
1.3	Haartherapeutika	19
1.3.1	17α Estradiol	19
1.3.2	2,4-Diaminopyrimidin	20
1.3.3	Minoxidil	21
1.3.4	Finasterid	23
1.4	Zusammenfassung	31

2 Happy Pills – Vom Fluoxetin zum Johanniskraut (Hans-Peter Volz) 35

2.1	Einleitung: Was sind „Happy Pills"?	35
2.2	Fluoxetin und Johanniskraut	38
2.2.1	Wirkmechanismus	38
2.2.2	Wirksamkeit	43
2.2.3	Zusammenfassung des Wirkmechanismus und der Effektivitätsdaten	71
2.2.4	Marktsituation	72
2.3	Warum „Happy Pills"?	73

3	**Jung und fit – DHEA, Vitamin E und Melatonin** (Dieter Steinhilber)	83
3.1	Einleitung	83
3.2	DHEA	84
3.2.1	DHEA und Neurofunktionen	87
3.2.2	Beeinflussung des Testosteron- und Oestrogenstoffwechsels durch DHEA	89
3.2.3	DHEA und Krebserkrankungen	90
3.2.4	DHEA(S) und kardiovaskuläre Erkrankungen	90
3.2.5	DHEA und das Immunsystem	91
3.2.6	Beurteilung von DHEA(S)	92
3.3	Vitamin E	92
3.3.1	Physiologische Funktionen von Vitamin E	96
3.3.2	Vitamin E und durch Radikale begünstigte Erkrankungen	97
3.3.3	Vitamin E und Krebs	99
3.3.4	Vitamin E und Atherosklerose	102
3.3.5	Beurteilung der Vitamin-E-Supplementierung	106
3.3.6	Toxizität von Vitamin E	107
3.3.7	Vitamin E als Hautschutzfaktor	107
3.4	Melatonin	108
3.4.1	Biochemische Grundlagen	109
3.4.2	Melatoninrezeptoren	111
3.4.3	Pharmakokinetik von Melatonin	113
3.4.4	Melatonin als Immunmodulator	113
3.4.5	Melatonin und Alterungsprozesse	115
3.4.6	Sedierende Wirkung von Melatonin	116
3.4.7	Melatonin und Depressionen	117
3.4.8	Melatonin und gonadotrope Funktionen	117
3.4.9	Melatonin und Jetlag	118
3.4.10	Melatonin als Antioxidans	118
3.4.11	Toxizität von Melatonin	120
3.4.12	Entwicklung selektiver Melatoninrezeptorliganden	121
3.4.13	Zusammenfassung	122

4	**Potenzsteigerung – Sildenafil und andere** (Manfred Schubert-Zsilavecz)	129
4.1	Einleitung	129
4.2	Epidemiologie der Erektilen Dysfunktion	130
4.3	Anatomie des Penis	133
4.4	Physiologie und Hämodynamik der Erektion	134
4.5	Pathophysiologie der Erektion	138
4.6	Formen der Erektilen Dysfunktion	139
4.6.1	Psychogene Erektile Dysfunktion	140
4.6.2	Neurogene Erektile Dysfunktion	141
4.6.3	Arterielle Erektile Dysfunktion	141
4.6.4	Venöse Erektile Dysfunktion	142
4.6.5	Arteriell-venöse Erektile Dysfunktion	143
4.7	Hormonelle Ursachen der Erektilen Dysfunktion	143
4.8	Spezielle Erscheinungsformen der Erektilen Dysfunktion	143
4.9	Medikamente als Ursache einer Erektilen Dysfunktion	144
4.10	Neurovaskuläre Risikofaktoren der Erektilen Dysfunktion	145
4.11	Erektile Dysfunktion – Welche Therapien sind möglich?	146
4.11.1	Psycho- und Sexualtherapie	146
4.11.2	Erektionshilfesysteme	147
4.11.3	Operative Maßnahmen einschließlich Prothesenimplantation	147
4.11.4	Medikamentöse Therapien	149
4.11.4.1	Intrakavernöse Injektionstherapie	149
4.11.4.2	Transurethrale Therapie	153
4.11.4.3	Topische Therapie	155
4.11.4.4	Orale Pharmakotherapie	156
4.11.4.5	Testosteron-Substitutionstherapie bei Erektiler Dysfunktion	167
4.11.4.6	Fazit	168
5	**Schön und schlank – Orlistat, Sibutramin und Leptin** (Gerald Klose)	175
5.1	Einleitung	175
5.2	Definition und Klassifikation von Adipositas	176
5.2.1	Gewichts-Längen-Indizes	176
5.2.2	Fettverteilung	177

5.2.3	Apparative Erfassungen von Körperfett	178
5.2.4	Klassifikation und Diagnostik	178
5.3	Epidemiologie	180
5.3.1	Untersuchung zur Prävalenz in Deutschland	180
5.3.2	Trends im internationalen Vergleich	181
5.4	Welche klinische Relevanz hat Adipositas?	181
5.4.1.	Mortalität und Morbidität	181
5.4.2	Assoziierte Risikofaktoren	183
5.4.3	Stoffwechsel und metabolisches Syndrom	183
5.4.4	Gesundheitsökonomische Bedeutung	185
5.5	Leptin – Beispiel für die Suche nach pathogenetisch begründeter Behandlung	186
5.5.1	Ätiologie von Adipositas	186
5.5.2	Genetik und Umwelt	187
5.5.3	Regulation der Energiebilanz	187
5.5.4	Leptin und andere chemische Mediatoren	189
5.6	Evidenz-basierte Behandlungsleitlinien	191
5.6.1	Behandlungsziele	191
5.6.2	Erfolgskriterien	192
5.6.3	Behandlungsstrategien	192
5.7	Orlistat	195
5.8	Sibutramin	197
5.9	Zusammenfassung und Ausblick	198
Sachregister		203

Einführung

Manfred Schubert-Zsilavecz

Viele neue Arzneistoffe, die in den letzten Jahren in den Arzneimittelmarkt eingeführt wurden, haben nicht nur in Fachkreisen, sondern vor allem auch in den Laienmedien und in der Boulevardpresse ein enormes Echo ausgelöst. Dies gilt besonders für die neuen Medikamente zur Behandlung der androgenetischen Alopezie, der Adipositas und der Erektilen Dysfunktion aber auch für Melatonin, DHEA, Vitamin E und die Happy Pills vom Typ des Fluoxetins.

Inspiriert durch einen Kongress über Lifestyle-Medikamente im März 1999 in Hamburg und angeregt durch *Klaus G. Brauer*, Herausgeber der Deutschen Apotheker Zeitung, hat ein fünfköpfiges Autorenteam, bestehend aus Medizinern und Pharmazeuten, den Versuch unternommen, neue und alte Lifestyle-Medikamente einer kritischen Bewertung zu unterziehen.

Die besondere Motivation für die Autoren bestand darin, dass es bisher kein Buch gibt, welches sich auf wissenschaftlicher Basis und in voller Breite mit dieser „Klasse" von Arzneimitteln und Wirkstoffen auseinandersetzt.

Im Beitrag von *Hans Wolff* werden alle Möglichkeiten zur Behandlung der androgenetischen Alopezie beleuchtet. Diese reichen vom kostenlosen Sichdamit-Abfinden bis zu kostspieligeren Haartransplantationen. Etwa jeder zweite Mann in der Bundesrepublik Deutschland entwickelt im Laufe seines Lebens eine deutlich ausgeprägte androgenetische Alopezie. Viele Männer fühlen sich durch den Haarverlust so stark in der Lebensqualität beeinträchtigt, dass sie intensiv nach Hilfe suchen. Anlaufstelle sind dabei Friseure, Ärzte und Apotheker. Entsprechend der Nachfrage ist das Angebot an freiverkäuflichen Haarwässern, Shampoos und Pillen gegen Haarausfall vielfältig. Gemeinsam ist fast allen diesen Mitteln, dass ihre Wirksamkeit in klinischen Studien noch nicht belegt wurde. Eine effektive Methode zur Verhinderung der androgenetischen Alopezie ist die äußerliche Anwendung von Minoxidil-Lösung. Angesichts des enormen Marktpotentials wird intensiv nach neuen Methoden zur Vehinderung der androgenetischen Alopezie gesucht. Die aussichtsreichsten Ansätze basieren auf dem genauen Verständnis der pathogenetischen Zusammenhänge der androgenetischen Alopezie. Bei deren Ausbildung spielen offenbar drei Faktoren eine maßgebliche Rolle: Genetik, Androgene und Lebensalter. Das für die Ausbildung der Alopezie entscheidende Androgen ist Dihydrostestosteron (DHT). Es wird mittels zweier Isoenzyme mit unterschiedlichen Gewebeverteilungen, den 5α-Reduktasen Typ I und Typ II, aus Testosteron metabolisiert. Nach bisherigen Kenntnissen stellt die systemische Hemmung der 5α-Reduktase mittels Finasterid die effektivste Methode dar, die Entwicklung einer androgenetischen Alopezie beim Mann zu verhindern.

Im Beitrag von *Hans-Peter Volz* geht es um die Frage, ob der selektive Serotonin-Wiederaufnahmehemmer Fluoxetin und die besonders in Deutschland von Ärzten und Patienten sehr geschätzten Johanniskrautpräparate zu den sogenannten „Happy Pills" gehören, also zu jenen Medikamenten, die nicht nur bei handfesten Erkrankungen verschrieben werden, sondern bei psychischen Beschwerden überhaupt. Im Einzelnen wird auf die Wirkmechanismen und auf die Ergebnisse der klinischen Studien sowie auf die Marktposition in den USA und in Deutschland eingegangen. Am Schluss seiner Ausführungen stellt der Autor Überlegungen darüber an, wie es zu den unterschiedlichen Wertschätzungen und Markterfolgen von Fluoxetin und Johanniskrautpräparaten in Deutschland und den USA kommt.

Dieter Steinhilber zeigt in seiner Übersicht auf, dass von den vielen Wunderwirkungen, u. a. Prävention von Alterungsprozessen und altersbedingten Erkrankungen, die Melatonin und DHEA zugeschrieben werden, keine übrig bleibt, die sich durch entsprechende klinische Studien belegen lässt. Eine Perspektive für pharmazeutische Anwendungen von Melatonin bieten die sedierenden Effekte im Zusammenhang mit Schlafstörungen, die auf Fehlregulation des zirkadianen Rhythmus zurückzuführen sind. Wenngleich die Kenntnisse über die Physiologie von Melatonin derzeit noch begrenzt sind, ist jedoch unbestritten, dass Melatonin Hormonwirkungen besitzt und außerdem in sehr geringer Konzentration seine Wirkung entfaltet. Vor diesem Hintergrund erscheint auch die Entscheidung der zuständigen Behörden gerechtfertigt, melatoninhaltige Zubereitungen dem Arzneimittelgesetz zu unterstellen. Im Falle von DHEA erlauben die wenigen vorliegenden Studien zu DHEA zurzeit noch keine abschließende Beurteilung des therapeutischen Potentials, weshalb zum jetzigen Zeitpunkt von der regelmäßigen Einnahme von DHEA abzuraten ist. Häufig wird in den Medien die Einnahme von Vitamin E zur Prophylaxe von Krebs und kardiovaskulären Erkrankungen diskutiert und nicht selten auch proklamiert. Auf der Basis der bisherigen Kenntnisse werden die Möglichkeiten und Grenzen der Anwendung von Vitamin E zur Prophylaxe und Sekundärprävention von Erkrankungen aufgezeigt.

Erektionsstörungen des Mannes stellen eine klassische Zivilisationskrankheit dar. Die Inzidenzraten steigen mit zunehmendem Alter und liegen bei 70-Jährigen bei rund 50%. Erektile Dysfunktion (ED) ist definiert als die Unfähigkeit, eine Erektion zu erreichen und/oder aufrechtzuerhalten, die für ein befriedigendes Sexualleben ausreicht. Der Begriff „Erektile Dysfunktion" beschreibt diese Art von sexueller Funktionsstörung präziser als der Begriff „Impotenz". Die Ursachen für ED sind sehr divergent und multifaktoriell und können in der Folge zu einer großen psychischen Belastung für die Betroffenen werden. Erektionsstörungen beeinflussen nicht nur das Selbstwertgefühl des Mannes, sondern oftmals auch seiner Sexualpartnerin. Der nicht zu unterschätzende Leidensdruck der betroffenen Paare sowie eine offenere Einstellung unserer Gesellschaft gegenüber sexuellen Problemen veranlasste in den letzten Jahren viele Betroffene, ärztliche und apothekerliche Hilfe und Beratung in Anspruch zu nehmen, wobei die konsultierten Ärzte/Apotheker mit der Behandlung und Beratung oftmals geradezu überfordert waren. Der Beitrag von *Manfred Schubert-Zsilavecz* wurde mit dem Ziel verfasst, einen aktuellen Überblick über die Möglichkeiten zur Therapie von Erektionsstörungen zu vermitteln. Die Pharmakotherapie der Erektilen Dysfunktion ist derzeit im Umbruch begriffen und durch neue Behandlungsoptionen gekennzeichnet. In der Schwellkörperautoinjektionstherapie (SKAT) stellt der Wirkstoff Alprostadil unangefochten den Goldstandard dar. Mit Sildenafil (Viagra®) kam erstmals eine suffiziente orale Therapieform auf den Markt, die sich bei einem breiten Spektrum von Patienten mit ED als wirksam erwies und je nach Ätiologie Erfolgsraten von 50-80% bei On-demand-Einnahme zeigte. Alle bisherigen Studiendaten belegen, dass Sildenafil ein gut verträglicher Wirkstoff mit einem sehr guten Sicherheitsprofil ist. Allerdings ist die Sicherheit von Viagra nur dann gegeben, wenn es indikationsgemäß verordnet wird und Risikofaktoren berücksichtigt werden. Viagra sollte deshalb nicht über Internet oder auf dem Schwarzmarkt besorgt werden. Die häufigsten unerwünschten Wirkungen betrafen Kopfschmerzen, Gesichtsrötung und Magenbeschwerden, welche überwiegend passager und von leichter bis mittelschwerer Ausprägung waren. Aufgrund seiner bekannten Wirkungen auf die NO/cGMP-Kaskade potenziert Sildenafil die blutdrucksenkende Wirkung der Nitrate, weshalb die Verabreichung von Sildenafil an Patienten, die gleichzeitig organische Nitrate in irgendeiner Form anwenden, kontraindiziert ist. Viagra ist mittlerweile in mehr als 90 Ländern weltweit zugelassen, u. a. in den USA sowie in allen europäischen Ländern, Japan und Kanada.

Im Beitrag von *Gerald Klose* wird das Krankheitsbild der Adipositas vorgestellt, das zeitabhängig zum gesetzmäßigen Auftreten des Vollbildes des metabolischen Syndroms führt. Übergewicht und Adipositas fördern die Entstehung und Entwicklung kardiovaskulärer Risikofaktoren. Darüber hinaus leiden Adipöse häufig an Belastungsdyspnoe, Gelenkbeschwerden und psychologischer Beinträchtigung. Kardiovaskuläre Risikofaktoren wie Hypertonie, Hyperlipidämie und Diabetes mellitus sind mit ihrer deutlich erhöhten Inzidenz arteriosklerotischer Komplikationen mit der Adipositas assoziiert. Die Kosten der Adipositas in Deutschland werden pro Jahr auf ca. 30–40 Mrd. DM geschätzt. Die Gesamtkosten ernährungsbedingter Krankheiten werden vom Bundesgesundheitsministerium mit ca. 120 Mrd. DM jährlich angegeben. Bis heute gibt es kein einheitliches pathophysiologisches Konzept für die Entstehung der Adipositas. Allerdings zeigen alle Analysen, dass in der Bundesrepublik zu viel und vor allem zu fett gegessen wird. Die aktuellen Verbrauchszahlen weichen deutlich von den Empfehlungen der Deutschen Gesellschaft für Ernährung ab.

Die Entscheidung zur Therapie der Adipositas ist abhängig vom Ausmaß des Übergewichtes bzw. vom Vorliegen übergewichtsbedingter Risikofaktoren. Die Richtlinien der Deutschen Adipositas Gesellschaft empfehlen eine multidisziplinäre Behandlung, die verhaltenstherapeutische Maßnahmen zur flexiblen Kontrolle des Essverhaltens ebenso einschließt wie die Anleitung zur Steigerung der körperlichen Aktivität. Medikamente zur Adipositas-Therapie werden viele angeboten. Doch nur zwei Substanzen, Orlistat und Sibutramin haben in großen klinischen Langzeitstudien ihre Wirksamkeit bewiesen. Alle übrigen Wirkstoffe sind wegen ihrer Wirkungslosigkeit oder wegen erheblicher unerwünschter Arzneimittelwirkungen obsolet.

1 Haarpracht statt Glatze – Finasterid, Minoxidil und Mitstreiter

Hans Wolff und Christian Kunte

Mindestens jeder zweite Mann macht im Lauf seines Lebens die Beobachtung, dass sich sein Kopfhaar lichtet. Selbst ältere Männer mit weißem Schopf sind nicht selten durch dieses weitere Zeichen des Alterns gestört. Vor allem gilt dies für Männer in mittleren Jahren zwischen 40 und 60 Jahren. Nicht wenige versuchen, sich gegen das Schicksal des Haarausfalls zu stemmen. Ganz besonders stark fühlen sich allerdings junge Männer zwischen 18 und 40 Jahren vom Haarausfall gestört. Bis vor kurzem blieb diesen Männern mangels wirksamer Therapien keine andere Wahl, als sich mit dem Haarausfall abzufinden. Vor der Besprechung therapeutischer Möglichkeiten soll daran erinnert werden, dass man auch mit einer Glatze leben kann.

1.1 Haarausfall und Glatze akzeptieren?

Die männliche Glatzenbildung (androgenetische Alopezie) ist keine Krankheit, sondern eine Variante des Erscheinungsbildes. Jeder zweite Mann bekommt eine Glatze. Im Gegensatz zu früher wird die Haarlichtung von den Betroffenen immer weniger akzeptiert, ebenso wie andere Alterszeichen: Aus einem dicken soll ein dünner Körper werden, aus einer sonnengegerbten wieder eine junge Haut, und aus einem gelichteten Haarkleid soll wieder ein voller Schopf werden. Oder besser noch, die Haare sollen gar nicht erst ausfallen.

Warum wollen junge Männer keine Glatzen bekommen? Weil junge Männer mit Glatze älter wirken als Gleichaltrige mit vollem Haar. Kulturgeschichtlich gibt es viele Beispiele für die große Bedeutung des Haupthaares (Latz, 1998; Trüeb, 1998). Mit Haaren kann man der Umwelt gegenüber sein Selbstverständnis demonstrieren – ob als *Punk* oder *Hippie*. Ohne Haare bleibt als Statement nur der *Skinhead* – oder eben die von der Natur gewollte Alopezie. Allerdings haben sich in letzter Zeit einige Prominente – oft nach mehr oder weniger intensivem Kampf – zu ihrer Glatze bekannt. Der Tennisspieler Andre Agassi, die Schauspieler Heiner Lauterbach oder Bruce Willis geben eine sehr wichtige Botschaft: Man kann auch mit Glatze gut aussehen und Erfolg haben.

Trotzdem wird die Glatzenbildung vor allem von jugendlichen Erwachsenen unter 40 Jahren anfangs nicht akzeptiert. Könnte man nicht die Glatze zumindest um einige Jahre hinauszögern und sich später dann trotzdem mit Würde in sein Schicksal fügen? Wie beispielsweise der Schauspieler Sean Connery, der als junger James Bond feindliche Agenten und Agentinnen mit vollem (Toupet-) Haar zur Strecke brachte und später als gereifter Mönch im *Namen der Rose* glatzköpfig seine klugen Entscheidungen traf.

Der amerikanische Psychologe Cash hat signifikante Unterschiede in der Selbst- und Fremdwahrnehmung bei Männern mit und ohne Glatzen festgestellt (Cash, 1999; Cash, 1992). Im Vergleich zu Altersgenossen mit nur geringem Haarausfall wiesen Männer mit starkem Haarausfall folgende Charakteristika auf:

- Sie machten sich häufiger Gedanken darüber, was andere denken (67 % vs. 47 %).
- Sie wurden häufig wegen des Haarausfalls gehänselt (79 % vs. 45 %).
- Sie fühlten sich häufiger unsicher (78 % vs. 42 %).
- Sie empfanden sich selbst als weniger attraktiv (51 % vs. 31 %).

Von ihren Mitmenschen werden junge Männer mit Glatze generell als älter und weniger attraktiv eingestuft. Als Trostpreis dieser Untersuchungen bleibt immerhin, dass Glatzenträger im Allgemeinen für intelligenter als ihre voll behaarten Altersgenossen gehalten werden (Cash, 1999).

Die große Bedeutung der Haare manifestiert sich auch wirtschaftlich. Jährlich werden in Deutschland etwa 250 Millionen DM für Haarpflegeprodukte ausgegeber - und das nicht nur von Frauen (Trüeb, 1998).

Um die Wirksamkeit von Haarwuchsmitteln besser einschätzen zu können, soll zunächst die Pathogenese der androgenetischen Alopezie erläutert werden. Hierzu wird zum besseren Verständnis ein einfaches Modell der androgenetischen Alopezie des Mannes vorgestellt.

1.2 Sanduhr-Modell der androgenetischen Alopezie

Der amerikanische Anatom Hamilton definierte in seiner klassischen Arbeit aus dem Jahr 1942 die entscheidenden Faktoren für die Ausbildung einer androgenetischen Alopezie: Genetik, Androgene und Lebensalter (Hamilton, 1942).

Neben dem Lebensalter, in dem sich die Glatze manifestiert, sind auch Schnelligkeit und Umfang der Glatzenbildung genetisch festgelegt. Wahrscheinlich sind es mehrere Gene, die man jedoch im Einzelnen noch nicht kennt (Küster et al., 1984).

Zur Veranschaulichung der genetischen Komponente wird ein Sanduhr-Modell vorgeschlagen (Wolff et al., 1999). Jeder einzelne Haarfollikel am behaarten Kopf hat eine genetisch festgelegte Lebensspanne, die man sich als Sanduhr vorstellen kann. Solange diese Lebenszeit-Sanduhr läuft, ist der Haarfollikel gegen den negativen Einfluss der Androgene geschützt. Bei manchen Männern sind die Sanduhren der frontalen Haarfollikel bereits mit 20 Lebensjahren abgelaufen, während die der Haarfollikel am Haarwirbel (Vertex) erst mit 30 oder 40 Jahren abgelaufen sind. Am Hinterkopf ist die Lebenszeit-Sanduhr blockiert – hier fallen die Haare nie aus (Abb. 1.1).

Wenn die Lebenszeit-Sanduhr abgelaufen ist, wird der Haarfollikel empfindlich gegenüber Androgenen. Am behaarten Kopf bedeutet dies, dass er in den folgenden Jahren schrumpft (Miniaturisierung), begleitet von einer immer schnelleren Abfolge immer kürzerer Wachstumszyklen und der Ausbildung immer dünnerer Haare (Abb. 1.2) (Runne et al., 1986; Rushton et al., 1991; Sperling et al., 1990). Die Folge dieses Vorgangs ist, dass sich kräftige Terminalhaare in kurze, dünne Vellushaare umwandeln. Da die Vellushaare die Kopfhaut nicht mehr bedecken können, entsteht eine Glatze.

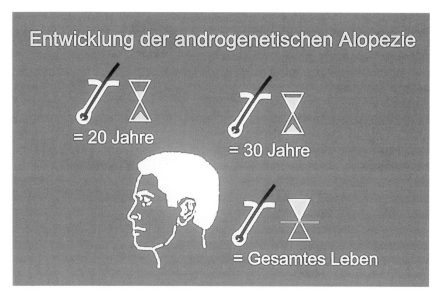

Abb. 1.1 Sanduhr-Modell der androgenetischen Alopezie. Jeder Terminalhaarfollikel hat eine Lebenszeit-Sanduhr, deren Laufzeit je nach Kopfhautregion genetisch determiniert ist

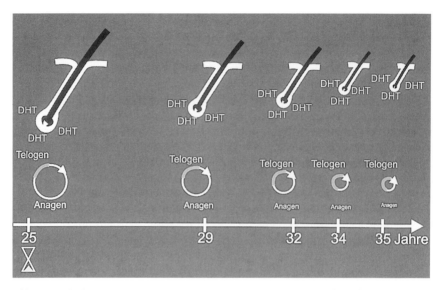

Abb. 1.2 Dihydrotestosteron-induzierte Veränderungen am Kopfhaarfollikel, dessen Lebenszeit-Sanduhr abgelaufen ist: Verkürzung der Anagenphasen, Schrumpfung des Haarfollikels, Miniaturisierung des Haarschaftes

Die Rolle der Androgene wird durch die von Aristoteles gemachte Beobachtung unterstrichen, dass Eunuchen, also kastrierte Männer, nie eine Glatze entwickeln (Hamilton, 1951). Das für die Ausbildung der Alopezie entscheidende männliche Sexualhormon ist nicht Testosteron, sondern Dihydrotestosteron (DHT). Es wird mittels zweier Isoenzyme mit unterschiedlichen Gewebeverteilungen, den 5α-Reduktasen Typ I und II, aus Testosteron metabolisiert (Liang et al., 1983).

Dass DHT für die androgenetische Alopezie des Mannes wichtiger ist als Testosteron, zeigt eine Gruppe dominikanischer Männer, die 1974 von Imperato-McGinley beschrieben wurde. Wie man heute weiß, haben diese Männer einen autosomal rezessiven 5α-Reduktase Typ II Mangel, der bei ihnen zu stark erniedrigten Serum-DHT-Spiegeln führt. Bemerkenswert ist, dass diese Männer normale Testosteronspiegel haben und trotzdem keine Akne, androgenetische Alopezie oder Prostatahyperplasie entwickeln. Der primäre Realisationsfaktor der androgenetischen Alopezie ist also nicht Testosteron sondern DHT.

Auch haben Männer mit androgenetischem Haarausfall in der betroffenen frontalen Kopfhaut signifikant höhere 5α-Reduktase-Aktivitäten und damit höhere DHT-Spiegel als Männer ohne androgenetische Alopezie (Bingham et al., 1973; Dallob et al., 1994; Sawaga et al., 1997; Schweikert et al., 1974). Daher ist die Senkung des DHT-Spiegels durch Hemmung der 5α-Reduktase ein konzeptionell vielversprechender Therapieansatz der androgenetischen Alopezie.

1.3 Haartherapeutika

In Apotheken und Drogerien werden zahlreiche haarwachstumsfördernde Therapeutika angeboten. Für die meisten dieser frei verkäuflichen Präparate wurde bisher kein wissenschaftlicher Wirknachweis erbracht. Trotzdem werden allein in Deutschland pro Jahr viele Millionen Mark mit solchen „Haarwuchsmitteln" verdient (Trüeb, 1998).

Eine ideale Studie zur Wirksamkeit von Haartherapeutika sollte folgende Eigenschaften haben:

- Doppelblindes, randomisiertes und Plazebo-kontrolliertes Studiendesign. Weder Prüfarzt noch Proband dürfen wissen, ob die Prüfsubstanz (Verum) oder das Plazebo eingommen wird. Auch die Auswertung der Ergebnisse (Zielparameter) muss ohne Wissen der jeweiligen Prüfmedikation erfolgen.
- Der primäre Zielparameter ist das Erscheinungsbild, das heißt die Verbesserung der Haardichte oder der langfristige Erhalt des sich lichtenden Haarkleides. Um dies zu beurteilen, sind hochwertige, standardisierte Verlaufsfotografien notwendig (Canfield, 1996).
- Ein wichtiger sekundärer Parameter ist die Zahl kräftiger Terminalhaare in einem Testareal. Damit vor, während und nach der Therapie immer das gleiche Testareal beurteilt wird, ist das Einbringen einer Tätowierung hilfreich. Auch hier ist zur Dokumentation eine spezielle Kameraaausrüstung notwendig. Auch diese Aufnahmen sollten durch nicht beteiligte Dritte ausgewertet werden (Canfield, 1996).
- Ein tertiärer Parameter von begrenzter Aussagekraft ist das Trichogramm. Da bei aktiv fortschreitender androgenetischer Alopezie die Anagenphasen immer kürzer werden und die Telogenphasen etwa gleich lang bleiben, ist eine Wiederzunahme des Anagenanteils im Trichogramm ein Indiz dafür, dass das Fortschreiten der androgenetischen Alopezie verzögert wird.
- Die Studiendauer sollte mindestens ein Jahr betragen, um jahreszeitliche Schwankungen des Haarwachstums auszugleichen. Dies ist insbesondere bei Trichogrammuntersuchungen wichtig (Courtois et al., 1996; Randall et al., 1991).

1.3.1 17α-Estradiol

17α-Estradiol hat keine systemischen hormonellen Wirkungen und kann daher auch bei Männern angewendet werden. Fertigpräparate sind Ell-Cranell®, Ell-Cranell-alpha® und Pantostin®. In-vitro-Studien an Rattenleberschnitten zeigten eine Hemmung der DHT-Bildung durch 17α-Estradiol (Schriefers et al., 1991). In Analogie dazu wurde postuliert, dass auch die äußerliche Anwendung von 17α-Estradiollösung in der Lage ist, die 5α-Reduktasen im Haarfollikel zu hemmen.

Mit 17α-Estradiol wurde eine Plazebo-kontrollierte, doppelblinde Studie an 96 Männern und Frauen mit androgenetischer Alopezie durchgeführt. Einmal täglich wurde über 12 Monate hinweg mit Plazebo oder einer 0,025 %igen 17α-Estradiollösung topisch behandelt. Untersucht wurden die Veränderungen des Trichogramms.

Nach 12 Monaten war in der Verumgruppe der Anagenanteil im Trichogramm von 75 % auf 85 % gestiegen. In der Plazebogruppe betrug die Zunahme der Anagenhaarrate 4,1 %. Die Haare in der Telogenphase reduzierten sich in der Verumgruppe um 50 % (Quelle: Pressemitteilung: H+G 1997, Band 72, Heft 11, Seite 830).

Die Wiederzunahme des Anagenanteils im Trichogramm ist ein Indiz dafür, dass das Fortschreiten der androgenetischen Alopezie durch 17α-Estradiol verzögert wird. Die Studie konnte jedoch nicht zeigen, bei wie vielen der Behandelten die 10 %ige Zunahme der Anagenhaarrate ausreichte, um die androgenetische Alopezie klinisch zu stoppen, und bei wie vielen der Behandelten sogar eine Zunahme der Haardichte zu verzeichnen war. Es wurden keine vergleichenden Übersichtsfotografien angefertigt.

1.3.2 2,4-Diaminopyrimidin

Die Substanz 2,4-Diaminopyrimidin (2,4-DPO, Aminexil®) hat einen nicht-hormonellen Angriffspunkt. Sie hemmt das Enzym Lysylhydroxilase, das für eine Akkumulation von Kollagen um den Haarfollikel verantwortlich sein soll. Nach Auffassung der Hersteller spielt die perifollikuläre Fibrose eine entscheidende pathogenetische Rolle bei der androgenetischen Alopezie.

Kürzlich wurde eine offene, nicht randomisierte, nicht Plazebo-kontrollierte Studie an 40 Männern mit androgenetischer Alopezie Stadium III–V nach Hamilton Norwood über 12 Wochen hinweg veröffentlicht (Heidecker et al., 1998). Täglich wurde eine Ampulle 1,5 %ige Aminexillösung, das entspricht 90 mg 2,4-DPO, auf das Kapillitium aufgetragen. Untersucht wurden in einem Haarwaschtest die Menge ausgewaschener Haare und das Telogen-Anagen-Verhältnis im Trichogramm. Zusätzlich Selbsteinschätzung der Probanden.

Von den 40 Männern schlossen 33 die Prüfung ab. Zur Auswertung der Trichogrammdaten konnten die Ergebnisse von 29 Probanden herangezogen werden. Nach zwölfwöchiger 2,4-DPO-Therapie hatte die Telogenrate im Mittelwert um 7,7 % abgenommen und die Anagenrate im Mittelwert um 8,1 % zugenommen. Im Haarwaschtest nach siebentägiger Haarwaschkarenz reduzierte sich die Zahl der ausgefallenen Haare von 100 auf 88 Haare. Nach 12 Wochen berichteten 58 % der behandelten Männer eine Besserung des Haarausfalls,

12 % einen unveränderten Haarausfall und 30 % eine Verschlechterung des Haarausfalls (Heidecker et al., 1998).

Die Zunahme des Anagenanteils im Trichogramm ist ein Indiz dafür, dass das Fortschreiten der androgenetischen Alopezie verzögert wird. Auch die Abnahme der Haare im Haarwaschtest ist ein Indiz für eine Abschwächung des Effluviums. Aufgrund der nur zwölfwöchigen Studiendauer ist die Beurteilung des Trichogrammergebnisses und des Haarwaschtests jedoch kaum möglich. Jahreszeitliche Schwankungen können nicht ausgeschlossen werden. Ein großes Manko der Studie ist die fehlende Plazebogruppe. Die Studie konnte nicht zeigen, ob die androgenetische Alopezie klinisch gestoppt wurde, und bei wie vielen der Behandelten eine Zunahme der Haardichte zu verzeichnen war, da keine vergleichenden Übersichtsfotografien angefertigt wurden. Im Gegensatz zu dieser Studie soll Aminexil im Handelspräparat Dercap® nicht täglich, sondern nur dreimal pro Woche und nur für die Dauer von zwei Monaten angewendet werden. Eine Übertragbarkeit der Studienergebnisse auf das Handelspräparat ist aufgrund der unterschiedlichen Behandlungsintensitäten daher nicht möglich.

1.3.3 Minoxidil

Minoxidil wurde zunächst als orales Antihypertonikum eingeführt. Bei einigen der Anwender kam es als Nebenwirkung zu einer ausgeprägten Hypertrichose. Dies führte zu einer Reihe von klinischen Studien, die die Wirksamkeit einer äußerlich anzuwendenden Minoxidil-Lösung bei der androgenetischen Alopezie untersucht haben. Verschiedene Studien zusammengefasst, lässt sich bei etwa 20–40 % der Männer ein Stopp des Haarausfalls und bei etwa 10–20 % der Männer ein Wiederwachstum kräftiger Terminalhaare erwarten (De Groot et al., 1987; Savin et al., 1993). Die 2 %ige Minoxidil-Lösung (Rogaine®) wurde von den Gesundheitsbehörden 1988 als erstes Haarwuchsmittel in den USA zugelassen. Die Lösung muss zweimal täglich angewendet werden. Seit Februar 1996 ist Rogaine® in den USA und vielen anderen Ländern der Welt sogar rezeptfrei in Apotheken erhältlich.

In den letzten Jahren wurde untersucht, ob eine Wirkungssteigerung durch Steigerung der Minoxidilkonzentration erzielt werden kann. Es wurden mehrere Studien mit 5 %iger topischer Minoxidil-Lösung zur Behandlung der androgenetischen Alopezie durchgeführt. Die 5 %ige Minoxidil-Lösung ist seit Dezember 1997 als Rogaine Extra Strength for Men® in den USA zugelassen und frei verkäuflich. In Deutschland ist die 5 %ige Minoxidil-Lösung als Regaine® seit dem 1.9.2000 auf Rezept in Apotheken erhältlich. Die vom Patienten zu bezahlenden Kosten für die Lösung betragen etwa 80 DM pro Monat. Von Individualrezepturen mit 5 %iger Minoxidil-Lösung wird abgeraten, da eine so hohe Minoxidilkonzentration schlecht in Lösung geht und deswegen eine spezielle Galenik erfordert. Der genaue Wirkmechanismus der Minoxidil-Lösung ist noch nicht geklärt. Vermutet wird unter anderem eine Verbesserung der Mikrozirkulation im Bereich der dermalen Papille (Lachgar et al., 1998).

Derzeit werden noch verschiedene Studien mit Minoxidil durchgeführt. Exemplarisch soll eine aktuelle Studie vorgestellt werden, die im November 1998 als Poster auf dem Second Intercontinental Meeting of Hair Research Societies präsentiert wurde.

Es handelt sich um eine doppelblinde, randomisierte, plazebokontollierte Studie über 48 Wochen an 393 Männern zwischen 18 und 49 Jahren. Die Männer hatten eine androgenetische Alopezie mit Vertexbeteiligung. Je 40 % der Männer erhielten 5 %ige oder 2 %ige Minoxidil-Lösung, 20 % der Männer erhielten nur die wirkstofffreie Trägerlösung (Vehikel). Jeweils ein Milliliter der Studienmedikation sollte zweimal täglich auf die Kopfhaut aufgebracht werden. Untersucht wurde die Veränderung der Haarzahl in einem 1 cm^2 großen Areal. Vom Probanden wurde die Veränderung der Haardichte am Kapillitium sowie der Nutzen der Therapie erfragt.

Bereits nach 16 Wochen waren sowohl bei der 5 %igen als auch der 2 %igen Minoxidil-Lösung das Maximum der Haardichte erreicht (Abb. 1.3). Die Beurteilung der Haardichte durch den Probanden ließ eine rasche Verdichtung innerhalb der ersten 8 Wochen erkennen, sowohl bei der 2 %igen als auch bei der 5 %igen Minoxidil-Lösung. Wie schon in früheren Studien zu Minoxidil beo-

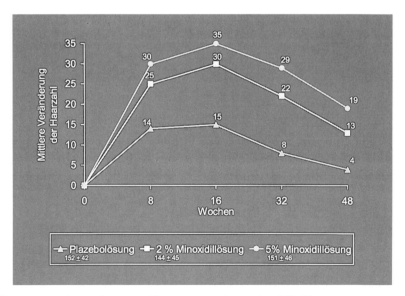

Abb. 1.3 Vermehrung der Haarzahl unter Anwendung minoxidilhaltiger Lösungen

bachtet, fiel auch eine Zunahme der Haardichte bei der Trägerlösung auf. Eine mögliche Eigenwirkung bestimmter Lösungsvermittler wie Propylenglykol ist anzunehmen.

Das Wirkmaximum war für alle drei Testlösungen nach 16 Wochen erreicht. Im Anschluss nahm die durch den Probanden beurteilte Haardichte kontinuierlich ab. Für alle drei Lösungen war die Haardichte nach 48 Wochen allerdings immer noch höher als zu Beginn der Studie. Insgesamt wurde die 5%ige Minoxidil-Lösung als besser eingestuft als die 2%ige Minoxidil-Lösung, und diese wiederum besser als das Vehikel allein. Klinische Bilder zeigen zum Teil deutliche Effekte im Sinne einer verstärkten Behaarung bei Therapie mit 5%iger Minoxidil-Lösung im Verlauf von 48 Wochen.

Mit der 2%igen oder 5%igen Minoxidil-Lösung steht ein für viele Männer relativ effektives Therapeutikum zur Behandlung der androgenetischen Alopezie zur Verfügung. Die jahrzehntelange Erfahrung mit diesem Präparat und die zahlreichen Studien haben die Minoxidil-Lösungen in vielen Ländern zur Standardtherapie der androgenetischen Alopezie werden lassen. Mit Hilfe der Haarzählungen konnte eine objektivierbare Zunahme der Haardichte nachgewiesen werden, ebenso wie bei einigen Probanden mit Hilfe der Übersichtsfotografien eine optische Verdichtung des Haarkleides. Allerdings sind die erzielten Ergebnisse für einige Männer unbefriedigend, so dass weiter intensiv nach neuen Haarwuchsmitteln geforscht wird.

1.3.4 Finasterid

Wie erwähnt, ist das entscheidende Androgen bei der Ausbildung der androgenetischen Alopezie nicht Testosteron, sondern Dihydrotestosteron (DHT). Das wesentlich wirksamere DHT entsteht in der Zielzelle aus seinem Vorläufer Testosteron mit Hilfe des Enzyms 5α-Reduktase. Es kommt beim Menschen in zwei verschiedenen Isoformen vor, dem Typ I und dem Typ II (Liang et al., 1983). Beide Isoformen haben unterschiedliche pH-Optima und Geweberverteilungen (Rittmaster, 1994). Besonders der amerikanische Pharmakonzern Merck, Sharp & Dohme forschte in den 70er Jahren intensiv nach Substanzen, die die 5α-Reduktasen hemmen können. Klinischer Hintergrund war zunächst vor allem die benigne Prostatavergrößerung, da der Testosteronmetabolit DHT auch dort eine wichtige Rolle spielt. Als Substanz mit dem besten Wirkungs- und Nebenwirkungsprofil wurde für die dann folgenden klinischen Studien das Finasterid ausgewählt. Finasterid (Abb. 1.4) hemmt selektiv die 5α-Reduktase Typ II (Gormley et al., 1995; Liang et al., 1983) und führt zur etwa 70%igen Absenkung systemischer DHT-Spiegel (Gormley, 1995). Das Typ I Isoenzym der 5α-Reduktase wird durch Finasterid nur minimal gehemmt (Liang et al., 1983).

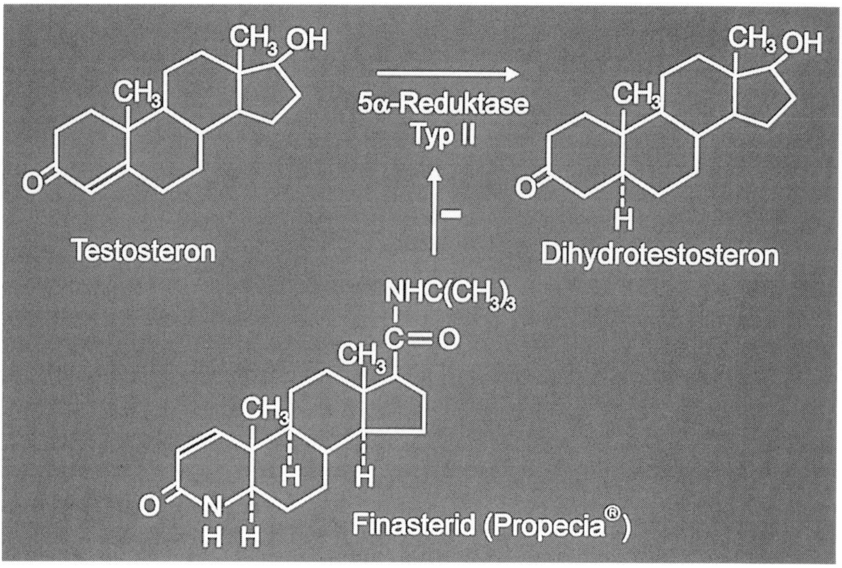

24 Haarpracht statt Glatze – Finasterid, Minoxidil und Mitstreiter

Abb. 1.4 Wirkprinzip von Finasterid: Hemmung der 5α-Reduktase Typ II

Unter dem Handelsnamen Proscar® ist Finasterid 5 mg seit 1993 weltweit zur Behandlung der benignen Prostatahyperplasie zugelassen (Gormley et al., 1992). Finasterid wurde seither von Millionen älterer Männer mit sehr gutem Sicherheits- und Nebenwirkungsprofil eingenommen (Rittmaster, 1994).

Zur möglichen Wirksamkeit von Finasterid bei der androgenetischen Alopezie des Mannes wurden zunächst Dosisfindungsstudien durchgeführt. Sie ergaben, dass eine 1-mg-Dosis Finasterid genauso wirksam ist wie die 5-mg-Dosis (Wolff et al., 1998). Schließlich wurde mit der 1-mg-Dosis an 64 Kliniken eine weltweite Multicenter-Studie durchgeführt (Kaufman et al., 1998).

Die doppelblinde, randomisierte und Plazebo-kontrollierte Studie wurde an 1553 Männern zwischen 18 und 41 Jahren mit aktiver androgenetischer Alopezie in den Hamilton-Norwood Stadien II-Vertex, III-Vertex, IV und V durchgeführt. Die Hälfte der Probanden erhielt 1 mg Finasterid pro Tag, die andere Hälfte eine Plazebotablette.

Im zweiten Studienjahr erhielten von 1215 Probanden 90 % Finasterid und 10 % Plazebo. Dabei wurden 90 % der Plazebo-Probanden auf Finasterid umgestellt und 10 % der Finasterid-Probanden auf Plazebo. Die Crossover-Randomisierung nach dem ersten Jahr ergab insgesamt vier verschiedene Behandlungsgruppen für das erste und zweite Jahr:

- Finasterid 1 mg / Finasterid 1 mg (n=547)
- Finasterid 1 mg / Plazebo (n=65)

- Plazebo / Finasterid 1 mg (n=543)
- Plazebo / Plazebo (n=60).

Folgende Parameter wurden im Verlauf der Studie regelmäßig untersucht:

- Zahl der Haare in einem 1-Inch-Vertex-Kreisareal (5,1 cm^2)
- Erscheinungsbild auf Übersichtsfotografien
- Einschätzung durch den Studienarzt vor Ort
- Einschätzung durch den Probanden selbst.

Vor Studienbeginn sowie nach 6, 12 und 24 Monaten wurden frontale, fronto-temporale und vertikale Übersichtsfotografien angefertigt. Nach den Übersichtsfotografien wurden die Haare in einem 1-Inch-Kreisareal am vorderen Rand der Vertexlichtung auf 1 Millimeter gekürzt und mit einer speziellen Makrokamera photographiert. Die exakte Wiederfindung des Kreisareals nach 6, 12 und 24 Monaten wurde durch eine Tätowierung gewährleistet. Die Zählung der Haare erfolgte ohne Kenntnis der jeweiligen Medikation mit Hilfe computerisierter Bildverarbeitung (Canfield, 1996; Kaufman et al., 1998).

Bereits nach 6 Monaten zeigte sich eine signifikante Zunahme der Haarzahl bei den mit Finasterid behandelten Probanden. Nach 12 Monaten hatten die Finasterid-Probanden im Mittel 86 Haare mehr im 1-Inch-Kreisareal. Dagegen wiesen die Plazebo-Probanden nach 12 Monaten im Testareal 21 Haare weniger auf (Abb. 1.5). Die Abnahme der Haarzahl in der Plazebo-Gruppe entspricht dem natürlichen Verlauf der androgenetischen Alopezie (Hamilton, 1951; Norwood, 1975; Rushton et al., 1991). Der Unterschied zwischen Finasterid- und Plazebogruppe betrug nach 12 Monaten insgesamt 107 Haare im Testareal. Nach 24 Monaten betrug der Unterschied 138 Haare im Testareal (Abb. 1.5) (Kaufman et al., 1998).

Bemerkenswert sind auch die Ergebnisse des zweiten Jahres nach neuer Randomisierung. Ehemalige Plazebo-Probanden, die im zweiten Jahr auf Finasterid randomisiert wurden, erhöhten ihre Haardichte um 76 Haare im Testareal, während ehemalige Finasterid-Probanden unter Plazebo ihre hinzugewonnenen Haare wieder verloren (minus 117 Haare) (Abb. 1.5). Letzteres unterstreicht, dass eine kontinuierliche Einnahme von Finasterid notwendig ist, um das Fortschreiten der androgenetischen Alopezie zu verhindern.

Ein Beispiel für gutes Ansprechen hinsichtlich Haarzahl im Testareal ist in Abbildung 1.6 gezeigt. Vor Beginn der Studie wies der Proband 892 Haare im 1-Inch-Testareal auf. Nach 12 Monaten stieg die Zahl sichtbarer Terminalhaare auf 1165 an.

Wichtiger als die Haarzahl ist für die Probanden jedoch das Erscheinungsbild. Die folgenden Abbildungen zeigen Beispiele von Finasterid-Probanden, die von der nach Therapie geblindeten Expertenkommission als unverändert (Abb. 1.7), leicht gebessert (Abb. 1.8), deutlich gebessert (Abb. 1.9) und stark gebessert (Abb. 1.10) eingestuft wurden.

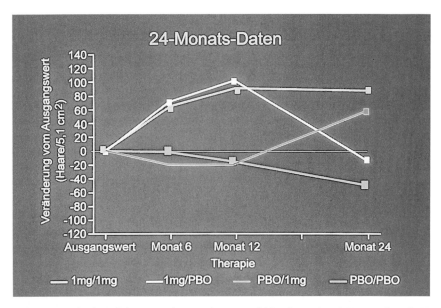

Abb. 1.5 Durchschnittliche Veränderung der Haarzahl in einem 1-Inch-Testareal nach 12 und 24 Monaten in den vier verschiedenen Crossover-Untersuchungsgruppen

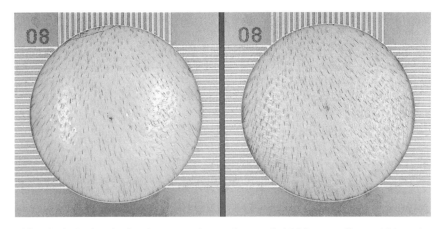

Abb. 1.6 Ein Proband mit sehr gutem Ansprechen nach 12 Monaten Finasteridtherapie: Ansteigen der Haarzahl im 1-Inch-Testareal von 892 auf 1165

Nach 12 Monaten wurden von der nach Therapie geblindeten Bewertungskommission die Übersichtsfotografien von 48 % der Finasterid-Probanden als gebessert (= Haarkleid optisch verdichtet) eingestuft, davon 18 % als deutlich. In der Plazebo-Gruppe wurden nur 7 % gebessert gesehen, davon 1 % deutlich.

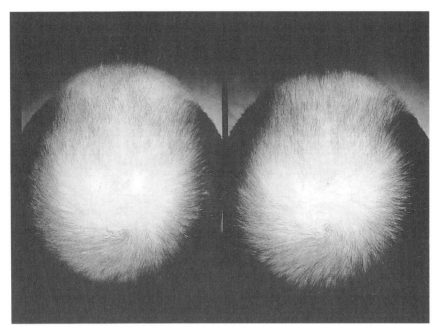

Abb. 1.7 Finasterid-Proband ohne Änderung des Erscheinungsbildes (links vor Studienbeginn, rechts nach einem Jahr Finasterid 1 mg)

Nach 24 Monaten wurden 66 % der Finasterid-Probanden als gebessert eingestuft, davon 36 % als deutlich. In der Plazebogruppe blieb es bei 7 % gebesserten Probanden, davon 1 % deutlich.

Auch die Einschätzung der Prüfärzte und Probanden selbst zeigte signifikant günstigere Ergebnisse in der Finasterid-Behandlungsgruppe (Kaufman et al., 1998). Die beobachteten Verbesserungen der Haardichte sollen jedoch nicht davon ablenken, dass es bei der Finasterid-Behandlung in erster Linie darauf ankommt, das Fortschreiten des Haarausfalls zu stoppen. Dieses Ziel konnte bei 83 % der Finasterid-Probanden erreicht werden. In der Plazebogruppe dagegen war bereits nach zwei Jahren die Haarzahl im Testareal nur noch bei 28 % der Probanden stabil (Kaufman et al., 1998).

Mit welchen Nebenwirkungen muss bei der Finasterid-Behandlung gerechnet werden? In der großen Multicenter-Studie traten klinische Nebenwirkungen in beiden Behandlungsgruppen nur sehr selten auf. Jeder geprüfte Parameter lag in seiner Inzidenz unter 2 % und war in der Finasteridgruppe nie signifikant häufiger als in der Plazebogruppe (Kaufmann et al., 1998). Auch laborchemisch gab es keine signifikanten Unterschiede hinsichtlich Blutbild, Serumelektrolyten, Leber- und Nierenwerten. Erwartungsgemäß kam es in der Finasterid-

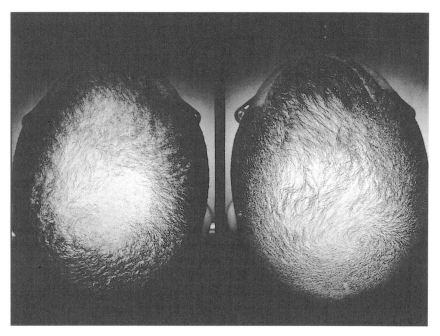

Abb. 1.8 Finasterid-Proband mit leichter Verdichtung der Kopfhaare (links vor Studienbeginn, rechts nach einem Jahr Finasterid 1 mg)

gruppe zum Absinken des Serum-DHT-Spiegels um etwa 70 %. Durch die gehemmte 5α-Reduktase Aktivität stieg der Serum-Testosteronspiegel in der Finasteridgruppe um 9 % an, von 510 auf 559 ng/dl (Median). Er blieb dabei jedoch immer innerhalb des Referenzbereichs (350–1030 ng/dl). Die Serum-PSA-Spiegel sanken in der Finasteridgruppe im Durchschnitt von 0,78 auf 0,52 ng/ml (normal < 4,0 ng/ml). Die hypophysären Hormone FSH und LH blieben unverändert (Kaufmann et al., 1998).

Die Häufigkeiten der subjektiv empfundenen andrologischen Nebenwirkungen verteilten sich in den ersten 12 Monaten auf die Finasteridgruppe (n=779) und die Plazebogruppe (n=774) wie folgt:

- Verminderte Libido: 15 versus 10 Probanden (1,9 vs. 1,3 %)
- Erektile Dysfunktion: 11 versus 7 Probanden (1,4 vs. 0,9 %)
- Vermindertes Ejakulatvolumen: 8 versus 3 Probanden (1,0 vs. 0,4 %).

Trotz der hohen Probandenzahlen erreichte keiner der Unterschiede Signifikanzniveau. Die subjektiv wahrgenommenen Nebenwirkungen traten in beiden Gruppen meist im ersten Behandlungsmonat auf und besserten sich dann oft von selbst, obwohl die Medikation weiter fortgeführt wurde. Insgesamt weist

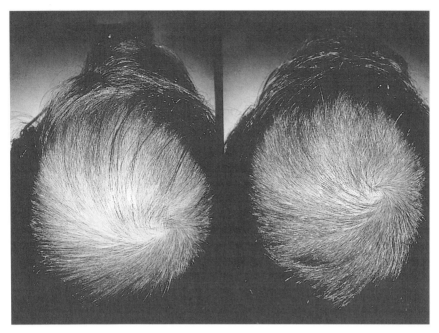

Abb. 1.9 Finasterid-Proband mit deutlicher Verdichtung der Kopfhaare (links vor Studienbeginn, rechts nach einem Jahr Finasterid 1 mg)

die Finasteriddosis von 1 mg pro Tag ein sehr gutes Nebenwirkungs- und Sicherheitsprofil auf (Kaufman et al., 1998).

Besteht bei Männern, die Propecia® einnehmen, eine Kondompflicht, da Finasterid aus dem Sperma dieser Männer den Fötus bei schwangeren Frauen schädigen kann? Durch die Absenkung des DHT-Spiegels bei schwangeren Frauen kann es zur Störung der männlichen Genitalentwicklung kommen, unter anderem zu falsch angelegten Urethralöffnungen (Epi- und Hypospadien). Mittlerweile weiß man, wie viel Finasterid bei oraler Einnahme von 1 mg Finasterid maximal in den menschlichen Samen übertreten kann. Die Berechnungen ergaben, dass selbst bei Annahme ungünstigster Extremwerte eine Frau mit mehr als drei Litern Sperma pro Tag in Kontakt kommen müsste, damit überhaupt messbare Veränderungen ihrer DHT-Bluthormonwerte eintreten können. Daher haben die Experten der europäischen Gesundheitsbehörden weder für die Fachinformation noch den Beipackzettel von Propecia® eine Kondompflicht jedweder Art vorgeschrieben (Tab. 1.1).

30 Haarpracht statt Glatze – Finasterid, Minoxidil und Mitstreiter

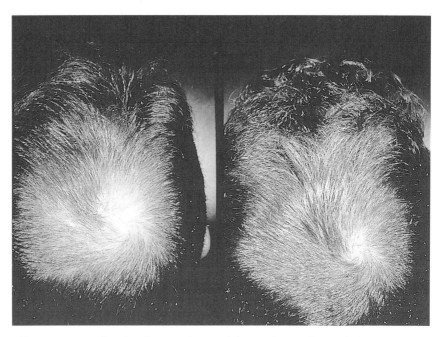

Abb. 1.10 Finasterid-Proband mit starker Verdichtung der Kopfhaare (links vor Studienbeginn, rechts nach einem Jahr Finasterid 1 mg)

Tab. 1.1 Finasterid-Nebenwirkungen

Potenzabschwächung	Bei < 2 % *
Libidoabnahme	Bei < 2 % *
Verringerung des Ejakulatvolumens	Bei < 2 % *
Serum-PSA	Abnahme um 40 %
Serum-DHT	Abnahme um 68 %
Serum-Testosteron	Anstieg um 9 %
Serum-Östrogene	Unverändert
Andere Hormonsysteme (FSH, LH, TSH etc.)	Unverändert
Leberwerte	Unverändert
Blutfette	Unverändert
Spermienzahl	Unverändert
Gefährdung eines Fötus durch Finasterid im Sperma	Nein
Kondompflicht	Nein

* Nicht signifikant häufiger als in der Plazebogruppe [Kaufman et al., 1998]
Quellen: Originalpublikation [Dallob et al., 1994] und Propecia®-Fachinformation

1.4 Zusammenfassung

Die männliche Glatzenbildung wird durch genetische und hormonelle Faktoren bestimmt. Genetische Faktoren bestimmen Beginn und Ausmaß der Glatzenbildung, die sich auf mikroskopischer Ebene durch Schrumpfung der Haarfollikel zeigt. Der Schrumpfungsprozess, der aus einem kräftigen Terminalhaarfollikel einen schmächtigen Vellushaarfollikel macht, wird durch das Androgenhormon DHT realisiert. DHT entsteht aus seinem Vorläufer Testosteron mit Hilfe des Enzyms 5α-Reduktase.

Eine Reihe von Therapeutika ist erhältlich, die vorgeben, die androgenetische Alopezie stoppen zu können beziehungsweise sogar neues Haarwachstum anregen zu können. Während zu den meisten rezeptfrei angebotenen Therapeutika keine wissenschaftlichen Daten existieren, sind einige Substanzen immerhin gewissen wissenschaftlichen Untersuchungen unterzogen worden. Hierzu zählen die Externa 17α-Estradiol, 2,4-Diaminopyrimidin und Minoxidil sowie das oral einzunehmende Finasterid.

Die Auswertung der vorliegenden Untersuchungen ergibt:

- Keinen überzeugenden Wirknachweis für 2,4-Diaminopyrimidin (Aminexil®)
- Hinweise auf eine gewisse Wirksamkeit von 17α-Estradiollösung (Ell-Cranell-α®)
- Relativ gute Wirknachweise für Minoxidil-Lösung (Regaine 2 % und 5 %®)
- Sehr überzeugende Wirksamkeitsdaten für Finasteridtabletten (Propecia®).

Der Verlust der Kopfbehaarung wird von vielen Betroffenen mit einem Verlust an Jugendlichkeit, Vitalität und Attraktivität gleichgesetzt. Bis vor kurzem waren Haarausfall und Glatzenbildung ein unabänderliches Schicksal, mit dem man sich abfinden musste. Mit Einführung von Propecia® kann nun fast jeder Betroffene selbst darüber entscheiden, ob und wann er sich von seinen Haaren trennen will. Es ist damit zu rechnen, dass eine zunehmende Zahl junger Betroffener durch Einnahme von Propecia® die Glatzenbildung verhindern oder zumindest hinauszögern will.

Literatur

Bingham, K. D., Shaw, D. A. (1973): The metabolism of testosterone by human male scalp skin. J. Endocrinol. 57, 111–121

Canfield, D. (1996): Photographic documentation of hair growth in androgenetic alopecia. Dermatol. Clin. 14, 713–721

Cash, T. F. (1999): The psychological consequences of androgenetic alopecia: A review of the research literature. Br. J. Dermatol. 141, 398–405

Cash, T. (1992): The psychological effects of androgenetic alopecia in men. J. Am. Acad. Dermatol. 26, 926–931

Courtois, M., Loussouarn, G., Hourseau, S., Grollier, J. F. (1996): Periodicity in the growth and shedding of hair. Br. J. Dermatol. 134, 47–54

Dallob, A. L., Sadick, N. S., Unger, W., Lipert, S., Geissler, L. A., Gregoire, S. L., Nguyen, H. H., Moore, E. C., Tanaka, W. K. (1994): The effect of finasteride, a 5 alpha-reductase inhibitor, on scalp skin testosterone and dihydrotestosterone concentrations in patients with male pattern baldness. J. Clin. Endocrinol. Metab. 79, 703–6

De Groot, A., Nater, J. P., Herxheimer, A. (1987): Minoxidil: Hope for the bald? Lancet 329, 1019–1022

Gormley, G. J. (1995): Finasteride: a clinical review. Biomed. Pharmacother. 49, 319–24

Gormley, G. J., Stoner, E., Bruskewitz, R. C. (1992): The effect of finasteride in men with benign prostatic hyperplasia. N. Engl. J. Med. 327, 1185–1191

Hamilton, J. B. (1942): Male hormone stimulation is a prerequisite and an incitant in common baldness. Am. J. Anat. 71, 451–480

Hamilton, J. B. (1951): Patterned loss of hair in man: types and incidence. Ann. NY. Acad. Sci. 53, 708–728

Heidecker, B., Scherrer-Hertrich, B., Trüeb, R. M. (1998): 2,4-Diamino-pyrimidin-3-oxid (Aminexil®) in der topischen Behandlung der androgenetischen Alopezie. H+G 73, 682–686

Imperato-McGinley, J., Guerrero, L., Gautier, T., Peterson, R. E. (1974): Steroid 5α-reductase deficiency in men: An inherited form of male pseudohermaphroditism. Science 186, 1213–1215

Kaufman, K. D., Olsen, E. A., Whiting, D., Savin, R., DeVillez, R., Bergfeld, W., Price, V. H., van Neste, D., Roberts, J. L., Hordinsky, M., Shapiro, J., Binkowitz, B., Gormley, G. J., Group FMPHLS (1998): Finasteride in the treatment of men with androgenetic alopecia (male pattern hair loss). J. Am. Acad. Dermatol. 36, 578–589

Küster, W., Happle, R. (1984): The inheritance of common baldness: two B or not two B? J. Am. Acad. Dermatol. 11, 921–926

Lachgar, S., Charveron, M., Gall, Y., Bonafe, J. L. (1998): Minoxidil upregulates the expression of vascular endothelial growth factor in human hair dermal papilla cells. Br. J. Dermatol. 138, 407–411

Latz, J. (1998): Haar-Los. Der Ratgeber bei Haarproblemen. Verlag Gesundheit, Berlin

Liang, T., Rasmusson, G. H., Brooks, J. R. (1983): Biochemical and biological studies with 4-azasteroidal 5alpha-reductase inhibitors. J. Steroid. Biochem. 19, 385–390

Norwood, O. T. (1975): Male pattern baldness: classification and incidence. South. Med. J. 68, 1359–1365

Randall, V. A., Ebling, F. J.G. (1991): Seasonal changes in human hair growth. Br. J. Dermatol. 124, 146–151

Rittmaster, R. S. (1994): Finasteride. N. Engl. J. Med. 330, 120–5

Runne, U., Martin, H. (1986): Veränderungen von Telogenrate, Haardichte, Haardurchmesser und Wachstumsgeschwindigkeit bei der androgenetischen Alopezie des Mannes. Hautarzt 37, 198–204

Rushton, D. H., Ramsay, I. D., Norris, M. J., Gilkes, J. J.H. (1991): Natural progression of male pattern baldness in young men. Clin. Exp. Dermatol. 16, 188–192

Savin, R. C., Atton, A. V. (1993): Minoxidil. Update on its clinical role. Dermatol. Clin. 11, 55–64

Sawaya, M. E., Price, V. H. (1997): Different levels of 5alpha-reductase type I and II, aromatase, and androgen receptor in hair follicles of women and men with androgenetic alopecia. J. Invest. Dermatol. 109, 296–300

Schriefers, H., Wright, M. C., Rozman, T., Hevert, F. (1991): Hemmung des Testosteron-Stoffwechsels durch 17alpha-Estradiol in Rattenleberschnitten. Arzneim. Forsch./Drug. Res. 41, 1186–1189

Schweikert, H. U., Wilson, J. D. (1974): Regulation of human hair growth by steroid hormones. I. Testosterone metabolism in isolated hairs. J. Clin. Endocrinol. Metab. 38, 811–819

Sperling, L. C., Winton, G. B. (1990): The transverse anatomy of androgenic alopecia. J. Dermatol Surg. Oncol. 16, 1127–1133

Trüeb, R. M. (1998): Von der hippokratischen Glatze zum „Gen-Schampoo": Fortschritte der Trichologie im Jahrtausendwechsel. Akt. Dermatol. 24, 101–107

Wolff, H., Kunte, C. (1998): Die Behandlung der androgenetischen Alopezie des Mannes mittels systemischer 5-Alpha-Reduktase Hemmung. Hautarzt 49, 813–817

Wolff. H., Kunte, C. (1999): Die androgenetische Alopezie des Mannes – Pathogenese und Therapie. Zeitschr. Hautkr. 74, 201–208

Happy Pills –
Vom Fluoxetin zum Johanniskraut

Hans-Peter Volz

2.1 Einleitung: Was sind „Happy Pills"?

Da diese Frage nicht so einfach zu beantworten ist, möchte ich mich zunächst einem Lied der Rolling Stones zuwenden, das auf der LP „Aftermath" zu finden ist. Sein Titel: „Mother's Little Helper".

What a drag it is getting old.

"Kids are different today,"
I hear ev'ry mother say
Mother needs something today to calm her down
And though she's not really ill
There's a little yellow pill
She goes running for the shelter
Of a mother's little helper
And it helps her on her way,
Gets her through her busy day.

"Things are different today,"
I hear ev'ry mother say
Cooking fresh food for a husband's just a drag
So she buys an instant cake,
And she burns her frozen steak
And goes running for the shelter
Of a mother's little helper
And to help her on her way,
Get her through her busy day.

Doctor, please, some more of these
Outside the door, she took four more
What a drag it is getting old.

"Men just aren't the same today,"
I hear ev'ry mother say
They just don't appreciate that you get tired
They're so hard to satisfy:
You can tranquilise your mind
So got running for the shelter
Of a mother's little helper
And for help you through the night,
Help to minimise your plight.

Doctor, please, some more of these
Outside the door, she took four more
What a drag it is getting old.

"Life's just much too hard today,"
I hear ev'ry mother say
The pusuit of happiness just seems a bore
And if you take more of those,
You will get an overdose
No more running for the shelter
Of a mother's little helper
And just helped you on your way
Through your busy dying day.

Wie unschwer zu erkennen ist, handelt es sich bei den im Lied dargestellten Medikamenten um Beruhigungsmittel, man könnte spekulieren, um Benzodiazepine (obwohl realistisch betrachtet der Schluss nicht dazu passt, da es nahezu unmöglich ist, sich nur mit Benzodiazepinen umzubringen). Aber die hier dargestellte unzufriedene Hausfrau versucht ihrem Frust, den alltäglichen Anforderungen durch Beruhigung („You can tranquilize your mind") zu entfliehen, das Leben etwas erträglicher zu gestalten. Der Mittler hierfür ist ihr Arzt, den sie überreden muss, ihr die entsprechenden Rezepte auszustellen. In diesem Lied ist sehr schön die – wie ich sie nennen möchte – erste Periode der „Happy Pills" beschrieben, nämlich diejenige der Benzodiazepine, die in den 70er und 80er Jahren eine weite Verbreitung fanden und erst mit der zunehmenden Erkenntnis über das Missbrauchspotenzial dieser Medikamente bei bestimmten Patienten zunehmend vorsichtiger verordnet wurden. Zumindest in der Anfangszeit war die Verordnung dieser Präparate geprägt von einer gewissen kritiklosen Indikationsstellung, ja man gewann den Eindruck, dass die Behandlung psychischer

Symptome und nicht die Behandlung von psychiatrischen Erkrankungen im Mittelpunkt stand.

Ging es bei den Benzodiazepinen (manchmal auch als Valium®, Lexotanil® & Co. zynisch umschrieben) noch um eine Beruhigung der Patienten, damit sie gewissermaßen gedämpfter die alltäglichen Sorgen besser ertragen konnten (wie in dem oben zitierten Lied nahegelegt), so wurde in den USA mit Einführung des Medikaments Prozac® (Fluoxetin) eine neue Welle des Verständnisses der Wirkspektren von Psychopharmaka eingeläutet.

Dies gipfelte schließlich im Buch des Harvard-Professors für Psychiatrie, Peter Kramer, mit dem Titel „Listening to Prozac" (auf deutsch: „Glück auf Rezept"). In diesem Buch, dessen Untertitel lautet: „A psychiatrist explores antidepressant drugs and the remaking of the *self*", wird hauptsächlich über die Veränderung der Persönlichkeit durch Prozac® berichtet, schön illustriert mit einer Reihe von Fallbeispielen. In weiten Teilen dieses Buches geht es nicht um die Behandlung einer psychiatrischen Erkrankung, etwa einer Depression, durch ein adäquat ausgesuchtes Medikament, vielmehr wird beschrieben, wie sich die Patienten in einen Zustand „better than well" versetzt fühlen, sie sind sozial attraktiver, essen weniger und werden schlanker, finden wie von selbst einen liebenswerten Partner usw. Mir fällt nur ein: zu schön (oder zu schrecklich?), um wahr zu sein. Peter Kramer nennt diese Art von Psychopharmakologie „cosmetic psychopharmacology".

In Deutschland ist Fluoxetin, anders als in den USA, nicht zu einem durchschlagenden Markterfolg geworden. In Deutschland gibt es aber ebenfalls eine Antidepressivagruppe, die ganz überraschend häufig verordnet wird, die Johanniskrautpräparate. Gehören diese Medikamente auch zu den „Happy Pills", also zu jenen Medikamenten, die nicht nur bei handfesten Erkrankungen verschrieben werden, sondern bei psychischen Beschwerden überhaupt, und dann auch gegen diese Alltagsbeschwerden effektiv helfen? Ich glaube, dass sie z. T. zumindest mit diesem Ziel eingesetzt werden, ob sie dann auch immer helfen, soll zunächst offen bleiben.

Damit ist die Spannweite des vorliegenden Beitrags umrissen. Zunächst soll auf die Wirkmechanismen dieser beiden Medikamente, Prozac® oder Fluoxetin sowie Johanniskrautextrakt, eingegangen werden, dann auf die nachgewiesenen Wirkungen und auf die jeweiligen Marktpositionen in den USA und in Deutschland. Den Schluss werden einige persönliche Überlegungen zu dem Phänomen der „Happy Pills" diesseits und jenseits des Atlantiks bilden.

2.2 Fluoxetin und Johanniskraut

2.2.1 Wirkmechanismus

Fluoxetin

Fluoxetin ist eine in erster Linie antidepressiv wirksame Substanz, die an den Neuronen selektiv die Serotonin-Wiederaufnahme hemmt. Selektiv bedeutet, dass ausschließlich die Serotonin-, nicht auch die Noradrenalin-Wiederaufnahme unterbunden wird. Das auch im Deutschen gebräuchliche Akronym SSRI steht für die englische Bezeichnung **S**elective **S**erotonin **R**euptake **I**nhibitor. In diese Medikamentengruppe gehören außer Fluoxetin noch Citalopram, Fluvoxamin, Paroxetin und Sertralin.

Serotonin (5-Hydroxytryptamin, s. Abb. 2.1) ist phylogenetisch ein alter Neurotransmitter, der schon bei einfachen Lebewesen wie Quallen zu finden ist. Im Zentralnervensystem (ZNS) sind die serotonergen Neurone in bestimmten Zellgruppen im Hirnstamm (v. a. in den so genannten Raphe Kernen) lokalisiert, aber auch im Rückenmark. Von diesen Zellkörpern gehen Axone mit serotoninhaltigen Endplatten in verschiedene Regionen des Gehirns, u. a. Hirnstamm, Kleinhirn, Hypothalamus, Basalganglien oder Neokortex (s. Abb. 2.2).

Aufgrund dieser vielfältigen Verknüpfungen der serotonergen Neurone im ZNS ist es verständlich, warum Serotonin an so vielen Steuerungsfunktionen beteiligt ist: So werden neben psychischen Funktionen u. a. die Regulation von Schmerz, Schlaf und Temperatur serotonerg vermittelt.

Bei psychischen Erkrankungen, in diesem Fall Depressionen, wurde zunächst gemäß der katecholaminergen Hypothese von Schildkraut davon ausgegangen, dass ein Mangel an Noradrenalin ursächlich an der Ätiopathogenese der Depression beteiligt sei. Coppen (1967) und Deakin (1991) erweiterten diesen Gesichtspunkt wesentlich, da sie auch einen *Serotonin*mangel als Auslöser depressiver Erkrankungen annahmen. Zudem soll Serotonin die zentrale Rolle bei der Stressanpassung und damit für die Angstregulierung spielen.

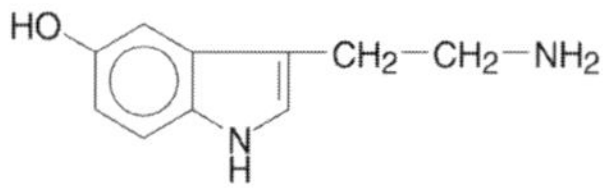

Abb. 2.1 Strukturformel von 5-Hydroxytryptamin (5-HT), üblicherweise als Serotonin bezeichnet

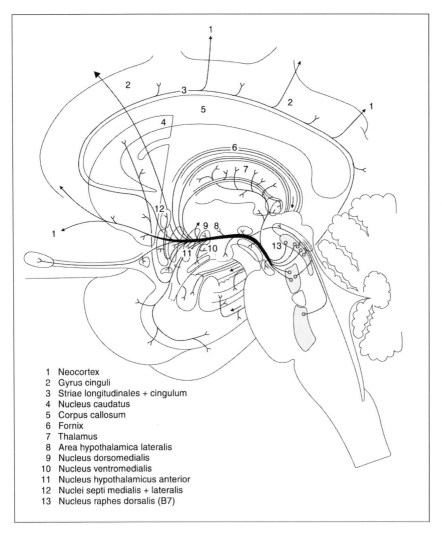

1 Neocortex
2 Gyrus cinguli
3 Striae longitudinales + cingulum
4 Nucleus caudatus
5 Corpus callosum
6 Fornix
7 Thalamus
8 Area hypothalamica lateralis
9 Nucleus dorsomedialis
10 Nucleus ventromedialis
11 Nucleus hypothalamicus anterior
12 Nuclei septi medialis + lateralis
13 Nucleus raphes dorsalis (B7)

Abb. 2.2 Ursprungsgebiet der serotonergen Projektionsbahnen in den Raphe Kernen des Hirnstamms und die wichtigsten Projektionsbahnen

Heute wird Serotonin als der zentrale Neurotransmitter für die Regulation psychischer Phänomene und die Auslösung psychiatrischer Erkrankungen betrachtet (s. Abb. 2.3); am besten ist die Dysfunktion des serotonergen Systems bei der Depression, der Panik- sowie der Zwangsstörung untersucht.

Wie wirken nun die SSRI und damit Fluoxetin? Auf der präsynaptischen Seite wird zur Weiterleitung einer ZNS-Information Serotonin in den synapti-

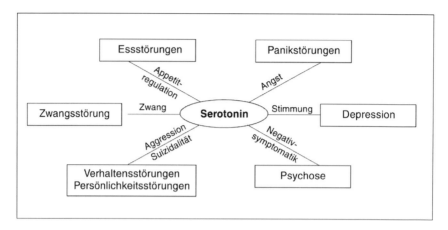

Abb. 2.3 Schematische Übersichtsdarstellung der zentralen Rolle von Serotonin bei zahlreichen psychiatrischen Erkrankungen

schen Spalt freigesetzt. Dieses Serotonin diffundiert (innerhalb von Millisekunden) durch den synaptischen Spalt und geht eine Verbindung mit den postsynaptisch lokalisierten Serotoninrezeptoren ein. Diese Verbindung löst über eine komplexe Kaskade sekundärer Prozesse die elektrische Informationsweiterleitung im Neuron aus. Um überschüssiges Serotonin aus dem synaptischen Spalt zu entfernen, wird es mit einem Serotonin-Wiederaufnahme-Mechanismus in die Präsynapse rückresorbiert. SSRIs hemmen diesen energieabhängigen Prozess und führen so zu einer Konzentrationszunahme von Serotonin im synaptischen Spalt (s. Abb. 2.4).

Der große Vorteil dieser Substanzen ist, dass sie neben der Selektivität für die Serotonin-Wiederaufnahme-Hemmung periphere und zentrale Rezeptoren nicht blockieren. Hier verhalten sie sich ganz anders als die traditionellen, wegen ihrer chemischen Struktur mit drei Kohlenstoffringen als trizyklische Antidepressiva (TZA) bezeichneten Substanzen, z. B. Imipramin (Tofranil®), Clomipramin (Anafranil®), Doxepin (Aponal®). Diese inhibieren die Rückaufnahme von Noradrenalin und Serotonin, diese Hemmung ist ihr wirksamkeitsbestimmendes Prinzip. Allerdings blockieren sie auf Grund von Zufälligkeiten ihrer räumlichen Struktur auch periphere und zentrale Rezeptoren (s. Tab. 2.1).

Aufgrund dieser Rezeptorinteraktionen werden eine Vielzahl von Nebenwirkungen ausgelöst, die nichts mit der antidepressiven Wirkung zu tun haben. SSRI interagieren mit diesen Rezeptorsystemen nicht, aus diesem Grund sind sie auch frei von den soeben genannten Nebenwirkungen.

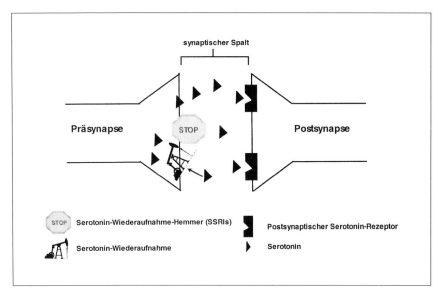

Abb. 2.4 Schematische Darstellung einer serotonergen Synapse

Tab. 2.1 Durch Trizyklika (TZA) blockierte Rezeptoren und hieraus resultierende Nebenwirkungen (nach Möller, 1998)

Blockade der Acetylcholinrezeptoren
Peripher: Akkomodationsstörungen (verschwommenes Sehen), Erhöhung des Augeninnendrucks mit eventueller Auslösung von Engwinkelglaukomanfällen, Mundtrockenheit, Sinustachykardie, Obstipation, Harnverhalten, Dysarthrie, vermehrtes Schwitzen
Zentral: Gedächtnisstörungen, im Extremfall: anticholinerges Delir

Blockade der Histaminrezeptoren
Sedierung, Benommenheit, Gewichtszunahme

Blockade der Alpha-Rezeptoren
Blutdruckabfall, Reflextachykardie, Interaktionen mit bestimmten Antihypertensiva

Johanniskraut

Der Wirkmechanismus von Johanniskrautextrakten ist bisher nicht eindeutig geklärt. Dies mag auch daran liegen, dass diese Auszüge zahlreiche Inhaltsstoffe in unterschiedlichen, meist variierenden Konzentrationen aufweisen (Tab. 2.2).

Die Zubereitungsformen variieren erheblich, ein Teil der Arzneimittel ist „standardisiert". Hierbei wird der Extrakt so hergestellt, dass „Leitsubstanzen" (meist Hypericin und Pseudohypericin) in ähnlich hohen Mengen in unterschiedlichen Extraktchargen enthalten sind. So wird die pharmazeutische Qua-

Tab. 2.2 Übersicht über die Inhaltsstoffe von Johanniskrautextrakten

- Ätherische Öle (0,05–0,3 %) (z. B. Methyl-2-Octan, n-Nonan, n-Octanol, n-Decanol, α-Pinen, β-Pinen, Cineol)
- Gerbstoffe (ca. 10 %)
- Phytosterme (Phytosterole)
- Phenolcarbonsäuren (u. a. Chlorogensäure, Kaffeesäure)
- Rote Pigmente (vom Typ des Hypericin, etwa 0,1 %)
- Flavonoide (Flavonole, Flavonglykoside, Biflavone, darunter Quercetin)

lität über einen gewissen Produktionszeitraum hinweg konstant gehalten. Präparate mit der gleichen Menge an Standardsubstanz müssen aber nicht die gleiche Menge an anderen Inhaltsstoffen aufweisen und sind somit auch therapeutisch nicht zwingend äquivalent. Die einzelnen Extrakte unterscheiden sich zudem je nach Ernte- und Herstellungsverfahren quantitativ und qualitativ.

Lange Zeit wurde Hypericin als der wirksamkeitsbestimmende Teil der Johanniskrautextrakte angesehen, da es die Aktivität eines Abbauenzyms von Noradrenalin, Serotonin und Dopamin, die Monoaminoxidase, hemmt und somit zu einer Konzentrationszunahme dieser Neurotransmitter führt. Allerdings sind die unter physiologischen Bedingungen zu erreichenden Gewebskonzentrationen an Hypericin bei weitem nicht ausreichend, um diese Hemmung der Monoaminoxidase bei Gabe als Medikament eintreten zu lassen. Nach neueren Untersuchungen (Müller et al., 1998) wird durch bestimmte Johanniskrautextrakte die synaptosomale Wiederaufnahme von Noradrenalin, Serotonin und Gamma-Aminobuttersäure (GABA) gehemmt, gleichzeitig setzt im frontalen Kortex der Ratte nach subchronischer Gabe eine β-Down-Regulation ein (wie sie nach subchronischer Gabe von TZA und anderen Antidepressiva ebenfalls beobachtet wird). Hyperforin, nicht Hypericin, scheint der Inhaltsstoff zu sein, der diese Wiederaufnahme-Hemmung im Wesentlichen bestimmt.

Dass tatsächlich Hyperforin auch unter klinischen Gesichtspunkten eine entscheidende Rolle spielt, wurde durch die Untersuchung von Laakmann et al. (1998) deutlich. Hier wurde die antidepressive Wirksamkeit zweier Johanniskrautextrakte, eines hyperforinarmen und eines hyperforinreichen Extraktes, im Vergleich zu Placebo untersucht: Nur der hyperforinreiche Extrakt war Placebo statistisch signifikant überlegen (siehe auch Kap. 2.2.2).

Somit deutet der gegenwärtige Stand der Forschung darauf hin, dass die Wirksamkeit von Johanniskrautextrakten im Wesentlichen durch die Wiederaufnahme-Hemmung von biogenen Aminen vermittelt wird, sich somit nicht wesentlich von dem Wirkmechanismus von TZA oder SSRI unterscheidet.

2.2.2 Wirksamkeit

Depression

Wie unzählige Placebo-kontrollierte Studien zeigen, bessern sich ca. 60 bis 70 % der depressiven Patienten unter dem ersten verabreichten Antidepressivum deutlich. Daher etablierte sich die pharmakologische Therapie als die geeignete Behandlungsform der Depression und sollte in der Regel bei depressiven Patienten (auch wenn diese nur an einer leichten depressiven Episode leiden) angewandt werden.

Diese für den einzelnen Patienten geltenden Aussagen spielen im Rahmen klinischer Wirksamkeitsstudien eine untergeordnete Rolle. Dort wird eine gruppenstatistisch signifikant überlegene Wirksamkeit im Vergleich zu Placebo als Wirksamkeitsbeweis angesehen. In Abbildung 2.5 ist dies exemplarisch anhand einer Untersuchung von Fluoxetin im Vergleich zu Placebo und einer aktiven Kontrolle (interner Standard) gezeigt. Dargestellt ist die mittlere Abnahme auf der Hamilton-Depressionsskala (HAMD, Hamilton, 1960) im Verlauf der sechswöchigen Behandlung im Vergleich zum Ausgangswert. Dieser betrug 25,8 für die Fluoxetin-, 25,9 für die Imipramin- und 24,1 für die Placebo-Gruppe. Der antidepressive Effekt war in der Fluoxetin-Gruppe der Placebo-Gruppe statistisch signifikant überlegen.

Wie gut zu erkennen ist, ist der Effekt des Antidepressivums nach der sechswöchigen Akutbehandlung ca. 30 % stärker ausgeprägt als unter Placebo. In

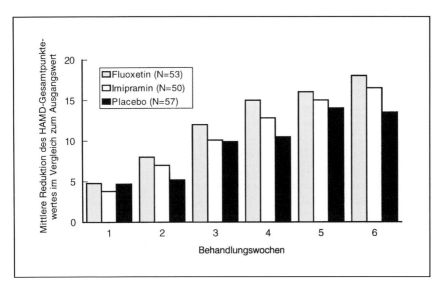

Abb. 2.5 Fluoxetin vs. Imipramin vs. Placebo (nach Cohn und Wilcox, 1985)

dieser wie in den meisten Studien wird die depressive Symptomatik durch Fremd-Beurteilungs-Skalen, beispielsweise die HAMD, zu verschiedenen Untersuchungszeitpunkten während des Studienverlaufes erfasst.

In den kontrollierten klinischen Untersuchungen werden strenge Ein- und Ausschlusskriterien angewandt, die zu einer Homogenisierung der eingeschlossenen Patienten führen. So ist beispielsweise Suizidalität in der Regel ein Ausschlusskriterium genauso wie viele somatische Begleiterkrankungen und -medikationen. Die so erhaltenen Studienergebnisse sind nicht auf die Patienten, die im klinischen Alltag mit diesen Medikamenten behandelt werden, übertragbar (Problem der mangelnden Repräsentativität und der eingeschränkten Generalisierbarkeit der Studienergebnisse).

Ein weiterer problematischer Punkt bei der antidepressiven Pharmakotherapie stellt die so genannte Wirklatenz dar. Hierunter wird die Zeitspanne verstanden, die vom Beginn der antidepressiven Therapie bis zu einem für Patient und Arzt erkennbaren Wirkeintritt verstreicht. So wird oft ein Zeitraum von 2 bis 3 Wochen ab Einnahmebeginn angegeben, wobei allerdings auch Befunde vorliegen (z. B. Katz et al., 1987; Stassen et al., 1996; für eine Übersicht, siehe Volz, 1997), die schon eine messbare und signifikante Placebo-Verum-Differenz innerhalb der ersten Therapiewoche zeigen. Die genannten Befunde deuten darauf hin, dass eine leichte Besserung im klinischen Alltag bei vielen Patienten oft bereits in den ersten Tagen bei genauer Beobachtung feststellbar ist, allerdings entgeht diese häufig sowohl dem Arzt als auch dem Patienten.

Die genannten Einschränkungen gelten für alle verfügbaren Antidepressiva, auch für die SSRI und die Johanniskrautpräparate. Hauptforderungen an neue Antidepressiva, nämlich überlegene Wirksamkeit und/oder schnellerer Wirkeintritt nicht nur im Vergleich zu Placebo, sondern auch im Vergleich zu den Standard-Trizyklika, sind noch nicht erfüllt (Möller und Volz, 1996), allerdings kam es gerade mit der Einführung der SSRI zu einer deutlichen Annäherung an die dritte Hauptforderung für neue Antidepressiva, nämlich bessere Verträglichkeit und Sicherheit im Vergleich zu TZA.

Fluoxetin. (Dieser Abschnitt sowie der Abschnitt S. 59 lehnen sich eng an die Übersicht von Volz und Möller, 1998, an.)

Die antidepressive Effektivität von Fluoxetin wurde in zahlreichen kontrollierten klinischen Studien sowohl gegen Placebo als auch gegen aktive Kontrollsubstanzen nachgewiesen. Zusammengefasst ist die Wirksamkeit von Fluoxetin sowohl im Vergleich zu Placebo (s. Tab. 2.3) als auch im Vergleich zu anderen Antidepressiva für ambulante Patienten am besten untersucht (s. exemplarisch Abb. 2.5). Die einzelnen SSRI unterscheiden sich in ihrer Wirksamkeit und in ihrem klinischen Wirkprofil untereinander kaum (Boyer und Feighner, 1996).

Mittlerweile sind eine Reihe von Meta-Analysen verfügbar, die die Wirksamkeit von SSRI bei ambulanten und stationären Patienten sowohl mit initial nied-

Tab. 2.3 Placebo-kontrollierte Untersuchungen zu Fluoxetin. Die verwandten Dosen sind nur dann aufgeführt, wenn im Rahmen fester Dosierungsvorschriften unterschiedliche Dosen miteinander verglichen wurden (modifiziert nach Volz und Möller, 1998).

Studie	n (Patientenstatus)	Ergebnis
Nur gegen Placebo		
Wernicke et al. (1987)	336 (a)	FLX 20 mg > PLC
		FLX 40 mg > PLC
		FLX 60 mg = PLC
Wernicke et al. (1988)	354 (a)	FLX 5 mg > PLC
		FLX 20 mg > PLC
		FLX 40 mg > PLC
Fabre und Crimson (1985)	37 (a)	FLX > PLC
Rickels et al. (1986)	42 (a)	FLX = PLC
Heiligenstein et al. (1993)	89 (a)	FLX > PLC
Gegen Placebo und Imipramin		
Stark und Hardison (1985)	589 (a)	FLX = IMI > PLC
Byerley et al. (1988)	95 (a)	FLX = IMI > PLC
Cohn und Wilcox (1985)	164 (a)	FLX = IMI > PLC
Gegen Placebo und Mianserin		
Muijen et al. (1988)	70 (a)	FLX > PLC + MIA

a = ambulante Patienten eingeschlossen, FLX = Fluoxetin, IMI = Imipramin, PLC = Placebo, MIA = Mianserin, n = Zahl der eingeschlossenen Patienten

rigem bis mittelhohem als auch hohem Schweregrad der Depression im Vergleich zu TZA mit gemischtem noradrenergen/serotonergen oder serotonergem Profil (Amitriptylin und Clomipramin) als auch zu TZA mit relativ spezifischer Noradrenalin-Wiederaufnahme-Hemmung (v. a. Imipramin) zeigen (z. B. Anderson und Tomenson, 1994; Bech, 1989; Bech und Ciadella, 1992; Byrne, 1989; Kasper et al., 1992). Für Fluoxetin ergaben diese Meta-Analysen (siehe auch die graphische Darstellung des Hauptergebnisses von Anderson und Tomenson, 1994, in Abb. 2.6), dass dieser SSRI genauso wirksam ist, wie die jeweiligen Vergleichs-TZA.

Nach der Darstellung der Akutwirksamkeit von Fluoxetin möchte ich mich nun der Untersuchung der Langzeitwirksamkeit dieses Antidepressivums zuwenden. Depressionen sind nämlich durch ein hohes Rückfallrisiko gekennzeichnet. Das einmalige Auftreten depressiver Episoden kommt nur in 50 % der Fälle vor, alle anderen Betroffenen erkranken wiederholt. Daher kommt der Vermeidung erneuter Krankheitsphasen große Bedeutung zu. In diesem Kontext gilt es auch zu beachten, dass der Abstand zwischen den einzelnen Phasen mit zunehmendem Alter kürzer wird und gleichzeitig die Symptome dazu neigen, ausgeprägter in Erscheinung zu treten. Angst (1981) hat festgestellt, dass bei rezidivierenden depressiven Störungen das mittlere Erkrankungsalter 45 Jahre beträgt, die weiteren Phasen erfolgen in einem durchschnittlichen Abstand von 50 Monaten.

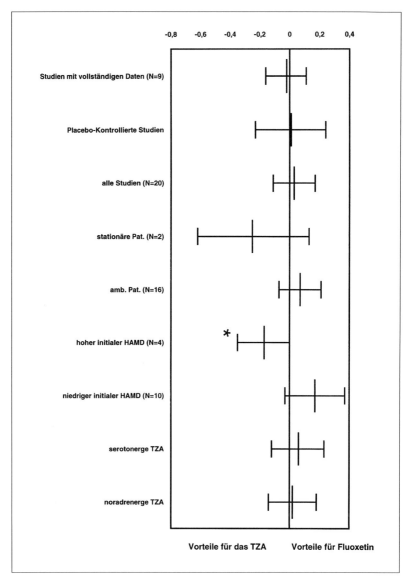

Abb. 2.6 Graphische Darstellung der Metaanalyse von Anderson und Tomenson (1994) für Fluoxetin. Wiedergegeben sind die mittleren standardisierten Effektgrößen mit dem 95 % Konfidenzintervall. Verschiebungen nach links bedeuten einen Vorteil für die TZA (* = statistisch signifikanter Unterschied, n = Anzahl der berücksichtigten Studien). Insgesamt zeigt sich eine ähnlich ausgeprägte Wirksamkeit von Fluoxetin und TZA, lediglich bei Patienten, die durch einen hohen Ausgangs-HAMD gekennzeichnet waren (*), also unter einer schwerer ausgeprägten depressiven Symptomatik litten, war ein gewisser Wirkvorteil der TZA im Vergleich zu Fluoxetin feststellbar

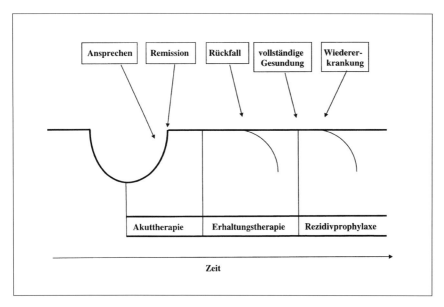

Abb. 2.7 Akuttherapie, Erhaltungstherapie und Rezidivprophylaxe affektiver Störungen (nach Greil und Schmidt, 1985)

Generell wird die Langzeitbehandlung depressiver Erkrankungen in zwei Abschnitte eingeteilt: 1. Erhaltungstherapie und 2. die eigentliche Rezidivprophylaxe (s. Abb. 2.7).

Die Erhaltungstherapie ist jener Therapieabschnitt, bei dem eine Medikation für in der Regel vier bis sechs Monate nach dem Erfolg der Akutbehandlung weiter geführt wird. Hierdurch wird ein Wiederauftreten der Symptomatik resultierend aus der weiter bestehenden depressiven Episode, deren Symptome durch die Akuttherapie nur unterdrückt wurden, verhindert. Die Rezidivprophylaxe dient – nach vollständigem Abklingen der aktuellen Episode – der Vermeidung neuer Krankheitsepisoden. Bei der Behandlung von depressiven Patienten lässt sich der Zeitpunkt, zu dem die Episode auch bei Nichtbehandlung abgeklungen wäre, nicht eindeutig bestimmen. Es wird daher (z. B. Prien, 1988) empfohlen, die antidepressive bzw. -manische Therapie für 4–6 Monate nach Abklingen der Akutsymptomatik weiterzuführen (Erhaltungstherapie). Unabhängig davon muss geklärt werden, ob eine langfristige Dauermedikation im Sinne einer Rezidivprophylaxe indiziert ist.

In der Rezidivprophylaxe rezidivierender depressiver Störungen kann das in der Akutbehandlung erfolgreich eingesetzte Antidepressivum (in derselben Dosis) weitergegeben werden. Dieser letzte Aspekt – die gleichbleibende Dosierung – ist gerade bei der Langzeitbehandlung von zentraler Bedeutung. Ein Teil der Patienten lehnt die Dauereinnahme eines TZA wegen der damit verbundenen Nebenwirkungen ab. Die anticholinergen Nebenwirkungen der TZA sind hier besonders zu nennen. Häufig sind diese Nebenwirkungen die Ursache für zu frühes Absetzen. Johnson (1981) berichtet, dass bis zu 60% der mit TZA behandelten Patienten die Therapie zu früh abbrechen. Die erhöhte Nebenwirkungsinzidenz der TZA hat auch zur Folge, dass diese Antidepressiva zu niedrig dosiert werden, somit geht der antidepressive Dauereffekt verloren, da nur für relativ hohe TZA-Dosen (für Imipramin und Amitriptylin beispielsweise >150 mg/die) eine Wirksamkeit in der Erhaltungstherapie bzw. Rezidivprophylaxe überhaupt nachgewiesen werden konnte. Hier weisen die SSRIs Vorteile auf: Da die Compliance auf Grund der wesentlich besseren Verträglichkeit im Vergleich zu TZA besser ist, bereitet es in der Regel auch keine Schwierigkeiten, die effektive Dosis über einen längeren Zeitraum zu verabreichen.

Für die Erhaltungstherapie liegen Daten für die SSRI Citalopram, Paroxetin und Sertralin vor, aber nicht für Fluoxetin.

Allerdings war Fluoxetin das erste SSRI, das in der Rezidivprophylaxephase systematisch untersucht wurde. In die von Montgomery et al. (1988) publizierte Untersuchung wurden 220 Patienten, die während einer Vorphase von 6 Monaten gut auf Fluoxetin (40 mg/die) angeprochen hatten, eingeschlossen und für ein weiteres Jahr entweder mit derselben Dosis weiterbehandelt oder randomisiert auf Placebo umgestellt. Die Patienten mussten außer der gegenwärtigen Episode mindestens eine weitere Krankheitsphase in den letzten 5 Jahren aufweisen. Am Ende der einjährigen Beobachtungszeit hatten 57,4% der Placebobehandelten Patienten versus 26,1 der mit Fluoxetin behandelten Patienten eine neue depressive Episode erlitten. D.h. unter Placebo erkrankten mehr als doppelt so viele Patienten neu (s. Abb. 2.8). In Tabelle 2.4 sind die Ergebnisse dieser wegweisenden Studie im Einzelnen zusammengefasst.

Tab. 2.4 Rückfälle innerhalb der einzelnen Quartale (nach Montgomery et al., 1988)

Studie	Monat			
	3.	6.	9.	12.
Kumulative Rückfälle (Zahl an Patienten)				
Fluoxetin	12	16	22	23
Placebo	26	35	43	54
Kumulative Responder (Zahl an Patienten)				
Fluoxetin	76	72	66	65
Placebo	68	59	51	40
Kumulative % Rückfälle (Zahl an Patienten)				
Fluoxetin	13,6	18,2	25,0	26,1
Placebo	27,7	37,2	45,7	57,4
Signifikanz im Vergleich zur Placebo-Gruppe (chi^2-Test)	<0,05	0,01	0,01	0,001

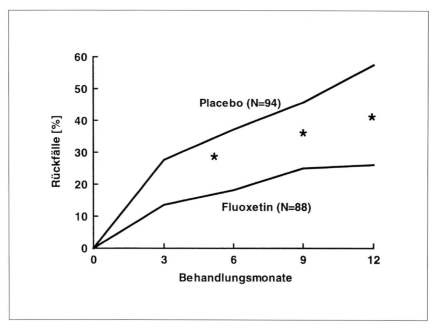

Abb. 2.8 Kumulativer Anteil (in %) der Patienten, die während der einjährigen Rezidivprophylaxe einen Rückfall erlitten (*p<.01) (nach Montgomery et al., 1988)

Diese Befunde belegen die Wirksamkeit von Fluoxetin in der Rezidivprophylaxe monopolarer Depressionen. Diese Studie hatte Beispielcharakter für eine Reihe von anderen kontrollierten Untersuchungen zur Langzeitwirksamkeit von Antidepressiva.

Johanniskraut. Auch mit Johanniskrautextrakten sind zahlreiche kontrollierte Untersuchungen durchgeführt worden, die in Tabelle 2.5 zusammengefasst sind.
Derzeit sind 16 Placebo-kontrollierte Studien publiziert. Bei der überwiegenden Zahl dieser Untersuchungen wurden die ICD-9-Einschlusskriterien (International Classification of Diseases, 9. Revision) 300.4 (neurotische Depression) und 309.0 (kurzdauernde depressive Reaktion) gewählt. Die Studiendauer betrug meist 4 Wochen, die Wirksamkeit wurde mit der HAMD erfasst. Bisher wurden mit einer Ausnahme (Vorbach et al., 1997) nur ambulante Patienten untersucht. Bei weitem nicht für alle auf dem Markt erhältlichen Zubereitungsformen liegen kontrollierte Untersuchungen vor (siehe Tab. 2.5). Jarsin®/300 wurde am häufigsten untersucht. Hierbei handelt es sich um ein Spezialextrakt (LI 160), der pro Dragee 300 mg Trockenextrakt standardisiert auf 900 µg Gesamthypericin enthält. Mit dieser Zubereitungsform sind 11 Studien publiziert, 7 dieser 11 Studien waren Placebo-kontrolliert, 6 dieser Placebo-kontrollierten

Tab. 2.5 Übersicht über die bisher publizierten kontrollierten Studien, gegliedert nach Inhaltsstoffen und dem Jahr der Publikation (für einige Substanzen sind vorläufige Ergebnisse veröffentlicht worden, diese sind nicht berücksichtigt).

(Erst)Autor [Jahr] LI 160	Einschlusskriterium	Gruppen [n] (Dosis) Dauer	Instrumente Wirksamkeit	Instrumente Verträglichkeit	Ergebnisse Wirksamkeit	Ergebnisse Verträglichkeit	Bemerkungen
Halama [1991]	ICD 9: 300.4 & 309.0 (?) HAMD zwischen 16 u. 20	1. LI 160 (Jarsin®) [25] (3×300 mg) 2. Placebo [25] 4 w	HAMD, 5 typische Symptome der vegetativen Begleitsymptomatik, CGI, B-L	AEs	1. = 2. (nur für Schwächegefühl, Müdigkeit, Grübeln, HAMD-BL, HAMD-Responder)	1. = 2. 1 Pat. unspezifische Magenbeschwerden	HAMD Gesamtauswertung nicht berichtet
Schmidt [1993]	ICD-9: 300.4 & 309.0, HAMD zwischen 16 u. 20	1. LI 160 (Jarsin®) [32] (3×300 mg) 2. Placebo [33] 6 w	HAMD, WDG, D2	AEs	1.>2. (HAMD) 1. = 2. (WDG, D2)	1. = 2. 2 Pat.: Rötung mit Juckreiz, Müdigkeit	Es werden für HAMD keine statistischen Signifikanzen angegeben
Sommer [1993]	ICD 9: 300.4 & 309.0	1. LI 160 (Jarsin®) [42] (3×300 mg) 2. Placebo [47] 4 w	HAMD	AEs	1.>2.	1. = 2. 3 Pat.: Hautrötung, Juckreiz, Müdigkeit	
Hübner [1993]	ICD-9: 300.4 & 309.0 mit „psycho-vegetativen Begleitsymptomen"	1. LI 160 (Jarsin®) [20] (3×300 mg) 2. Placebo [19] 4 w	HAMD, B-L, CGI, „typische vegetative Begleitsymptome"	AEs	1.>2.	1. = 2.	Larvierte Depression ungenügend operationalisiert
Lehrl [1993]	ICD 9: 300.4 & 309.0, HAMD zw. 16 u. 20	1. LI 160 (Jarsin®) [25] (3×300 mg) 2. Placebo [25] 4 w nach 2 w Placebowash-out	HAMD, HAMA, SB-S, KAI, CGI	?	1. = 2. (tendenziell im KAI Überlegenheit von 1.)	?	Sehr positive Ergebnisdarstellung, eigentlich Negativstudie

Tab. 2.5 Übersicht über die bisher publizierten kontrollierten Studien, gegliedert nach Inhaltsstoffen und dem Jahr der Publikation (für einige Substanzen sind vorläufige Ergebnisse veröffentlicht worden, diese sind nicht berücksichtigt) – Fortsetzung.

(Erst)Autor [Jahr] LI 160	Einschlusskriterium	Gruppen [n] (Dosis) Dauer	Instrumente Wirksamkeit	Instrumente Verträglichkeit	Ergebnisse Wirksamkeit	Ergebnisse Verträglichkeit	Bemerkungen
Harrer [1993]	ICD-9: 300.4 & 309.0	1. LI 160 (Jarsin®) [42] (3×300 mg) 2. Placebo [47] 4 w	HAMD	AEs	1. > 2.	1. = 2. AEs unter 1.: Rötung, Juckreiz, Müdigkeit	Recht gute Studie
Hänsgen [1993]	DSM-III-R: „major depression", HAMD ≥ 16	1. LI 160 (Jarsin®) [33] (3×300 mg) 2. Placebo [34] 4 w	HAMD, D-S, BEB, CGI	AEs	1. > 2.	1. = 2. AEs unter 1.: Schlafstörungen	Gute Studie
Harrer [1993]	ICD-10: F32.2, HAMD > 16	1. LI 160 (Jarsin®) [51] (3×300 mg) 2. Maprotilin [51] (3×25 mg) 4 w	HAMD, D-S, CGI	AEs, Labor, EKG, RR	1. = 2.	1. > 2.	Gute Studie, Maprotilin i. R. einer klinischen Prüfung unterdosiert
Vorbach [1993]	DSM-III: 296.2, 296.3, 300.4, 309.0	1. LI 160 (Jarsin®) [67] (3×300 mg) 2. Imipramin [68] (3×25 mg) 6 w	HAMD, D-S, CGI	AEs, Labor, HF, RR	1. = 2.	1. > 2.	Imipramin i. R. einer klinischen Prüfung unterdosiert
Vorbach [1997]	ICD-10: F 32.2: schwere depressive Episode ohne psychotische Merkmale	1. LI 160 (Jarsin®) [107] (3×600 mg) 2. Imipramin [102] (3×50 mg) 6 w	HAMD, GE (Pat. und Arzt)	AEs, Labor	1. ≤ 2.	1. > 2.	Großes n, schwere Depressionsformen, LI 160 hoch dosiert
Wheatley [1997]	DSM-IV: „major depression", HAMD zwischen 16 und 24	1. LI 160 (Jarsin®) [83] (3×300 mg) 2. Amitriptylin [73] (3×25 mg) 6 w	HAMD, MADRAS, CGI	AEs, Labor	1. < 2.	1. > 2.	Großes n

Tab. 2.5 Übersicht über die bisher publizierten kontrollierten Studien, gegliedert nach Inhaltsstoffen und dem Jahr der Publikation (für einige Substanzen sind vorläufige Ergebnisse veröffentlicht worden, diese sind nicht berücksichtigt) – Fortsetzung.

(Erst)Autor [Jahr]	Einschlusskriterium	Gruppen [n] (Dosis) Dauer	Instrumente Wirksamkeit	Instrumente Verträglichkeit	Ergebnisse Wirksamkeit	Ergebnisse Verträglichkeit	Bemerkungen
LI 160							
Witte [1995]	ICD-10: F 32.1 depressive Episode, HAMD ≥ 16	1. Psychotonin® forte [48] (200–240 mg) 2. Placebo [49] 6 w	HAMD, CGI, D-S, STAIX, Selbstbeurteilung anhand von 18 Symptomen	CGI, AEs	1. > 2.	1. = 2.	Signifikanztest nur für HAMD-Responder angegeben
Schlich [1987]	„Depressive Verstimmung"	1. Psychotonin® M [22] (3×20 Trp.) 2. Placebo [24] 4 w	HAMD, Symptomliste	AEs	1. > 2.	1. = 2.	Keine operationalisierten Einschlusskriterien
Harrer [1991]	ICD-9: 304.4 & 309.9, HAMD zw. 16 & 20	1. Psychotonin® [60] (3×30 Trp.) 2. Placebo [60] 6 w	HAMD, HAMA, D-S, GE (Pat.)	GE (Pat.)	1. = 2.	1. = 2. (1 Verum-Patient Abbrecher: Übelkeit, Brechreiz)	Statistische Tests nicht mit Signifikanzniveau berichtet
Quandt [1993]	Neurotische oder reaktive Depression, leicht–mittelschwer, HAMD > 16	1. Psychotonin® [44] (3×30 Trp.) 2. Placebo [44] 6 w	HAMD, eigene Selbstbeurteilungsskala	AEs	1. > 2.	1. = 2.	Einschlusskriterien unzureichend operationalisiert
Hoffmann [1979]	Depressionen unterschiedlicher Genese	1. Hyperforat®-Trp. [30] (3×30 Trp.) 2. Placebo 6 w	Symptomliste	AEs	1. > 2., allerdings keine statistischen Verfahren angewandt	1. = 2., keine AEs angegeben	Ungenügende Operationalisierung der Einschlusskriterien, kein anerkanntes Wirksamkeitsinstrument

Tab. 2.5 Übersicht über die bisher publizierten kontrollierten Studien, gegliedert nach Inhaltsstoffen und dem Jahr der Publikation (für einige Substanzen sind vorläufige Ergebnisse veröffentlicht worden, diese sind nicht berücksichtigt) – Fortsetzung.

(Erst)Autor [Jahr] LI 160	Einschlusskriterium	Gruppen [n] (Dosis) Dauer	Instrumente Wirksamkeit	Instrumente Verträglichkeit	Ergebnisse Wirksamkeit	Ergebnisse Verträglichkeit	Bemerkungen
Reh [1992]	ICD-9: 300.4, 309.0 & 311.0	1. Neuroplant® [25] (4×1 = 1 g Gesamthypericin) 2. Placebo [25] 8 w	HAMD, HAMA, D-S, CGI	AEs	1. > 2.	1. = 2.	Heterogenes Patientengut eingeschlossen
Laakmann [1998]	DSM-IV: mild to moderate major depression	1. WS 5572 [49] (3×300 mg) 2. WS 5573 [49] (3×300 mg) 3. Placebo [49] 6 w	HAMD, D-S, CGI, GE (Patient)	AEs, Lab.	1. > 2. > 3.	1. = 2. = 3.	Weist auf Wichtigkeit des Hyperforin-Gehaltes für antidepressive Wirksamkeit hin
Bergmann [1993]	ICD-10: F32.0, 32.1, 33.0, 33.1	1. Esbericum® [38] (3×0,25 mg) 2. Amitriptylin [38] (30 mg)	HAMD, Bf-S	AEs	1. = 2.	1. > 2.	Recht gute Studie, Äquivalenzaussage statistisch nicht haltbar
Schrader [1998]	ICD-10: mild to moderate depression (F32.0 und F32.1)	1. ZE 117 [80] (2×250 mg) 2. Placebo [79]	HAMD, CGI, VAS (Patient)	AEs, Lab.	1. > 2.	1. = 2.	Keine Placebo-Response! Ungewöhnlich!
Volz [1999]	DSM-IV: mild to moderate major depression	1. D-0496 [70] (2×250 mg) 2. Placebo [70]	HAMD, CGI, D-S, GE (Patient und Arzt)	AEs, Ge (Patient und Arzt), Lab.	1. > 2.	1. = 2.	

AEs = adverse events, BEB = Beschwerdenerfassungsbogen, BfS = Befindlichkeitsskala (nach von Zerssen), B-L = Beschwerdenliste (nach von Zerssen), CGI = Clinical Global Impression, D2 = Aufmerksamkeitsbelastungstest, D-S = Depressivitätsskala (nach von Zerssen), DSM = Diagnostical and Statistical Manual of Mental Diseases, EKG = Elektrokardiogramm, GE = globale Einschätzung, HAMA = Hamilton Angstskala, HAMD = Hamilton Depressionsskala, HF = Herzfrequenz, ICD = International Classification of Diseases, KAI = Kurztest für allgemeine Intelligenz, Lab. = Labor, MADRAS =

Studien wiesen ein für das Phytopharmakon positives Ergebnis auf. Beispielgebend soll auf zwei Studien, einmal Placebo-kontrolliert, einmal im Vergleich zu einem synthetischen Antidepressivum, näher eingegangen werden.

In der Untersuchung von Hänsgen et al. (1993) wurden multizentrisch depressive Patienten untersucht, deren initialer mittlerer Wert auf der HAMD 20 war, was einer leicht bis mittelgradig ausgeprägten depressiven Episode entspricht. Nach einer 4-wöchigen, doppelblinden Behandlungsperiode mit 900 mg Trockenextrakt (LI 160) versus Placebo wurden auch die mit Placebo behandelten Patienten für die dann folgenden zwei Behandlungswochen auf Verum umgestellt. Das Hauptergebnis deutete bereits ab der 2. Behandlungswoche auf einen Wirksamkeitsvorteil zugunsten des Verums hin, der in der 4. Woche recht deutlich ausfiel: So ergab sich eine HAMD-Reduktion von ungefähr 10 Punkten in der Johanniskraut-Gruppe, in der Placebo-Gruppe waren es lediglich 4 Punkte (s. Abb. 2.9).

Dieser Unterschied war statistisch signifikant. In der anschließenden 2-wöchigen Phase, in der alle Patienten das Verum erhielten, glich sich dieser Unterschied in dem Sinne aus, dass sich auch die ehemaligen Placebo-Patienten deutlich besserten.

In der multizentrischen Vergleichsstudie von Harrer et al. (1993) wurde ein Vergleich für 4 Wochen desselben Johanniskrautpräparates versus 75 mg des synthetischen Antidepressivums Maprotilin durchgeführt. Mit ungefähr 20

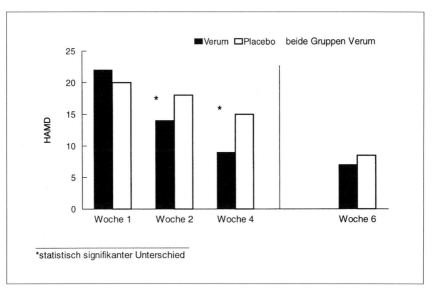

Abb. 2.9 Verlauf der HAMD-Depressionsskala unter vierwöchiger Therapie mit einem Johanniskrautextrakt (LI 160) oder Placebo (nach Hänsgen et al., 1993)

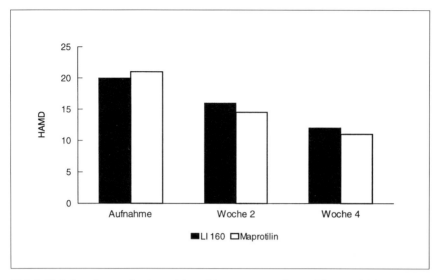

Abb. 2.10 Behandlung mit einem Johanniskrautpräparat (LI 160) im Vergleich zu einem synthetischen Antidepressivum (Maprotilin, nach Harrer et al. 1993)

HAMD-Punkten zu Beginn der Untersuchung war auch hier die Depression allenfalls mittelgradig ausgeprägt, die Depressionsreduktion um 10 HAMD-Punkte verlief in beiden Gruppen ähnlich ausgeprägt (s. Abb. 2.10).

Einschränkend ist anzumerken, dass die Dosierung von 75 mg Maprotilin/die zwar der im ambulanten Bereich meist verordneten Antidepressivadosis entspricht, allerdings unter den kontrollierten Bedingungen einer klinischen Prüfung unterdosiert erscheint. Eine ähnliche Vergleichsstudie mit ebenfalls Hinweisen auf gleiche Wirksamkeit wurde von Vorbach et al. (1993) mit Imipramin publiziert, von Wheatley (1997) mit Amitriptylin, jeweils 75 mg/die.

Linde et al. (1996) unterzogen die meisten dieser Studien einer Metaanalyse. Hierbei konnten sie zeigen, dass bei leichten bis mittelschweren Depressionen insgesamt eine statistisch signifikante Überlegenheit der untersuchten Johanniskrautextrakten versus Placebo besteht. Während in den Placebo-Gruppen im Durchschnitt nur 22,3 % der Patienten respondierten, waren es 55,1 % in den Hypericum-Gruppen. Abbildung 2.11 zeigt die graphische Darstellung dieser Meta-Analyse.

Auf eine weitere klinische Studie soll ebenfalls detaillierter eingegangen werden (Vorbach et al., 1997), da in dieser Studie zum ersten Mal schwer depressive Patienten eingeschlossen wurden. Die Autoren untersuchten die Wirksamkeit von 1800 mg LI 160/die im Vergleich zu 150 mg Imipramin/die bei schweren, rezidivierenden Depressionen nach ICD-10 (F= 32.2). In den meisten der ver-

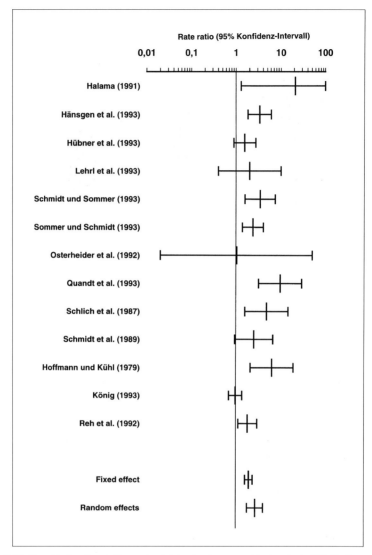

Abb. 2.11 Graphische Darstellung der Meta-Analyse von Linde et al. (1996). Dargestellt ist die „Rate ratio", die einen Vergleich der Responder-Quoten repräsentiert. Ist diese „ratio" größer als 1 (dieser Wert ist durch den vertikalen Strich markiert), ist in der jeweiligen Studie Johanniskraut besser wirksam als Placebo. Dieser Unterschied ist statistisch signifikant, also wahrscheinlich nicht zufällig, wenn das Konfidenzintervall (horizontale Striche um die jeweilige „rate ratio") den Wert „1" nicht tangiert. Also z. B. Halama (1991) für Johanniskraut positive Untersuchung, Hübner et al. (1993) nicht positiv. Die unten aufgeführten „fixed" und „random effects" sind statistische Maßzahlen, die die gemessenen Effekte der Einzelstudien unter methodischen Wichtungen „aufsummieren". Sie zeigen, dass insgesamt Johanniskraut Placebo statistisch signifikant überlegen ist

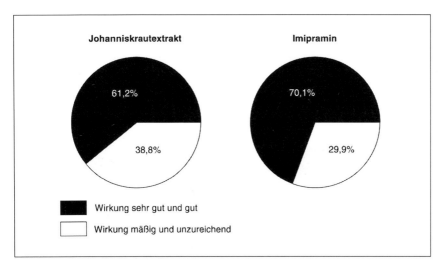

Abb. 2.12 Globale Wirkeinschätzung durch den Arzt am Ende der Therapie (nach Vorbach et al., 1997)

wandten Wirksamkeitsparametern wurden Hinweise für Gleichwirksamkeit der beiden Behandlungen gefunden, allerdings war das TZA teilweise dem Phytopharmakon auch bezüglich der antidepressiven Wirksamkeit überlegen (Abb. 2.12). Hier – wie bei allen Vergleichen gegen synthetische Antidepressiva – war das Phytopharmakon wesentlich besser verträglich.

Besonders interessant erscheint die Studie von Laakmann et al. (1998). Hier wurde ein hyperforinreicher Extrakt (WS 5572) mit einem hyperforinarmen Extrakt (WS 5573) und Placebo verglichen. Der hyperforinreiche Extrakt war eindeutig am wirksamsten, was auf die wirksamkeitsbestimmende Bedeutung des Hyperforins hinweist (Abb. 2.13).

Einschränkend und kritisch bleibt anzumerken, dass bisher zu geriatrischen Patienten und Patienten mit häufig vorkommenden internistischen Koerkrankungen keine Daten aus kontrollierten Untersuchungen vorliegen, auch Langzeitwirksamkeitsstudien fehlen.

Ebenfalls liegen keine Dosisfindungsstudien vor. Daher kann die Frage, ob höhere Dosierungen wirksamer sind oder ob niedrigere Dosierungen nicht auch über eine ausreichende Wirksamkeit verfügen, nicht beantwortet werden.

Was die Verträglichkeit betrifft, so waren in den kontrollierten Untersuchungen insgesamt wenige Nebenwirkungsnennungen zu verzeichnen. Bei den Vergleichsuntersuchungen war das jeweilige Johanniskrautpräparat den synthetischen Antidepressiva in Bezug auf die Nebenwirkungsnennungen deutlich überlegen. Aus Anwendungsbeobachtungen kann ebenfalls geschlossen wer-

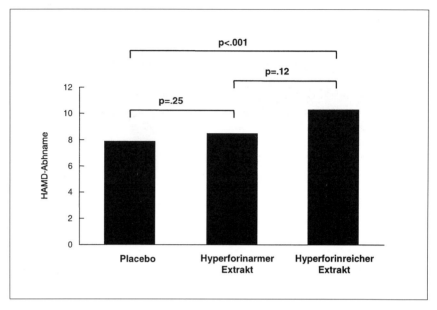

Abb. 2.13 Dargestellt ist die Abnahme der depressiven Symptomatik, gemessen mit der HAMD, im Verlauf der Studie. Der hyperforinreiche Extrakt zeigt eine deutlicher ausgeprägte Reduktion der HAMD als Placebo und als der hyperforinarme Extrakt (nach Laakmann et al., 1998)

den, dass die Präparate gut verträglich sind: In einer großen Anwendungsbeobachtung (Woelk et al., 1993) traten insgesamt nur bei 2,43 % der mit Johanniskraut behandelten Patienten Nebenwirkungen auf, hier waren gastrointestinale Beschwerden und allergische Reaktionen führend.

Immer wieder wird die Phototoxizität der Johanniskrauttrockenextrakte diskutiert, allerdings liegen beim Menschen bisher keine Erfahrungsberichte über phototoxische Reaktionen vor (Stock und Hölzl, 1991). Somit ist von einem klinisch relevanten Risiko nicht auszugehen. Trotzdem sollten die mit Johanniskrautpräparaten behandelten Patienten vor extremer Sonnenexposition gewarnt werden.

Wechselwirkungen wurden bisher nicht systematisch untersucht, lediglich mit Alkohol wurden an gesunden Probanden mittels psychometrischer Testverfahren zwei Interaktionsstudien durchgeführt (Herberg, 1994; Schmidt et al., 1993), die keine Wechselwirkungen zeigten. Allerdings liegen aktuell Hinweise für mögliche Wirkabschwächungen von Kontrazeptiva (u. a. der sog. Minipille) und bestimmten Antibiotika sowie Virustatika vor.

Andere Indikationen

Fluoxetin. Der diagnostische Begriff **Dysthymie** ist von einer erheblichen Heterogenität geprägt. Aus diesem Grund erscheint eine wertende Einordnung der bis zum jetzigen Zeitpunkt vorliegenden Untersuchungen über die Wirksamkeit der Pharmakotherapie bei dieser Erkrankung erschwert. Mit der Einführung des Diagnostic and Statistical Manual of Mental Disorders in seiner dritten Auflage (DSM-III, das maßgebliche US-amerikanische Klassifikationssystem) im Jahre 1980 wurde die Dysthymie erstmalig als Entität definiert. Dysthymie wird demgemäß als subchronischer oder chronischer depressiver Zustand (Dauer wenigstens 2 Jahre) von geringerem Schweregrad als bei einer Depression definiert.

In der Literatur besteht Übereinstimmung insoweit, als von einer hohen Morbidität der Dysthymie ausgegangen wird. Epidemiologische Studien ergaben, dass ca. 1–9 % aller Erwachsenen in westlichen Industrieländern an einer Dysthymie leiden (Angst, 1992; Ravindran et al., 1994). Diese Patienten besitzen darüber hinaus ein erhöhtes Risiko, eine zusätzliche depressive Episode zu entwickeln (genannt „double depression" s. u.), sie nehmen häufiger Gesundheitsdienste in Anspruch und zeigen Beeinträchtigungen ihrer sozialen Leistungsfähigkeit.

Ungefähr die Hälfte der Patienten erfüllt gleichzeitig die Kriterien der depressiven Episode, dies wird als „Doppeldepression" (double depression) bezeichnet. Studien an diesen Patienten haben gezeigt, dass sich von ihnen nach 2 Jahren weniger als 50 % von der zugrunde liegenden Dysthymie erholt hatten, während die depressive Episode in der Regel abgeklungen war. Abbildung 2.14 zeigt dies exemplarisch.

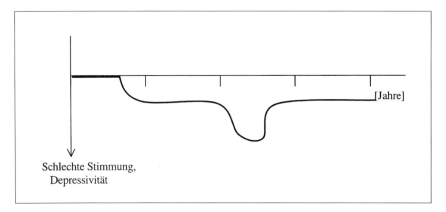

Abb. 2.14 Double depression: schematische Darstellung einer jahrelang bestehenden Dysthymie, bei der sich zusätzlich, zeitlich aber scharf abgegrenzt, eine depressive Episode mit schwer ausgeprägten depressiven Symptomen entwickelte

Dysthymie wird unterdiagnostiziert und nur selten behandelt, obwohl bereits 1980 Akiskal et al. zeigen konnten, dass bestimmte Patienten mit chronisch-neurotischen Depressionen auf Pharmakotherapie (in diesem Falle TZA) gut ansprechen. Auch einige SSRI wurden für diese Indikation untersucht, zu Citalopram und Fluvoxamin liegen jedoch meines Wissens noch keine Daten vor.

Die ersten, offenen Untersuchungen, die einen therapeutischen Effekt eines SSRI bei der Dysthymie nachweisen konnten, wurden mit Fluoxetin durchgeführt, wobei eine Responderrate von etwa 70% erreicht wurde (Rosenthal et al., 1992; Lapierre et al., 1994; Ravindran et al., 1994). Eine ähnliche Erfolgsrate wurde auch bei älteren Patienten mit dieser Diagnose beobachtet (Nobler et al., 1996).

Obwohl die bisher aufgeführten Untersuchungen auf Grund des fehlenden Vergleiches keine eindeutigen Aussagen bezüglich der Wirksamkeit der eingesetzten SSRI erlauben, zeigten die Ergebnisse jedoch, dass die Dysthymie, die bislang als refraktär bezüglich einer Pharmakotherapie galt, tatsächlich mit SSRIs erfolgreich behandelt werden konnte. Diese initialen Ergebnisse wurden sodann der Überprüfung durch kontrollierte Studien unterzogen.

In einer doppelblinden Placebo-kontrollierten Studie von Fluoxetin (n=32), bei der ausschließlich Patienten mit einer reinen Dysthymie, also ohne Symptome einer zusätzlichen depressiven Episode, eingeschlossen wurden, zeigte sich eine Ansprechrate von 62% für Fluoxetin und 18% für die Placebogruppe (Hellerstein et al., 1993). Durch weitere Untersuchungen wurden diese Befunde im Wesentlichen bestätigt (Duarte et al., 1996; Delalleau et al., 1994; Smeraldi, 1998; Dunner und Schmaling, 1994).

Mehrere offene Langzeituntersuchungen (Rosenthal et al., 1992; Hellerstein et al., 1994; 1996) erbrachten Hinweise für eine gute Langzeitwirksamkeit von Fluoxetin bei dysthymen Patienten. Alle diese Arbeiten verfügten jedoch nur über geringe Fallzahlen und sind offen, somit erlauben sie keine eindeutige Wirksamkeitsbeurteilung. Eine vor kurzem erschienene Arbeit war nicht mit diesen Nachteilen behaftet. Vanelle et al. (1997) berichteten über eine umfangreiche Placebo-kontrollierte Studie von Fluoxetin bei Patienten mit Dysthymie (n=140). Entsprechend dem Studienaufbau wurde bei den Nonrespondern nach 3 Monaten die Fluoxetindosierung um weitere 20 mg erhöht. Nach 3 Monaten Behandlung mit Fluoxetin respondierten (= Abnahme der HAMD>50%) 58% der Patienten im Vergleich zu 36% unter Placebo. Nach 6 Monaten, bei nun geringeren Fallzahlen (n=55), ergaben sich 79% für Fluoxetin und 69% für Placebo. Bei allen Patienten, die sich initial unter Fluoxetin verbessert hatten, hielt dieser Effekt an, darüber hinaus respondierten weitere 50% nach Erhöhung der Fluoxetindosierung. Diese Ergebnisse weisen auf einen therapeutischen Nutzen einer Gabe von SSRI über einen Zeitraum von 6 Monaten und auch einer eventuellen weiteren Dosiserhöhung hin, belegen aber gleichzeitig eine hohe Placebo-Responderrate.

Die Befunde zur Wirksamkeit von Fluoxetin bei der Dysthymie wurden ausführlich dargestellt, da es sich bei der Dysthymie um eine die Lebensqualität zwar deutlich einschränkende und sehr häufige Erkrankung handelt, die Symptome als solche sind jedoch nicht beeindruckend, sie entstehen schleichend, von vielen wird der Krankheitscharakter nicht erkannt. Es handelt sich um eine Störung, die oft auch den „subthreshold psychiatric disorders" zugeordnet wird, die an der Grenze zu psychischen Alltagsbeschwerden stehend aufgefasst werden kann.

Die **Zwangsstörung** ist charakterisiert durch Zwangsgedanken, Zwangsbefürchtungen und Zwangshandlungen. Laut Möller (1997) werden Inhalte oder Handlungen, die sich immer wieder aufdrängen, vom Kranken als irrational erkannt, aber nicht unterdrückt werden können, als Zwänge bezeichnet. Beim Versuch, diese zu unterdrücken, kommt es meist zu unerträglicher Angst und Spannung. Der Kranke fühlt sich seinen Zwängen in quälender Weise ausgeliefert, meist beanspruchen sie einen Großteil seiner Tageszeit. Häufige Zwangshandlungen sind der Waschzwang, der Zählzwang, der Kontroll- oder Ordnungszwang. Viele Zwänge und Zwangsrituale haben eine magische Bedeutung für den Erkrankten, mit einem Ritus soll etwas Schlimmes ferngehalten werden. Bei den Zwangsgedanken handelt es sich oft um aggressive, sexuelle oder obszöne Gedanken, die Schuldgefühle auslösen können. Stark ausgeprägte Zwangssymptomatik kann zu schweren sozialen Konsequenzen führen bis hin zur Arbeitsunfähigkeit und zu weitgehendem sozialem Rückzug.

Die pharmakologische, z. T. auch psychotherapeutische Behandlung der Zwangsstörung wurde lange Zeit sehr pessimistisch betrachtet. Allerdings berichtete bereits 1966 Lopez-Ibor über positive Erfahrungen mit Clomipramin. Zahlreiche kontrollierte Studien belegen die Überlegenheit von Clomipramin über Placebo, Amitriptylin, Nortriptylin und Imipramin (siehe Kapfhammer und Laakmann, 1993), wobei eindeutig gezeigt werden konnte, dass die Wirksamkeit auf die Zwangsphänomene nicht in erster Linie von der antidepressiven Wirkung dieser Substanz abhängt, sondern sich die Zwangssymptome als solche bessern. Somit stellt Clomipramin das Therapeutikum der ersten Wahl bei Zwangsstörungen dar.

Die überlegene Wirksamkeit des vorwiegend die Sertoninwiederaufnahme hemmenden TZA Clomipramin im Vergleich zu Antidepressiva mit einem anderen Profil der Wiederaufnahmehemmung hat dazu geführt, dass SSRI in dieser Indikation ebenfalls untersucht wurden. Die Studien mit Fluoxetin sind in Tabelle 2.6 wiedergegeben.

Angsterkrankungen umfassen im Wesentlichen die **Panikstörungen** mit und ohne Agoraphobie, soziale und spezifische (isolierte) Phobien sowie die generalisierte Angsterkrankung. Diese Störungen wurden erst seit den 80er Jahren als eigenständige Krankheitsbilder abgegrenzt und sind seit der Einführung der

Tab. 2.6 Übersicht über kontrollierte Therapiestudien mit Fluoxetin bei Zwangsstörungen

Literatur	Patientenzahl	Therapiedauer	Tagesdosis (mg)	Vergleich (Dosis in mg)	Ergebnis
Pigott et al. (1990)	11	10 W	20–80	CLOMI (50–250)	FLUO=CLOMI
Montgomery et al. (1993)	217	8 W	20, 40, 60	Placebo	60≥40≥20=P 60, 40, 20>P
Tollefson et al. (1994)	266	13 W	20, 40, 60	Placebo	60≥40≥20>P

CLOMI = Clomipramin, FLUO = Fluoxetin, P = Placebo, W = Wochen

10. Revision der „International Classification of Diseases" (ICD-10) international verbindlich definiert. Nicht zuletzt durch diese Abgrenzung setzte eine breite Therapieforschung zu psychopharmakologischen und -therapeutischen Behandlungsmöglichkeiten ein.

Die am besten untersuchte medikamentöse Therapie der Panikstörung stellen Benzodiazepine dar, wobei die Wirksamkeit von Alprazolam (Dosis 2–6 mg/die, Maximaldosierung 10 mg/die) am umfangreichsten dokumentiert wurde (z. B. Noyes et al., 1988; Cross-national collaborative panic study, 1992).

Von den Antidepressiva ist Imipramin am besten untersucht (z. B. Klein und Fink, 1962; Sheehan et al., 1980). Die Wirkung von Antidepressiva tritt – im Gegensatz zu den Benzodiazepinen – mit einer Latenz von mehreren Wochen ein.

Sehr wichtig für die Bedeutung der Beeinflussung des serotonergen Systems bei der Behandlung der Panikstörung war die Arbeit von Cassano et al. (1988). Diese Arbeitsgruppe setzte nicht nur Imipramin, das die Wiederaufnahme sowohl von Noradrenalin und Serotonin hemmt, ein, sondern auch das relativ spezifisch die Serotonin-Wiederaufnahme hemmende TZA Clomipramin. Interessanterweise setzte die Wirkung von Clomipramin früher als jene von Imipramin ein. Somit war die seit Klein und Fink (1962) dominierende Theorie einer noradrenergeren Überfunktion bei Panikstörungen in Frage gestellt.

Der klinische Effekt der SSRIs wird von einigen Autoren (Gorman et al., 1987; Kahn et al., 1988) biphasisch beschrieben: Zunächst waren die Patienten unruhiger, aber nach 2 bis 3 Wochen, wenn die applizierte Dosis nicht zu hoch ist, setzte eine langsame Besserung ein. Das erste Stadium käme demnach durch die Stimulation hypersensitiver postsynaptischer Serotonin-Rezeptoren zustande, das zweite Stadium durch die kompensatorische Down-Regulation der postsynaptischen Serotonin-Rezeptoren, resultierend aus der chronischen Stimulation durch die erhöhte Serotonin-Konzentration im synaptischen Spalt.

Während für Fluvoxamin, Sertralin, Paroxetin und Citalopram Placebo-kontrollierte Wirksamkeitsstudien mit eindeutig positiven Effekten für die genannten

SSRI vorliegen (für einen Überblick, siehe Volz und Möller, 1998), existieren für Fluoxetin nur offene Untersuchungen, die allerdings nahelegen, dass auch dieser SSRI gut wirksam gegen die Panikstörung ist.

Wie de Zwaan et al. (1996) ausführen, werden sowohl in der ICD-10 als auch im DSM-IV vorrangig zwei Essstörungen definiert: **Anorexia nervosa** und **Bulimia nervosa**. Die Erkrankungen gelten als gemeinsame Endstrecke kongruierender biologischer, psychologischer, psychosozialer und soziokultureller Einflüsse. Bei der Behandlung dieser Störungen haben sich vor allem psychotherapeutische Verfahren (besonders die kognitive Verhaltenstherapie und interpersonelle Psychotherapie) als wirksam erwiesen. Antidepressive medikamentöse Therapie gilt als Therapie zweiter Wahl, hat aber bei genauer Indikationsstellung einen festen Platz in der Therapie vor allem der Bulimie.

Eine Reihe von Untersuchungen über die Wirksamkeit von Antidepressiva in der Behandlung der **Bulimia nervosa** liegen vor. Boyer und Feighner (1994) unterzogen alle bis zu diesem Zeitpunkt publizierten Studien, die mit einem Parallel-Gruppen-Design durchgeführt wurden, einer Meta-Analyse. 13 Studien mit insgesamt 936 eingeschlossenen Patientinnen wurden untersucht. Die verwendeten Antidepressiva waren: Imipramin, Amitriptylin, Desipramin, Trazodon, Phenelzin, Isocarboxazid, Bupropion und Fluoxetin. Die Wirkungsstärken der einzelnen Antidepressiva unterschieden sich nicht signifikant voneinander (SSRI versus TZA, TZA versus Monoaminoxidase-Hemmer, serotonerge versus noradrenerge Antidepressiva). Die Antidepressiva insgesamt waren Placebo sowohl in Bezug auf Fressattacken als auch Erbrechen statistisch signifikant überlegen. Es ergab sich des weiteren ein hoch signifikanter Einfluss der Dosis der Antidepressiva global, aber nur in Bezug auf Fressattacken, nicht in Bezug auf Erbrechen. Ungefähr zwei Drittel der empfohlenen Höchstdosis schienen für eine Reduktion der Fressattacken notwendig.

Fluoxetin wurde von allen SSRI in dieser Indikation am besten untersucht. Die „Fluoxetine Bulimia Nervosa Study Group" schloss in einer 1992 veröffentlichten 8-Wochen-Studie insgesamt 387 ambulante Patienten ein, die entweder 20 oder 40 mg Fluoxetin/die oder Placebo erhielten. Die höhere Fluoxetin-Dosis war statistisch signifikant besser wirksam in Bezug auf Fressattacken und Erbrechen, für die 20 mg-Dosis ergaben sich nur tendenziell bessere Wirkeffekte als unter Placebo. In den mit Fluoxetin-behandelten Patienten traten mehr Nebenwirkungen auf, die aber im Allgemeinen höchstens mäßig ausgeprägt waren; es gab keine statistisch unterschiedlichen Abbruchraten wegen Nebenwirkungen in den drei Gruppen.

Auch in der kontrollierten Untersuchung von Fichter et al. (1991), in der 40 stationäre Patienten über 5 Wochen mit 60 mg Fluoxetin/die oder Placebo behandelt wurden, konnte eine gute Wirksamkeit des SSRI vor allem auf die Häufigkeit von Fressattacken bestätigt werden.

Goldstein und Wilson (1994) untersuchten, ob die Wirksamkeit von Fluoxetin bei bulimischen Patienten vom Depressionsschweregrad zu Beginn der Behandlung abhängt. In einer retrospektiven Analyse wurde die Wirksamkeit für den adjustierten Depressions-Ausgangsschweregrad geprüft und interessanterweise gefunden, dass Fluoxetin auf die bulimischen Beschwerden umso besser wirkt, je weniger depressiv die Patienten waren.

Bisher existieren nur wenige Befunde über die Wirksamkeit von SSRIs bei der **Anorexia nervosa**. Im Gegenteil, der Gewichtsverlust, der häufig mit der SSRI-Therapie einhergeht, scheint diese Substanzgruppe als nicht indiziert bei diesem Störungsbild erscheinen zu lassen. Dennoch weisen zwei Kasuistik-Sammlungen (Gwirtsman et al., 1990; Kaye et al., 1991) auf einen möglicherweise positiven Effekt von Fluoxetin hin. Der Erfolg scheint nicht vom initialen Depressionsschweregrad abzuhängen.

In den letzten Jahren erfährt das Krankheitsbild der **sozialen Phobie** ein deutlich stärkeres Interesse. Laut Boerner und Möller (1996) dürfte dies unter anderem damit zusammenhängen, dass die epidemiologische Relevanz dieser Störung zunehmend erkannt wird. So konnte in einer Studie von Kessler et al. (1994) für die USA eine Lebenszeitprävalenz von 13,3 % gezeigt werden, während frühere Studien (z. B. Agras et al., 1969) noch von 1–2 % ausgingen. Die Störung geht häufig mit anderen psychiatrischen Erkrankungen einher und weist in der Regel einen chronischen Verlauf bei frühem Beginn, zum Teil schon im Kindesalter, auf (z. B. Wittchen et al., 1993).

Das klinische Bild ist durch die „Furcht vor prüfender Betrachtung durch andere Menschen in verhältnismäßig kleinen Gruppen" geprägt (ICD-10). Solche sozialen Situationen, etwa bei Vorträgen, Parties, beruflichen Anlässen, Telefonieren unter Beobachtung, werden schließlich vermieden. Dies kann zu gravierend schlechterer Ausbildung und mangelndem beruflichem Erfolg führen, auch die Partnerwahl wird durch diese Störung beeinflusst. Die Befürchtungen in sozialen Situationen können sich auch in vegetativen Begleitsymptomen wie Erröten, Händezittern, Übelkeit oder Drang zum Wasserlassen äußern. Das Selbstwertgefühl ist in der Regel vermindert.

Die am besten untersuchte Substanz in diesem Indikationsgebiet ist der Monoaminoxidase-Hemmer Moclobemid, der auch als einzige Substanz in Deutschland eine Zulassung für diese Indikation besitzt.

Auch zu den SSRIs liegen eine Reihe positiver Erfahrungen bei der Behandlung der sozialen Phobie vor, wenngleich nur wenige kontrollierte klinische Studien publiziert sind. Das SSRI Paroxetin hat bereits die Zulassung zur Pharmakotherapie der sozialen Phobie in Deutschland erhalten. Zu Fluoxetin liegen die in Tabelle 2.7 zusammengefassten Befunde vor.

Obwohl keine kontrollierten Studienergebnisse, wie etwa mit Paroxetin vorliegen, ist, da die SSRIs ingesamt denselben Wirkmechanismus besitzen, von einer Wirkung von Fluoxetin auch bei diesem häufigen Krankheitsbild auszugehen.

Tab. 2.7 Fluoxetin bei sozialer Phobie

Literatur (Erstautor)	Dosis (mg/die)	Design	Wirksamkeit	Verträglichkeit	Bemerkungen
Deltitio (1989)	20	offen, n=2	+	(+)	Fallberichte „vermeidende Persönlichkeitsstörung"
Sternbach (1990)	20–40	offen, n=2	+	+	Fallberichte
Black (1992)	20–80	offen, n=4	+	–	Fallberichte
Schneier (1992)	5–20	offen, n=12	+	(+)	Fallberichte
van Ameringen (1993)	20–60	offen, n=16	+	–	ausgeprägte Komorbidität (z. B. majore Depression oder Dysthymie)
Berk (1995)	20	offen, n=2	+	(+)	Fallberichte

Van Praag et al. (1987) schlugen vor, dass die mit der **Alkoholabhängigkeit** in Zusammenhang stehende Impulskontrollstörung durch einen Serotonin-Mangel ausgelöst sein könnte. Diese Hypothese wird durch Befunde von Boismare et al. (1987) und Bailley et al. (1993) gestützt, die eine gesteigerte Thrombozytenaffinität für die Serotoninbindung bei Alkoholabhängigen nach dreiwöchiger Abstinenz und eine signifikant erniedrigte Serotoninkonzentration in Thrombozyten von Alkoholabhängigen im Vergleich zu Kontrollen fanden. Nach Bailey et al. (1993) scheint Alkohol einen biphasischen Effekt auf die serotonerge Transmission auszuüben: Akute Alkoholaufnahme führt zu Serotonin-Freisetzung, kontinuierliche Alkoholaufnahme aber schließlich zu einer „Erschöpfung" des serotonergen Systems und damit zu einer verminderten serotonergen Transmission. LeJoyeux (1996) hat diesen Effekt mit der Wirkung von Reserpin auf die adrenergen Vesikel verglichen. Der zuletzt genannte Effekt kann die häufig bei Alkoholkranken gefundene verminderte Serotoninkonzentration im Thrombozyten erklären. Diese Befunde legten nahe, die Wirksamkeit der SSRI auf die Alkoholeinnahme zu untersuchen.

Neben dem SSRI Citalopram wurde Fluoxetin in dieser Indikation am häufigsten untersucht (s. Tab. 2.8).

Zusammenfassend liegen somit erste, noch nicht ausreichende Daten vor, die darauf hindeuten, dass SSRIs (besonders Citalopram und Fluoxetin) bei der Behandlung von Alkoholabhängigen, die eine eher mäßige tägliche Trinkmenge aufweisen, eine gewisse Wirksamkeit zeigen. Allerdings besteht der Effekt nur in einer Verringerung der Alkoholaufnahme, Abstinenz wird keinesfalls erreicht. Bisher ist es nicht gelungen, Prädiktoren für ein gutes Ansprechen zu finden, mit Ausnahme der Patientencompliance: Diejenigen Patienten, die zuverlässig ihre Medikation einnehmen, besitzen die ausgeprägtesten positiven Effekte.

Tab. 2.8 Übersicht der bisher publizierten, doppelblinden Studien zur therapeutischen Wirkung einer Fluoxetin-Gabe bei Alkoholabhängigen

Literatur (Erstautor)	n	Design	Tagesdosis	Ergebnis
Naranjo (1990)	29	DB, PK Dauer: 6 W	40, 60 mg	60 mg > P
Naranjo (1994)	12	DB, PK Dauer: 5 W	60 mg	60 mg > P
Kranzler (1995)	101	DB, PK Dauer: 12 W	20–60 mg+PT P+PT	20–60 mg+PT = P+PT
Kabel (1996)	28	DB, PK Dauer: 15 W	60 mg	60 mg=P
Janiri (1996)	?	DB, PK Dauer: 8 W	20 mg	20 mg ≥ P

DB = doppelblind, P = Placebo, PK = Placebo-kontrolliert, PT = Psychotherapie, W = Wochen

Zur Frage der **Komorbidität mit Depression** wurde nur Fluoxetin in einer Placebo-kontrollierten Studie bei Alkoholabhängigen, die gleichzeitig die Kriterien einer deutlich ausgebildeten depressiven Episode erfüllten, untersucht (Cornelius et al., 1997). In diese Untersuchung wurden insgesamt 51 Patienten eingeschlossen und für zwölf Wochen entweder mit 20 bis 40 mg Fluoxetin/die oder Placebo behandelt. Sowohl bezüglich der depressiven Symptomatik als auch der täglich aufgenommenen Alkoholmenge war Fluoxetin Placebo statistisch signifikant überlegen.

Das **prämenstruelle Syndrom** (PMS) weist eine hohe Prävalenz auf. Ungefähr 80 % der Frauen im gebärfähigen Alter berichten über mindestens ein körperliches oder psychisches Symptom während der späten Lutealphase (Halbreich et al., 1982). Die meisten Frauen fühlen sich hierdurch nicht beeinträchtigt. 3 bis 8 % der Frauen leiden allerdings unter dem so genannten dysphorischen PMS, das zu so ausgeprägten psychischen Symptomen führen kann, dass eine Behandlung indiziert ist (Halbreich, 1997). Die Ätiologie dieses Syndroms ist nicht geklärt, hormonelle und ZNS-Neurotransmitterstörungen werden angenommen. Auf diese beiden gestörten Funktionen zielt die pharmakologische Behandlung: Zum einen werden Ovulationshemmer eingesetzt, zum anderen Psychopharmaka, meist Anxiolytika oder Benzodiazepine. Die Psychopharmakabehandlung gewinnt immer mehr an Bedeutung, da die Herbeiführung einer „künstlichen Menopause" mit Ovulationshemmern bei PMS sowohl bei den Patientinnen als auch bei den Ärzten auf zunehmende Kritik stößt.

Da eine Reihe von Hinweisen auf eine gestörte serotonerge Transmission bei PMS existieren (z. B. Halbreich und Tworek, 1993), erscheint es konsequent, dass mit der zunehmenden Kenntnis des Wirkspektrums der SSRI auch ihre Wirksamkeit bei PMS untersucht wurde.

Zu Fluoxetin, Fluvoxamin, Paroxetin und Sertralin liegen klinische Untersuchungen vor, wobei Fluoxetin am häufigsten untersucht wurde.

Neben einer offenen Studie (Elks, 1993) und mehreren kleinen, Placebo-kontrollierten Untersuchungen zumeist mit cross-over Design (Stone et al., 1990; Wood et al., 1992; Menkes et al., 1993; Ozeren et al., 1997; Su et al., 1997) berichteten Steiner et al. (1995) über eine große Placebo-kontrollierte Untersuchung mit Fluoxetin. Diese Studie bestand aus einer einfach-blinden Placebo-wash-out-Periode (2 Menstruationszyklen), danach erfolgte eine randomisierte, doppelblinde Behandlungsperiode über 6 Menstruationszyklen, während derer die Patientinnen entweder Placebo oder 20 bzw. 60 mg/die Fluoxetin erhielten. Die primäre Messgröße für die Wirksamkeit bestand aus einer visuellen Analogskala, die Spannung, Reizbarkeit und Dysphorie während der späten Phase des Zyklus erfasste. Von den insgesamt 405 eingeschlossenen Frauen konnten 313 in den zweiten Studienabschnitt überführt werden, 180 durchliefen die gesamte Untersuchung. Beide aktive Behandlungsgruppen waren Placebo hochsignifikant überlegen (s. Abb. 2.15). Unter der 60 mg Tagesdosis traten deutlich mehr Nebenwirkungen als unter 20 mg auf.

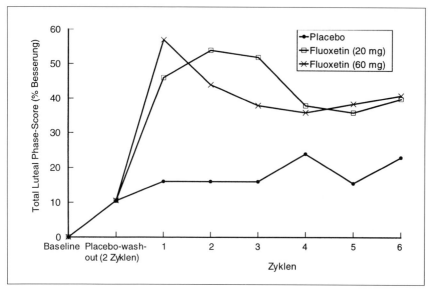

Abb. 2.15 Prozentuale Besserung des „Total Luteal Phase-Score" während der doppelblinden Behandlungsperiode; Placebo vs. Fluoxetin 20 mg vs. Fluoxetin 60 mg (nach Steiner et al., 1995)

In einer weiteren Studie (Pearlstein und Stone, 1994) wurde die Langzeitwirksamkeit von Fluoxetin untersucht. 64 Frauen, die mit 20 oder 40 mg Fluoxetin/die (nach klinischer Symptomatik titriert) behandelt wurden, durchliefen eine mittlere Beobachtungszeit von 18,6 Monaten. Fluoxetin erwies sich als sehr gut wirksam.

Antidepressiva sind bei **chronischen Schmerzerkrankungen** unterschiedlicher Genese analgetisch wirksam. So fanden Onghena und Van Houdenhove (1992) in einer Metaanalyse von 39 kontrollierten Studien bei 1740 Patienten zur Überprüfung des analgetischen Effektes verschiedener Antidepressiva bei chronischen, nichttumorbedingten Schmerzen eine signifikant der Placebobehandlung überlegene, analgetische Wirksamkeit der untersuchten Antidepressiva.

Der Nachweis einer Verstärkung chronischer Schmerzen durch depressive Symptome und Depression (Gamsa, 1994 a, b) führte zu der Hypothese, dass Antidepressiva indirekt über ihre stimmungsaufhellende Wirkung chronische Schmerzen bessern. Bei den verschiedenen Schmerzsyndromen sind depressive Symptome zwar gehäuft anzutreffen, eine Depression (major depression nach DSM-III-R) findet sich jedoch nicht häufiger als im Bevölkerungsdurchschnitt (van Schayck und Kastrup, 1997). Der analgetische Effekt der Antidepressiva war in der Metaanalyse von Onghena und Van Houdenhove (1992) unabhängig vom Vorhandensein einer Depression, vom antidepressiven Effekt der Substanzen, von der sedierenden Nebenwirkung und von einer organischen versus psychogenen Genese der Schmerzerkrankung. Der analgetische Effekt war zudem bereits bei Dosierungen deutlich unterhalb der antidepressiv wirksamen Dosis ausgeprägt. Diese Befunde sprechen dafür, dass der primäre und spezifische analgetische Effekt der Antidepressiva über eine Aktivierung der deszendierenden Schmerzinhibition vermittelt wird (Feinmann, 1985).

Wenngleich der Eindruck vorherrscht, dass TZA mit einem „gemischten" Wirkprofil, also mit Serotonin- und Noradrenalin-Wiederaufnahme-hemmender Wirkung, „reinen" serotonergen Substanzen überlegen sind, finden sich für alle SSRI kontrollierte Studien, die deren Placebo gegenüber überlegene Wirksamkeit bei der Behandlung chronischer Schmerzsyndrome eindeutig belegen (s. Tab. 2.9 für die Untersuchungen mit Fluoxetin).

So untersuchten Saper et al. (1994) in einer randomisierten, doppelblinden, Placebo-kontrollierten Studie die Wirksamkeit von Fluoxetin bei 64 Patienten mit chronischen Spannungskopfschmerzen und bei 58 Patienten mit Migräne. Sie fanden ein positives Ergebnis mit signifikanter Stimmungsaufhellung und mäßiger Minderung der Kopfschmerzhäufigkeit. In einer randomisierten, Placebo-kontrollierten Studie bei 84 Patienten mit diabetischer Neuropathie demonstrierten Max et al. (1992) eine von Placebo nicht signifikant abweichende Wirkung des Fluoxetin, während Amitriptylin und Desipramin signifikant analgetisch wirksam waren. Ein positiver Therapieeffekt war im Fluoxetin-Arm lediglich für depressive Patienten nachweisbar. Im Gegensatz dazu stellten Rani et

Tab. 2.9 Übersicht der klinischen Studien zur analgetischen Wirkung von SSRI bei chronischen Schmerzen

Literatur (Erstautor)	n/Design/ Studien-Dauer (Wochen)	Schmerzsyndrom	Tagesdosis der SSRI (mg)	Ergebnis
Max (1992)	92/DB, R, PK/6	diabetische Neuropathie	40	– (bei Depression: +)
Saper (1994)	122/DB, R, PK/14	chronischer Spannungskopfschmerz, Migräne	20–40	+ (Kopfschmerz-Frequenz)
Wolfe (1994)	42/DB, R, PK/6	Fibromyalgie	20	+ (Depression, Schlafstörung)
Goldenberg (1996)	19/DB, PK, CO/24	Fibromyalgie	20	+ (Schmerz, Wohlbefinden, Schlafstörung)
Rani (1996)	59/DB, R, PK/4	rheumatischer Schmerz	20	+ > AMI

CO = cross-over, DB = doppelblind, R = randomisiert, PK = Placebo-kontrolliert, PBP = Placebo-Baseline-Phase, AMI = Amitriptylin, + = positive Wirkung, – = keine Wirkung

al. (1996) bei Patienten mit chronisch rheumatischen Schmerzen eine gegenüber Placebo und gegenüber niedrig dosiertem Amitriptylin (25 mg/Tag) positive Wirkung von Fluoxetin fest. Die Kombination von Cyclobenzaprin und Fluoxetin (20 mg/Tag) war bei 21 Patienten mit Fibromyalgie der alleinigen Cyclobenzaprin-Therapie überlegen (Cantini et al., 1994), während bei 23 Fibromyalgie-Patienten einer offenen Studie unter Fluoxetin lediglich eine Besserung der Schlafstörung, jedoch keine Minderung der Schmerzstärke zu erzielen war (Cortet et al., 1992). Auch Wolfe et al. (1994) zeigten bei 42 Patienten mit Fibromyalgie eine signifikante Besserung der Depressionsskalen und der Schlafstörung unter Fluoxetin im Vergleich zu Placebo. Schließlich war die Minderung der Schmerzstärke und der Schlafstörung bei Steigerung des Wohlbefindens in einer Placebo-kontrollierten Studie von Goldenberg et al. (1996) an 19 Fibromyalgie-Patienten sogar mit der Amitriptylin-Wirkung vergleichbar.

Somit kann zusammenfassend davon ausgegangen werden, dass die meisten Untersuchungen der analgetischen Potenz der SSRI zu Fluoxetin vorliegen, wobei die Indikationen primäre Kopfschmerzerkrankungen, rheumatische Schmerzen einschließlich Fibromyalgie und diabetischer Neuropathie untersucht wurden.

Die SSRI besitzen – wie die meisten Psychopharmaka – keine Zulassung für **kinder- und jugendpsychiatrische Indikationen.** Dies liegt in erster Linie daran, dass kaum Daten aus kontrollierten klinischen Studien vorliegen. Von den Herstellern wird zudem für die Zulassung nicht verlangt, dass sie Daten zur Wirksamkeit und Verträglichkeit bei der Anwendung an jüngeren Patienten gesondert nachweisen. Gleichwohl gibt es Interesse am Einsatz der SSRI in diesem Alterssegment, basierend auf der besseren Verträglichkeit dieser Substanzklasse im Vergleich zu den TZA. Die nachfolgende, indikationsbezogene kurze Darstellung stützt sich im Wesentlichen auf eine kürzlich veröffentlichte Übersichtsarbeit (DeVane und Sallee, 1996), die alle publizierten Befunde von 1986 bis 1996 zusammenfasst.

Zu **Depression** wurden eine Placebo-kontrollierte, doppelblinde Untersuchung (Simeon et al., 1990) und zwei offene Studien (Boulos et al., 1992; Apter et al., 1994) publiziert. In der doppelblinden Untersuchung wurden 32 Patienten im Alter von 13–18 Jahren entweder mit Fluoxetin (40–60 mg/die) oder Placebo für 8 Wochen behandelt. Die Fluoxetin-Gruppe besserte sich deutlicher als die Placebo-Gruppe, allerdings konnten keine statistisch signifikanten Unterschiede gezeigt werden. Ein ebenfalls positiver Effekt von Fluoxetin wurde in einer offenen Studie gesehen (Boulos et al., 1992), während sich Fluvoxamin – ebenfalls im offenen Design untersucht – nicht als wirksam erwies (Apter et al., 1994).

Bisher wurde nur eine kontrollierte Untersuchung mit SSRIs bei jugendlichen Patienten mit einer **Zwangsstörung** veröffentlicht (Riddle et al., 1992). Hierbei wurde die Wirksamkeit von 20 mg Fluoxetin/die mit jener von Placebo über 20 Wochen verglichen, nach 8 Wochen wurde ein Cross-over durchgeführt. Die Scores der Yale-Brown Obsessive Compulsive Scale (Y-BOCS, Skala zur Erfassung der Zwangssymptomatik) besserten sich unter Fluoxetin um 44 %, unter Placebo um lediglich 27 %, waren aber – am wahrscheinlichsten wegen der niedrigen eingeschlossenen Zahl an Patienten – nicht statistisch signifikant unterschiedlich. Für Fluvoxamin liegen Wirksamkeitshinweise in dieser Indikation aus einer offenen Studie vor.

Zum **Gilles-de-la-Tourette-Syndrom** wurde eine Placebo-kontrollierte Untersuchung von Kurlan et al. (1993) mit Fluoxetin durchgeführt. Obwohl kein statistisch signifikanter Wirkvorteil zugunsten des SSRIs gefunden wurde, besserten sich Tic-Symptome, Aufmerksamkeitsstörungen und soziale Anpassungsdefizite unter Fluoxetin deutlicher als unter Placebo. In einer offenen Studie (Como und Kurlan, 1991) mit derselben Substanz waren deutliche Besserungen aufgetreten.

Insgesamt liegen die meisten Erfahrungen zur Anwendung von SSRI in der Kinder- und Jugendpsychiatrie mit Fluoxetin vor. Bisher konnte in keinem Indikationsgebiet eine statistisch signifikante therapeutische Überlegenheit im Vergleich zu Placebo gefunden werden. Die meisten Wirksamkeitshinweise für die SSRIs existieren für die Behandlung depressiver Erkrankungen, Zwangsstörungen sowie Gilles-de-la-Tourette-Syndrom. Die Verträglichkeit der SSRI bei Gabe in diesem Alterssegment wurde im Allgemeinen als gut eingestuft, lediglich unter Fluoxetin wurde bei jugendlichen Zwangspatienten häufiger eine Aktivierung beschrieben als bei Erwachsenen.

Johanniskraut. Außer zu den genannten klinischen Untersuchungen gibt es keine systematischen, publizierten Studienergebnisse zur Effektivität von Johanniskraut-Trockenextrakten bei anderen psychiatrischen Krankheitsbildern. Insofern haben wir es mit einer vollkommen anderen Situation zu tun als bei Fluoxetin. Allerdings kann spekuliert werden, ob angesichts der hohen Verordnungszahlen von Johanniskrautpräparaten (siehe Kap. 2.2.3) vor allem in Deutschland wirklich nur depressive Episoden in engerem, psychiatrischem Sinne behandelt werden oder ob nicht auch unspezifische „psychische Symptome" zur Johanniskrautverordnung führen, von den Patienten selbst (z. T. freiverkäufliche Präparate!) sowie von Allgemeinärzten, relativ unabhängig davon, ob es sich primär um depressive Symptome, um Angstbeschwerden oder psychisch überlagerte Klagen wie etwa chronische Schmerzen oder Menstruationsbeschwerden handelt. Allerdings – wie gesagt – liegen zu all diesen Beschwerden keine systematischen Untersuchungen zur Wirksamkeit von Johanniskrautpräparaten vor.

2.2.3 Zusammenfassung des Wirkmechanismus und der Effektivitätsdaten

Wenn man die in Kapitel 2 bisher dargelegten Daten zusammenfasst, gelangt man zu der in Tabelle 2.10 dargestellten Datenlage: Fluoxetin wurde in zahlrei-

Tab. 2.10 Zusammenfassung des Wirkmechanismus und der Effektivitätsdaten von Fluoxetin und Johanniskraut

	Fluoxetin		Johanniskraut	
Wirkmechanismus	Serotonin-Wiederaufnahme-Hemmung	+++	u. a. Serotonin-Wiederaufnahme-Hemmung	(+)
Indikation	Depression	+++	Depression (leicht bis mittelgradig)	++
	Rezidivprophylaxe depressiver Störungen	++		
	Dysthymie	++		
	Zwangsstörung	++		
	Panikstörung	(+)		
	SSRI insgesamt	++		
	soziale Phobie	+		
	Bulimie	+		
	Alkoholmissbrauch/-abhängigkeit	(+)		
	Prämenstruelles	+		
	Kinder- und Jugend-Psychiatrie	+		

+++ = sehr ausgeprägt, ++ = ausgeprägt, + = vorhanden, (+) = evtl. vorhanden

chen Indikationen mit gutem Erfolg geprüft. Überspitzt formuliert kann mit dieser Substanz außer der Schizophrenie und der Demenz vom Alzheimer-Typ nahezu jede psychiatrische Erkrankung mit einigem Erfolg behandelt werden. Insbesondere im Bereich der sozialen Phobie, der Angststörungen, der Dysthymie und des prämenstruellen Syndroms verwischen sich mitunter die Grenzen zu psychischen Alltagsbeschwerden ohne Krankheitswert. Anwendungen von Johanniskraut genau in diesem Bereich werden vermutlich ebenfalls in erheblichem Umfang vorgenommen, obwohl keine wissenschaftliche Evidenz hierfür besteht.

2.2.4 Marktsituation

In den USA und den meisten westeuropäischen Ländern ist der Anteil der neuen Antidepressiva wesentlich höher als in Deutschland. Gemessen am Umsatz im Jahr 1997 war Fluoxetin mit 38 % Anteil am Umsatz nach wie vor Marktführer der Antidepressiva, gefolgt von dem SSRI Sertralin (23 %) und dem SSRI Paroxetin (18 %). Alle SSRI zusammen erzielten einen Umsatzanteil von 81 %. Bei einem Gesamtumsatz von $ 4,8 Milliarden (= 9,6 Milliarden DM) sind dies ca. $ 3,9 Milliarden (= 7,8 Milliarden DM), wovon alleine Fluoxetin $ 1,8 Milliarden (= 3,6 Milliarden DM) erzielt. Die Johanniskrautpräparate sind im Wesentlichen dort nicht verschreibungs- und erstattungsfähig und werden daher in den entsprechenden Statistiken nicht geführt.

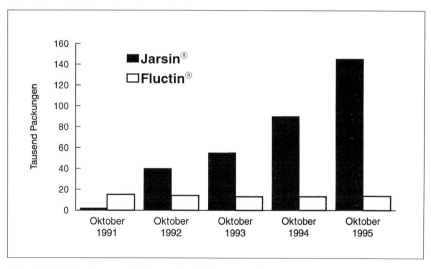

Abb. 2.16 Verkauf von Jarsin® bzw. Fluctin® in Deutschland

In Deutschland erzielen die SSRIs zusammen einen Umsatz von DM 139 Mio., d. h. der Umsatz in den USA ist ca. 80 Mal (!) so hoch. Die meistverordneten Johanniskrautpräparate erzielen einen Umsatz von DM 114 Mio., die TZA von DM 271 Mio. Interessanter gestaltet sich der Blick, wenn man Verordnungen als Maßstab nimmt: Hier erzielen die Johanniskrautpräparate eine Verordnungszahl im Jahre 1997 von 3,24 Mio., die SSRI von 740 000, das ist weniger als ein Viertel der Verordnungszahl von Johanniskrautpräparaten. Die TZA, deren Marktstellung in den USA beinahe vernachlässigbar ist, werden in Deutschland ungefähr 7,57 Mio. mal verordnet. Der absolute Marktführer im Antidepressiva-Markt in Deutschland nach Umsatz ist ein Johanniskrautextrakt, nämlich Jarsin®. Die Entwicklung im Markt seit Oktober 1991 (Markteinführung von Jarsin®) für Jarsin® und Fluctin® zeigt Abbildung 2.16.

2.3 Warum „Happy Pills"?

Aus dem bisher Erläuterten leiten sich vor allem zwei Fragen ab:

- Wie kommt es zu dem relativem Misserfolg von Fluoxetin in Deutschland bei dem sensationellen Markterfolg in den USA?
- Warum wird in Deutschland gerade Johanniskraut bevorzugt?

Diese Fragen können nicht mit definitiven Aussagen beantwortet werden, sondern nur mit einigen Gedanken.

Fluoxetin ist ein verschreibungspflichtiges Medikament – in den USA und in Deutschland. Johanniskrautpräparate können auch frei verkauft werden. Der allgemeine Eindruck ist bei Johanniskrautpräparaten, dass man bei einer Einnahme oder Verordnung nicht viel falsch machen kann, da ja überhaupt keine Nebenwirkungen, Interaktionen o. ä. drohen. Dies ist natürlich medizinisch betrachtet ein Irrglaube, dennoch sowohl bei Ärzten als auch bei Patienten weit verbreitet. Wie weiter oben bereits kurz angeführt, sind in neuester Zeit Interaktionen von Johanniskrautpräparaten mit Antibiotika, Virostatika und Kontrazeptiva berichtet worden.

Auch in einem weiteren Punkt treffen sich die Ansichten von Ärzten und Patienten: Beide lehnen sie die Behandlung psychischer Beschwerden mit „Chemie" ab. Falls schon nicht-psychotherapeutische, sondern pharmakologische Behandlung erwogen wird, dann eine „natürliche". Der Arzt ist unter Einschluss der weiter oben bereits genannten Gesichtspunkte der Auffassung, mit der Verordnung eines Johanniskrautextraktes das lästige Problem der seelischen Beschwerden „irgendwie", aber auf alle Fälle ungefährlich, gelöst zu haben. Bei chemischen Präparaten hätte er sich wesentlich mehr Mühe in der Differentialindikation und bei der Aufklärung des Patienten geben müssen. In einem solchen Umfeld ist die Gefahr groß, nicht nur psychische Symptome, für die eine Wirkung nachgewiesen ist, also leichte bis mittelschwere depressive Episoden, zu behandeln, sondern allgemeine psychische Beschwerden.

In den USA scheint dagegen keine Abneigung gegen chemische Substanzen zu bestehen, was an dem phänomenalen Erfolg von Fluoxetin auf dem dortigen Pharmamarkt abzulesen ist. Die Menschen sind darüber hinaus bereit, auch das „Selbst" mittels Chemie, mit einem Eingriff von außen, zu ändern. Unweigerlich fällt einem der Spruch „Don't worry, be happy!" ein. In Deutschland kann man sich das so nun gar nicht vorstellen, jedenfalls nicht mit Hilfe eines chemischen Präparates, allenfalls mit Hilfe der „Natur". Synthetische Psychopharmaka haben einen außerordentlich schlechten Ruf in der deutschen Bevölkerung unter Einschluss der deutschen Ärzteschaft, der im Wesentlichen auf Vorurteilen wie „Alle Psychopharmaka machen abhängig" beruht. Man muss nun wirklich polemisch fragen: Ist das Antidepressivum Johanniskraut kein Psychopharmakon? Jedenfalls ist es nicht mit dem schlechten Leumund der „richtigen", sprich „chemischen" Psychopharmaka behaftet.

Worauf ich hinaus will: Mit rationalen Erklärungsansätzen können die geschilderten Phänomene nicht erklärt werden, sie werden meiner Auffassung nach vielmehr von Mentalitätsunterschieden diesseits und jenseits des Atlantiks bestimmt. Diese Mentalitätsunterschiede scheinen mir weniger darauf zu beruhen, ob man bereit ist, „subthreshold psychiatric disorders" mit Pharmaka zu behandeln, sondern allenfalls darauf, ob die Pharmaka synthetisch sind bzw. auf pflanzlicher Basis beruhen. Der „amerikanische" Ansatz ist zumindest durch das nachgewiesene breite Wirkpotential von Fluoxetin besser abgesichert. Insofern ist die zunehmende Marktbedeutung von Johanniskraut in den USA kein Argument gegen diese Hypothese, sondern im Gegenteil: Erfahrungen, wie psychische Beschwerden modifiziert werden können, scheinen von der US-Bevölkerung vorurteilsfrei aufgenommen und in Behandlungsansätzen integriert zu werden. Wenn sich die ersten Hinweise für den serotonergen Wirkmechanismus von Johanniskraut als zutreffend erweisen, würde die USA nur die zweite, dieses Mal allerdings „natürliche" Welle serotonerger Wirkmechanismen erleben.

In Deutschland hat Johanniskraut den Markterfolg nur errungen, weil es „natürlich" und „nicht-chemisch" ist. Mit zunehmender naturwissenschaftlicher Erforschung des Wirkmechanismus, der deutliche Ähnlichkeiten zu chemisch-synthetischen Substanzen erkennen lässt, steht zu erwarten, dass auch dieser „Stern" verblasst, diese Entdeckungen könnten geradezu gefährlich für den Nimbus dieses „Naturproduktes" werden.

Literatur

Agras, S. W., Silvester, D., Olivean, D. (1969): The epidemiology of common fears and phobias. Compr. Psychiatry 10, 439–447

Akiskal, H. S., Rosenthal, T. L., Haykal, R. F., Lemmi, H., Rosenthal, R. H., Scott-Strauss, A. (1980): Characteriological depressions: Clinical and sleep EEG findings separating "subaffective dysthymias" from "character spectrum disorders". Arch. Gen. Psychiatry 37, 777–783

Anderson, I. M., Tomenson, B. M. (1994): The efficacy of selective serotonin re-uptake inhibitors in depression: a meta-analysis of studies against tricyclic antidepressants. J. Psychopharmacol. 8, 238–249

Angst, J. (1981): Verlauf unipolarer depressiver, bipolar manisch-depressiver und schizoaffektiver Erkrankungen und Psychosen. Ergebnisse einer prospektiven Studie. Fortschr. Neurol. Psychiatr. 48, 3–30

Angst, J. (1992): Epidemiological aspects of dysthymia. Presented at the Vth ECNP, Marbella, Spain

Apter, A., Ratzoni, G., King, R. A., Weizman, A., Iancu, I., Binder, M., Riddle, M. A. (1994): Fluvoxamine open-label treatment of adolescent inpatients with obsessive-compulsive disorder or depression. J. Am. Acad. Child Alolesc. Psychiatry 33, 342–348

Bailley, D., Vignan, J., Racadot, N., Beuscart, R., Servant, D., Parquet, P. J. (1993): Platelet serotonin levels in alcoholic patients: changes related to physiological and pathological factors. Psychiatry Res. 47, 57–68

Bech, P. (1989): Clinical properties of citalopram in comparison with other antidepressants: a quantitative metaanalysis. In: Montgomery, S. A. (ed.): Citalopram: the new antidepressant from Lundbeck Research. Excerpta Medica, Amsterdam, 56–68

Bech, P., Cialdella, P. (1992): Citalopram in depression – meta-analysis of intended and unintended effects. Int. Clin. Psychopharmacol. 6 (suppl. 5), 45–54

Berk, M. (1985): Fluoxetine and social phobia [Letter]. J. Clin. Psychiatry 56, 36–37

Bergmann, R., Nüßner, J., Demling, J. (1993): Behandlung leichter bis mittelschwerer Depressionen. Vergleich von Hypericum perforatum mit Amitriptylin. TW Neurolog. Psychiatr. 7, 235–240

Black, B., Uhde, T. W., Tancer, M. E. (1992): Fluoxetine for the treatment of social phobia. J. Clin. Psychopharmacol. 12, 293–295

Boerner, R. J., Möller, H.-J. (1996): Pharmakotherapie der Sozialen Phobie. Nervenheilkunde 15, 459–463

Boismare, F., Chuintre, J. P., Daoust, M., Moore, N., Saligant, C., Hillemand, B. (1987): Platelet affinity for serotonin is increased in alcoholics and former alcoholics: a biological marker for dependence? Alcohol and Alcoholism 22, 155–159

Boulos, C., Kutcher, S., Gardner, D., Young, E. (1992): An open naturalistic trial of fluoxetine in adolescents and young adults with treatment-resistant major depression. J. Child. Alodelsc. Psychopharmacol. 2, 103–111

Boyer, W., Feighner, J. P. (1994): Antidepressant dose-response relationship in bulimia. Presented at the XIX CINP Meeting, Washington, USA

Byerley, W. F., Reimherr, F. W., Wood, D. R., Grosser, B. I. (1988): Fluoxetine, a selective serotonin uptake inhibitor, for the treatment of outpatients with major depression. J. Clin. Psychopharmacol. 8, 112–115

Byrne, M. M. (1989): Meta-analysis of early phase II studies with paroxetine in hospitalized depressed patients. Acta Psychiatr. Scand. 80 (suppl. 350), 138–139

Cantini, F., Bellandi, F., Niccoli, L., Di Munno, O. (1994): Fluoxetine combined with cyclobenzaprine in the treatment of fibromyalgia. Minerva Med. 85, 97–100

Cassano, G. B., Petracca, A., Perugi, G., Nisita, C., Musetti, L., Mengali, F., McNair, D.M. (1988): Clomipramine for panic disorders. I. The first 10 weeks of a long-term comparison with imipramine. J. Aff. Dis. 14, 123–127

Cohn, J. B., Wilcox, C. (1985): A comparison of fluoxetine, imipramine, and placebo in patients with major depressive disorder. J. Clin. Psychiatry 46, 26–31

Como, P. G., Kurlan, R. (1991): An open-label trial of fluoxetine for obsessive compulsive disorder in Gilles de la Tourette's syndrome. Neurology 41, 872–874

Coppen, J. A. (1967): The biochemistry of affective disorders. Br. J. Psychiatry 113, 1237–1264

Cortet, B., Houvenagel, E., Forzy, G., Vincent, G., Delcambre, B. (1992): Evaluation of the effectiveness of serotonin (fluoxetine hydrochloride) treatment. Open study in fibromyalgia. Rev. Rhum. Mal. Osteoartic 59, 497–500

Cornelius, J. R., Salloum, I. M., Ehler, J. G., Jarrett, P. J., Cornelius, M. D., Perel, J. M., Thase, M. E., Black, A. (1997): Fluoxetine in depressed alcoholics. A double-blind, placebo-controlled trial. Arch. Gen. Psychiatry 54, 700–705

Cross-National Collaborative Panic Study, Second Phase Investigators (1992): Drug treatment of panic disorder – comparative efficacy of alprazolam, imipramine, and placebo. Br. J. Psychiatry 160, 191–202

Deakin, J. F. W. (1991): Depression and 5-HAT. Int. Clin. Psychopharmacol. 6 (suppl. 3), 23–38

Delalleau, B., Alby, J. M., Cabane, J., Ferreri, M. (1994): Efficacy and safety of tianeptine (T) in major depressive disorder and in dysthymia with somatic complaints: double-blind study vs. fluoxetine (F). Presented at the XIXth CINP, Washington, USA

Deltitio, J. A., Stam, M. (1989): Psychopharmacological treatment of avoident personality disorder. Compr. Psychiatry 30, 498–504

DeVane, L., Sallee, F. R. (1996): Serotonin selective reuptake inhibitors in child and adolescent psychopharmacology: A review of published evidence. J. Clin. Psychiatry 57, 55–66

De Zwaan, M., Karwautz, A., Strnad, A. (1996): Therapie von Essstörungen. Überblick über Befunde kontrollierter Psycho- und Pharmakotherapiestudien. Psychotherapeut 41, 275–287

Duarte, A., Mikkelsen, H., Delini-Stula, A. (1996): Moclobemide versus fluoxetine for double depression: a randomized double-blind study. J. Psychiat. Res. 6, 453–458

Dunner, D. L., Schmaling, K. B. (1994): Treatment of dysthymia. Fluoxetine versus cognitive therapy. Presented at the XIXth CINP, Washington, USA

Elks, M. L. (1993): Open trial of fluoxetine therapy for premenstrual syndrome. South Med. J. 86, 503–507

Fabre, L. F., Crimson, L. (1985): Efficacy of fluoxetine in outpatients with major depression. Curr. Ther. Res. 37, 115–123

Feinmann, C. (1985): Pain relief by antidepressants: possible modes of action. Pain 23, 1–8

Fichter, M. M., Leibl, K., Kruger, R., Rief, W. (1991): Fluoxetine versus placebo: A double blind study with bulimic inpatients undergoing intensive psychotherapy. Pharmacopsychiat. 24, 1–7

Fluoxetine Bulimia Nervosa Study Group (1992): Fluoxetine in the treatment of bulimia nervosa. A multi-center, placebo-controlled, double-blind trial. Arch. Gen. Psychiatry 49, 139–147

Gamsa, A. (1994 a): The role of psychological factors in chronic pain. I. A half century of study. Pain 57, 5–15

Gamsa, A. (1994 b): The role of psychological factors in chronic pain. II. A critical appraisal. Pain 57, 17–29

Goldstein, D. J., Wilson, M. G. (1994): Fluoxetine efficacy in bulimia nervosa is independent of baseline depression. Presented at the XIX CINP Meeting, Washington, USA

Goldenberg, D., Mayskiy, M., Mossey, C., Ruthazer, R., Schmid, C. (1996): A randomized, doubleblind crossover trial of fluoxetine and amitriptyline in the treatment of fibromyalgia. Arthritis Rheum. 39, 1852–1859

Gorman, J. M., Liebowitz, M. R., Fyer, A. J., Goetz, D., Campeas, R. B., Fyer, M. R., Davies, S. I., Klein, D. F. (1987): An open trial of fluoxetine in the treatment of panic attacks. J. Clin. Psychopharmacol. 7, 329–332

Greil, W., Schmidt, S. (1985): Medikamentöse Rezidivverhütung von affektiven Psychosen. In: Hippius, H., Greil, W. (Hrsg.): Diagnostik und Therapie depressiver Störungen. MMV Medizin, München, 54–71

Gwirtsman, H. E., Guze, B. H., Yager, J., Gainsley, B. (1990): Fluoxetine treatment of anorexia nervosa: an open clinical trial. J. Clin. Psychiatry 51, 378–382

Halama, P. (1991): Wirksamkeit des Hypericum Extraktes LI 160 bei 50 Patienten einer psychiatrischen Fachpraxis. Nervenheilkunde 10, 305–307

Halbreich, U. (1997): Antidepressants as treatment for women's life cycle dysphorias. In: Mendlewicz, J., Brunello, N., Judd, L. L. (eds): New therapeutic indications for antidepressants. Int. Acad. Biomed. Drug Res., Karger, Basel, Vol. 12, 63–67

Halbreich, U., Tworek, H. (1993): Altered serotonergic activity in women with dysphoric premenstrual syndromes. Int. J. Psychiatr. Med. 23, 1–27

Halbreich, U., Endicott, J., Schact, S., Nee, J. (1982): The diversity of premenstrual changes as reflected in the Premenstrual Assessment Form. Acta Psychiatr. Scand. 65, 46–65

Hamilton, M. (1960): A rating scale for depression. J. Neurol. Neurosurg. Psychiatry 23, 56–62

Hänsgen, K. D., Vesper, J., Ploch, M. (1993): Multizentrische Doppelblindstudie zur antidepressiven Wirksamkeit des Hypericum-Extraktes LI 160. Nervenheilkunde 12, 285–289

Harrer, G., Schmidt, U., Kuhn, U. (1991): „Alternative" Depressionsbehandlung mit einem Hypericum-Extrakt. TW Neurol. Psychiatr. 12, 91

Harrer, G., Sommer, H. (1993): Therapie leichter/mittelschwerer Depressionen mit Hypericum. Münchn. Med. Wschr. 135, 305–309

Harrer, G., Hübner, W.-D., Podzuweit, H. (1993): Wirksamkeit und Verträglichkeit des Hypericum-Präparates LI 160 im Vergleich zu Maprotilin. Multizentrische Doppelblindstudie mit 102 depressiven Patienten. Nervenheilkunde 12, 197–201

Heiligenstein, J. H., Tollefson, G. D., Faries, D. E. (1993): A double-blind trial of fluoxetine, 20 mg, and placebo in out-patients with DSM-III-R major depression and melancholia. Int. Clin. Psychopharmacol. 8, 247–251

Hellerstein, D. J., Wallner Samstag, L., Cantillon, M., Maurer, M., Rosenthal, J., Yanowitch, P., Winston, A. (1996): Follow up assessment of medication-treated dysthymia. Prog. Neuropsychopharmacol. Biol. Psychiatry 20, 427–442

Hellerstein, D. J., Yanowitch, P., Rosenthal, J., Hemlock, C., Kasch, K., Wallner Samstag, L., Winston, A. (1994): Long-term treatment of double depression: a preliminary study with serotonergic antidepressants. Prog. Neuropsychopharmacol. Biol. Psychiatry 18, 139–147

Hellerstein, D. J., Yanowitch, P., Rosenthal, J., Wallner Samstag, L., Maurer, M., Kasch, K., Burrows, L., Poster, M., Cantillon, M., Winston, A. (1993): A randomized double-blind study of fluoxetine versus placebo in the treatment of dysthymia. Am. J. Psychiatry 150, 1169–1175

Herberg, K. W. (1994): Psychotrope Phytopharmaka im Test. Alternative zu synthetischen Psychopharmaka. Therapiewoche 44, 704–713

Hoffmann, J., Kühl, E.-D. (1979): Therapie von depressiven Zuständen mit Hypericin. Z. Allgemeinmed. 55, 776–782

Hübner, W.-D., Lande, S., Podzuweit, H. (1993): Behandlung larvierter Depressionen mit Johanniskraut. Nervenheilkunde 12, 278–280

Janiri, L., Gobbi, G., Mannelli, P., Pozzi, G., Serretti, A., Tempesta, E. (1996): Effects of fluoxetine at antidepressant doses on short-term outcome of detoxified alcoholics. Int. Clin. Psychopharmacol. 11, 109–117

Johnson, D. A. W. (1981): Depression: treatment compliance in general practice. Acta Psychiatr. Scand. 63 (suppl. 290), 447–453

Kabel, D. I., Petty, F. (1996): A placebo-controlled, double-blind study of fluoxetine in severe alcohol dependence: Adjunctive pharmacotherapy during and after inpatient treatment. Alc. Clin. Exp. Res. 20, 780–784

Kahn, R., Wetzler, S., Van Praag, H. M., Asnis, G. M., Strauman, T. (1988): Behavioural indication of serotonergic supersensitivity in panic disorder. Psychiatry Res. 25, 101–104

Kapfhammer, H. P., Laakmann, G. (1993): Psychopharmakotherapie neurotischer und psychovegetativer Störungen. In: Möller, H.-J. (Hrsg.): Therapie psychiatrischer Erkrankungen. Enke, Stuttgart, 426–451

Kasper, S., Fuger, J., Möller, H.-J. (1992): Comparative efficacy of antidepressants. Drugs 43 (suppl. 2), 11–22

Kaye, W. H., Weltzin, T. E., Hsu, L. K. G., Bulik, C. M. (1991): An open trial of fluoxetine in patients with anorexia nervosa. J. Clin. Psychiatry 52, 464–471

Kessler, R. C., McGonagle, K. H., Zhao, S., Nelson, C. B., Hughes, M., Eshleman, S., Wittchen, H. U., Kendler, K. S. (1994): Lifetime and 12-month prevalence of DSM-III-R psychiatric disorders in the United States. Arch. Gen. Psychiatry 51, 8–19

Klein, D. F., Fink, M. (1962): Psychiatric reaction patterns to imipramine. Am. J. Psychiatry 119, 432–438

König, C. D. (1993): Hypricum perforatum L. (gemeines Johanniskraut) als Therapeutikum bei depressiven Verstimmungszuständen – eine Alternative zu synthetischen Arzneimitteln. University of Basel (Thesis), Basel, Schweiz

Kramer, P. D. (1993): Listening to prozac. A psychiatrist explores antidepresssant drugs and the remaking of the self. Penguin Books, New York

Kranzler, H. R., Burleson, J. A., Korner, P., Del Broca, F. K., Bohn, M. J., Brown, J., Liebowitz, N. (1995): Placebo-controlled trial of fluoxetine as an ajunct to relapse prevention in alcoholics. Am. J. Psychiatry 152, 391–397

Kurlan, R., Como, P. G., Deeley, C., McDermott, M., McDermott, M. P. (1993): A pilot controlled study of fluoxetine for obsessive-compulsive symptoms in children with Tourette's syndrome. Clin. Neuropharmacol. 16, 167–172

Laakmann, G., Schüle, C., Baghai, T., Kieser, M. (1998): St. John's Wort in mild to moderate depression: The relevance of hyperforin for the clinical efficacy. Pharmacopsychiatry 31 (suppl.), 1–6

Lapierre, Y. D., Ravindran, A. V., Bakish, D. (1994): Serotonergic agents in primary dysthymia. Presented at the XIXth CINP, Washington, USA

Lehrl, S., Willemsen, A., Papp, R., Woelk, H. (1993): Ergebnisse von Messungen der kognitiven Leistungsfähigkeit bei Patienten unter der Therapie mit Johanniskraut-Extrakt. Nervenheilkunde 12, 281–284

LeJoyeux, M. (1996): Use of serotonin (5-Hydroxytrypramine) reuptake inhibitors in the treatment of alcoholism. Alcohol and Alcoholism 31 (suppl.), 69–75

Linde, K., Ramirez, G., Mulrow, C. D., Pauls, A., Wiedenhammer, W., Melchart, D. (1996): St. John's wort for depression – an overview and meta-analysis of randomised clinical trials. BMJ 313, 253–258

Lopez-Ibor, J. J. (1966): Ensayo clinico de la monochlorimipramina. Read at the Fourth World Congress of Psychiatry, Madrid, Spain

Max, M. B., Lynch, S. A., Muir, J., Shoaf, S. E., Smoller, B., Dubner, R. (1992): Effects of desipramine, amitriptyline, and fluoxetine on pain in diabetic neuropathy. NEJM 326, 1250–1256

Menkes, D. B., Taghavi, E., Mason, P. A., Howard, R. C. (1993): Fluoxetine's spectrum of action in premenstrual syndrome. Int. Clin. Psychopharmacol. 8, 95–102

Möller, H. J. (1997): Psychiatrie. Ein Leitfaden für Klinik und Praxis. Kohlhamer, Stuttgart

Möller, H. J. (1998): Unerwünschte Wirkungen von Antidepressiva. In: Gastpar, M. (Hrsg.): Antidepressiva. Eigenschaften, Indikationen und praktische Anwendung. Thieme, Stuttgart, 79–88

Montgomery, S. A., Dufour, H., Brion, S., Gailledreau, J., Laqueille, X., Ferrey, G., Moron, P., Parant-Lucena, N., Singer, L., Danion, J. M., Beuzen, J. N., Pierredon, M. A. (1988): The prophylactic effect of fluoxetine in unipolar depression. Br. j. Psychiatry 153 (suppl. 3), 69–76

Montgomery, S. A., McIntyre, A., Osterheider, M., Sarteschi, P., Zitterl, W., Zohar, J., Birkett, M., Wood, A. J., Lilly European OCD Study Group (1993): A double-blind, placebo-controlled study of fluoxetine in patients with DSM-III-R obsessive compulsive disorder. Europ. Neuropsychopharmacol. 3, 143–152

Müller, W. E., Singer, A., Wonnemann, M., Hafner, U., Rolli, M., Schäfer, C. (1998): Hyperforin represents the neurotransmitter reuptake inhibiting constituent of hypericum extract. Pharmacopsychiat. 31 (Suppl.), 16–21

Muijen, M., Roy, D., Silverstone, T., Mehmet, A., Christie, M. (1988): A comparative clinical trial of fluoxetine, mianserin and placebo with depressed outpatients. Acta Psychiatr. Scand. 78, 384–390

Naranjo, C. A., Kadlec, K. E., Sanhueza, P., Woodley-Remus, D., Sellers, E. M. (1990): Fluoxetine differentially alters alcohol intake and other consummatory behaviors in problem drinkers. Clin. Pharmacol. Ther. 47, 490–498

Naranjo, C. A., Poulos, C. X., Bremner, K. E., Lanctôt, K. L. (1994): Fluoxetine attenuates alcohol intake and desire to drink. Int. Clin. Psychopharmacol. 9, 163–172

Nobler, M. S., Devanand, D. P., Kim, M. K., Fitzsimons, L. M., Singer, T. M., Turret, N., Sackeim, H. A., Roose, S. P. (1996): Fluoxetine treatment of dysthymia in the elderly. J. Clin. Psychiatry 57, 254–256

Noyes, D., Du Pont, R. L., Pecknold, J. C. (1988): Alprazolam in panic disorders and agoraphophia. Results from a multicenter trial. II. patient acceptance, side-effects, and safety. Arch. Gen. Psychiatry 45, 423–428

Onghena, P., Van Houdenhove, B. (1992): Antidepressant-induced analgesia in chronic non-malignant pain: a meta-analysis of 39 placebo-controlled studies. Pain 49, 205–219

Osterheider, M., Schmidtke, A., Beckmann, H. (1992): Behandlung depressiver Syndrome mit Hypericum (Johanniskraut) – eine Placebo-kontrollierte Doppelblindstudie. Fortschr. Neurol. Psychiatrie 60 (Suppl. 2), 210–211

Ozeren, S., Corakci, A., Yucesoy, I., Mercan, R., Erhan, G. (1997): Fluoxetine in the treatment of premenstrual syndrome. Eur. J. Obstet. Gynecol. Reprod. Biol. 73, 167–170

Pearlstein, T. B., Stone, A. B. (1994): Long-term treatment of late luteal phase dysphoric disorder. J. Clin. Psychiatry 55, 332–335

Pigott, T. A., Pato, M.T., Bernstein, S. E., Grover, G. N., Hill, J. L., Tolliver, T. J., Murphy, D. L. (1990): Controlled comparisons of clomipramine and fluoxetine in the treatment of obsessive-compulsive disorder. Arch. Gen. Psychiatry 47, 926–932

Prien, R. F. (1988): Maintenance treatment of depressive and manic states. In: Georgotas, A., Cancro, R. (eds.): Depression and mania. Elsevier, New York

Quandt, J., Schmidt, U., Schenk, N. (1993): Ambulante Behandlung leichter bis mittelschwerer depressiver Verstimmungen. Der Allgemeinarzt 2, 97–102

Rani, P. U., Naidu, M. U., Prasad, V. B., Rao, T. R., Shobha, J. C. (1996): An evaluation of antidepressants in rheumatic pain conditions. Anesth. Analg. 83, 371–375

Ravindran, A. V., Bialik, R. J., Lapierrre, Y. D. (1994): Therapeutic efficacy of specific serotonin reuptake inhibitors (SSRIs) in dysthymia. Can. J. Psychiatry 39, 21–26

Reh, C., Laux, P., Schenk, N. (1992): Hypericum-Extrakt bei Depressionen – eine wirksame Alternative. Therapiewoche 42, 1576–1581

Rickels, K., Amsterdam, J. D., Avallone, M. F. (1986): Fluoxetine in major depression – a controlled study. Curr. Ther. Res. 39, 559–563

Riddle, M. A., Sahill, L., King, R. A., Hardin, M. T., Anderson, G. M., Ort, S. I., Smith, J. C., Leckman, J. F., Cohen, D. J. (1992): Double-blind, crossover trial of fluoxetine and placebo in children and adolescents with obsessive-compulsive disorder. J. Am. Acad. Child. Adolesc. Psychiatry 31, 1062–1069

Rosenthal, J., Hemlock, C., Hellerstein, D. J., Yanowitch, P., Kasch, K., Schupak, C., Samstag, L., Winston, A. (1992): A preliminary study of serotonergic antidepressants in treatment of dysthymia. Prog. Neuropsychopharmacol. Biol. Psychiatry 18, 933–941

Saper, J. R., Silberstein, S. D., Lake, A. E., Winters, M. E. (1994): Double-blind trial of fluoxetine: chronic daily headache and migraine. Headache 34, 497–502

Schlich, D., Braukmann, F., Schenk, N. (1987): Behandlung depressiver Zustandsbilder mit Hypericum. Doppelblindstudie mit einem pflanzlichen Antidepressivum. Psycho 13, 440–445

Schmidt, U., Schenk, N., Schwarz, I., Vorberg, G. (1989): Zur Therapie depressiver Verstimmungen. Psycho 15, 665–671

Schmidt, U., Sommer, H. (1993): Johanniskraut-Extrakt zur ambulanten Therapie der Depression. Fortschr. Med. 111, 339–342

Schmidt, U., Harrer, G., Kuhn, U., Berger-Deinert, W., Luther, D. (1993): Wirkungen von Hypericum-Extract mit Alkohol. Placebo-kontrollierte Doppelblindstudie mit 32 Probanden. Nervenheilkunde 12, 314–319

Schneier, F. R., Chin, S. J., Hollander, E., Liebowitz, M. R. (1992): Fluoxetine in social phobia [letter]. J. Clin. Psychopharmacol. 12, 62–64

Schrader, E., Meier, B., Brattström, A. (1998): Hypericum treatment of mild-moderate depression in a placebo-controlled study. A prospective, double-blind, randomized, placebo-controlled, multicentre study. Human Psychopharmacology 13, 163–169

Sheehan, D. V., Ballenger, J., Jacobson, G. (1980): Treatment of endogeneous anxiety with phobic, hysterical and hypochondrial symptoms. Arch. Gen. Psychiatry 37, 51–59

Simeon, J. G., Dinicola, V. F., Ferguson, H. B., Copping, W. (1990): Adolescent depression: a placebo-controlled fluoxetine treatment study and follow-up. Prog. Neuropsychopharmacol. Biol. Psychiatry 14, 791–795

Smeraldi, E. (1998): Amisulpride versus fluoxetine in patients with dysthymia or major depression in partial remission. A double-blind, comparative study. J. Affect. Disord. 48, 47–56

Sommer, H., Harrer, G. (1993): Placebo-kontrollierte Studie zur Wirksamkeit eines Hypericum-Präparates bei 105 Patienten mit Depressionen. Nervenheilkunde 12, 274–277

Stark, P., Hardison, C. (1985): A review of multicenter controlled studies of fluoxetine vs. imipramine and placebo in outpatient with major depressive disorder. J. Clin. Psychiatry 46 (suppl. 2), 53–58

Steiner, M., Steinberg, S., Stewart, D., Carter, D., Berger, C., Reid, R., Grover, D., Steiner, D. (1995): Fluoxetine in the treatment of premenstrual syndrome. NEJM 332, 529–1534

Sternbach, H. (1990): Fluoxetine treatment of social phobia. Clin. Psychopharmacol. 10, 230

Stock, S., Hölzl, J. (1991): Ist Johanniskraut phototoxisch? Med. Mo. Pharm. 14, 304–306

Stone, A. B., Pearlstein, T. B., Brown, W. A. (1990): Fluoxetine in the treatment of premenstrual syndrome. Psychopharmacol. Bull. 26, 331–335

Su, T. P., Schmidt, P. J., Danaceau, M. A., Tobin, M. B., Rosenstein, D. L., Murphy, D. L., Rubinow, D. R. (1997): Fluoxetine in the treatment of premenstrual dysphoria. Neuropsychopharmacol. 16, 346–356

Tollefson, G. D., Rampey, A. H., Potvin, J. H., Jenike, M. A., Rush, A. J., Kominguez, R. A., Koran, L. M., Shear, M. K., Goodman, W., Genduso, L. A. (1994): A multicenter investigation of fixed-dose fluoxetine in the treatment of obsessive-compulsive disorder. Arch. Gen. Psychiatry 51, 559–567

van Ameringen, M., Mancini, C., Streiner, D. L. (1993): Fluoxetine efficacy in social phobia. J. Clin. Psychiatry 54, 27–32

Vanelle, J.-M., Attar-Levy, D., Poirier, M.-F., Bouhassira, M., Blin, P., Olie, J.-P. (1997): Controlled efficacy study of fluoxetine in dysthymia. Br. J. Psychiatry 170, 345–350

van Praag, H. M., Kahn, R. S., Asnis, G. M., Wetzler, S., Brown, S. L., Bleich, A., Korn, M. L. (1987): Denosologization of biological psychiatry or the specificacy of 5-HT disturbances in psychiatric disorders. J. Aff. Disord. 13, 1–8

van Schayck, R., Kastrup, O. (1997): Schmerz und Depression. Nervenheilkunde 16, 309–316

Volz, H.-P., Möller, H.-J. (1998): Therapeutischer Einsatz. In: Gleiter, C. H., Volz, H.-P., Möller, H.-J. (1998): Serotonin-Wiederaufnahme-Hemmer. Pharmakologie und klinischer Einsatz. Wissenschaftliche Verlagsanstalt, Stuttgart, 53–138

Volz, H.-P., Eberhardt, R., Grill, G. (1999): Sicherheit und Verträglichkeit des Johanniskrautextraktes D-0496 bei leichten bis mittelschweren depressiven Episoden – eine Placebo-kontrollierte Doppelblindstudie über 6 Wochen. Nervenheilkunde (1999), eingereicht.

Vorbach, E.-U., Arnoldt, K. H., Hübner, W. D. (1997): Efficacy and tolerability of St. John's wort extract LI 160 versus imipramine in patients with severe depressive episodes according to ICD-0. Pharmacopsychiat. 30 (suppl. 2), 81–85

Vorbach, E.-U., Hübner, W.-D., Arnold, K.-H. (1993): Wirksamkeit und Verträglichkeit des Hypericum-Extraktes LI 160 im Vergleich zu Imipramin. Randomisierte Doppelblindstudie mit 135 ambulanten Patienten. Nervenheilkunde 12, 290–296

Wernicke, J. F., Dunlop, S. R., Dornseif, B. E., Zerbe, R. L. (1987): Fixed-dose fluoxetine therapy for depression. Psychopharmacol. Bull. 23, 164–168

Wernicke, J. F., Dunlop, S. R., Dornseif, B. E., Bosomworth, J. C., Humbert, M. (1988): Low dose fluoxetine therapy for depression. Psychopharmacol. Bull. 24, 183–188

Wheatley, D. (1997): LI 160, an extract of St. John's wort, versus amitriptyline in mildly to moderately depressed outpatients – a controlled 6-week trial. Pharmacopsychiat. 30 (suppl. 2), 77–80

Wittchen, H. U., Zhao, S., Kessler, R. C. (1993): DSM-III-R Generalized Anxiety Disorder in the National Comorbidity Survey. Ann Arbor: Institute for Social Research

Witte, B., Harrer, G., Kaptan, T., Podzuweit, H., Schmidt, U. (1995): Behandlung depressiver Verstimmungen mit einem hochkonzentrierten Hypericumpräparat. Eine multizentrische placebokontrollierte Doppelblindstudie. Fortschr. Med. 133, 405/49–54/408

Woelk, H., Burkhard, G., Grünwald, J. (1993): Nutzen- und Risikobewertung des Hypericum-Extraktes LI 160 auf der Basis einer Drug-Monitoring-Studie mit 3250 Patienten. Nervenheilkunde 12, 308–313

Wolfe, F., Cathey, M. A., Hawley, D. J. (1994): A double-blind placebo controlled trial of fluoxetine in fibromyalgia. Scand. J. Rheumatol. 23, 255–259

Wood, S. H., Mortola, J. F., Chan, Y. F., Moossazadeh, F., Yen, S. S. (1992): Treatment of premenstrual syndrome with fluoxetine: a double-blind, placebo-controlled, cross-over study. Obstet. Gynecol. 80 (3 PT 1), 339–344

3 Jung und fit – DHEA, Vitamin E und Melatonin

Dieter Steinhilber

3.1 Einleitung

Die Entdeckung von Wirkstoffen zur Prävention von altersbedingten Erkrankungen und zur Verlangsamung von Alterungsprozessen trifft in der Regel auf ein sehr hohes öffentliches Interesse. Die Identifizierung derartiger Wundermittel, die häufig endogene Stoffwechselprodukte oder Hormone sind, beruht oft auf der Beobachtung, dass es mit zunehmendem Lebensalter zu einer Abnahme der endogenen Synthese der entsprechenden Stoffwechselprodukte kommt und dass diese Abnahme eventuell an der Entstehung altersbedingter Erkrankungen bzw. an der Beschleunigung von Alterungsprozessen beteiligt ist. Diese Überlegungen und die Beobachtung, dass die Serumspiegel von Melatonin und DHEA mit zunehmendem Lebensalter abnehmen, führten u.a. zur Hypothese, dass Melatonin und DHEA zur Prävention von Alterungsprozessen und altersbedingten Erkrankungen eingesetzt werden können.

Über die physiologischen Grundlagen von Alterungsprozessen ist bis heute relativ wenig bekannt. Die meisten Aussagen zu den Wirkmechanismen potenzieller Wundermittel gegen Alterungsprozesse sind daher in der Regel diffus und/oder wissenschaftlich nicht belegt. Auf wissenschaftlich etwas soliderer Basis stehen meistens Wirkstoffe, denen positive Effekte bei altersbedingten, definierten Erkrankungen wie Atherosklerose, kardiovaskulären Erkrankungen oder Krebs nachgesagt werden, da sich ein mögliches therapeutisches Potenzial dieser Substanzen über groß angelegte Beobachtungsstudien ermitteln und anhand klinischer Studien nachweisen lässt.

Verschiedene epidemiologische Studien weisen zum Beispiel auf einen Zusammenhang zwischen den Serumspiegeln von Vitamin E und dem Risiko von Krebs bzw. kardiovaskulären Erkrankungen hin. Daher wird die Einnahme von Vitamin E zur Prophylaxe von Krebs und kardiovaskulären Erkrankungen in den Medien häufig diskutiert und proklamiert.

Im folgenden Überblick wird zum einen auf die Physiologie von Vitamin E, DHEA und Melatonin eingegangen. Zum anderen werden die Möglichkeiten und Grenzen der Anwendung dieser Substanzen zur Prophylaxe und Sekundärprävention von Erkrankungen kritisch bewertet.

Viele Berichte über potenzielle Wunderwirkungen dieser Substanzen entstammen In-vitro-Untersuchungen oder Untersuchungen aus dem Bereich der präklinischen Forschung. Die Ergebnisse dieser Untersuchungen werden von verschiedenen Autoren gerne auf die Anwendung am Menschen projiziert bzw. extrapoliert. Die Aussagekraft von In-vitro-Untersuchungen bezüglich der Wirkung der Substanzen im Gesamtorganismus ist jedoch meistens äußerst gering oder zumindest begrenzt. Ferner lassen sich viele Effekte bei den In-vitro-Untersuchungen nur bei Konzentrationen beobachten, die ein vielfaches (häufig Faktor 100 oder größer) über den physiologisch oder pharmakologisch relevanten Konzentrationen liegen, und die somit für die Einnahme der Präparate in den üblichen Dosierungen keinerlei Relevanz haben. Ein wichtiges Kriterium für die Beurteilung von Melatonin, Vitamin E und DHEA war daher, ob die postulierten therapeutischen Effekte eindeutig durch klinische Studien belegt sind.

3.2 DHEA

Dehydroepiandrosteron (DHEA) wird vor allem in den Nebennieren aus Cholesterol synthetisiert. DHEA kann durch verschiedene Enzyme zum einen in Testosteron bzw. in Metabolite mit Testosteronwirkung umgewandelt werden (Abb. 3.1). Zum anderen erfolgt in verschiedenen Geweben die Metabolisierung zu Oestrogenen und zu 5-Androsten-3β,17β-diol (ADIOL), das eine schwache Oestrogenwirkung besitzt. Eine weitere Variante stellt die reversible Veresterung von DHEA zum entsprechenden Dehydroepiandrosteronsulfat (DHEAS) dar (Abb. 3.2). DHEAS zirkuliert in relativ hohen Konzentrationen an Albumin gebunden im Blutkreislauf.

Wie aus Tabelle 3.1 hervorgeht, liegt die Serumkonzentration von DHEAS ca. 1000fach über der von DHEA, sodass man heute davon ausgeht, dass DHEAS die Speicherform für DHEA darstellt. Der DHEAS-Blutspiegel nimmt mit zunehmendem Alter ab und liegt bei über 60-Jährigen im Schnitt ca. 5fach unter dem junger Menschen (Abb. 3.3). Die hohen physiologischen Blutspiegel jüngerer Menschen können durch die tägliche Zufuhr von 25–50 mg DHEA (entspr. 0,5–1 mg/kg/Tag) erreicht werden. Diese Dosis entspricht in etwa der täglichen endogenen Synthese von DHEA und DHEAS in den Nebennieren (Tab. 3.1) und kann somit als Erhaltungsdosis angesehen werden. Die Auswirkungen der exogenen Zufuhr von DHEA auf den Serum-DHEAS-Spiegel in Abhängigkeit von der täglichen Dosis sind in Abbildung 3.4 dargestellt.

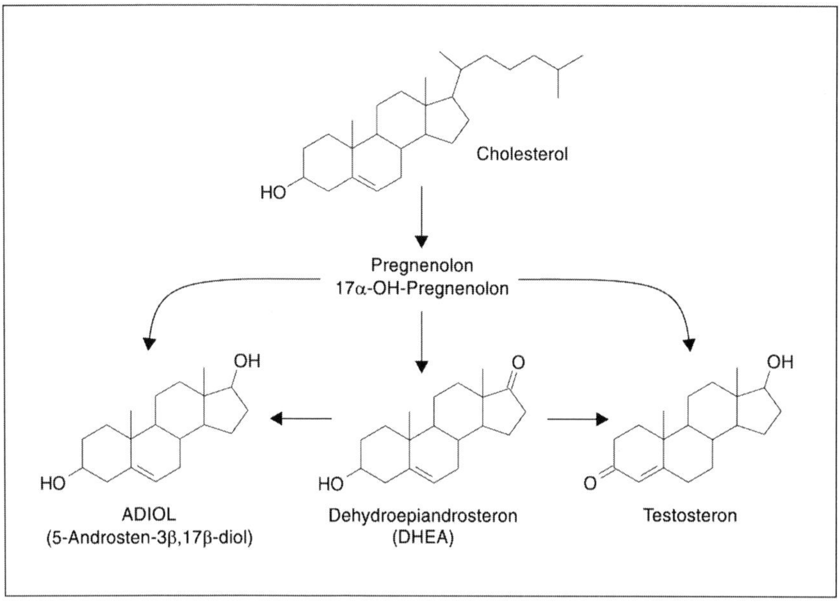

Abb. 3.1 Biosynthese und Metabolismus von DHEA

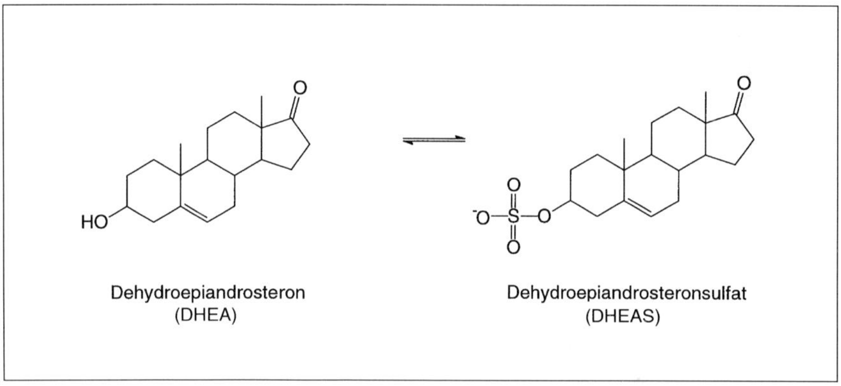

Abb. 3.2 Umwandlung von DHEA in DHEAS

In den bisher durchgeführten klinischen Untersuchungen wurden beim Menschen DHEA-Dosierungen von 0,1–40 mg/kg/Tag eingesetzt. Dagegen wurden in verschiedenen Tierversuchen Dosierungen von 0,1–1200 mg/kg/Tag verwendet. Die Befunde dieser Untersuchungen sind daher größtenteils nicht bzw. nur mit großem Vorbehalt auf den Menschen übertragbar, da die in den Tierversu-

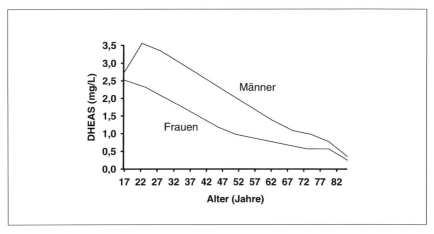

Abb. 3.3 Abnahme der DHEAS-Konzentration im Serum mit zunehmendem Lebensalter

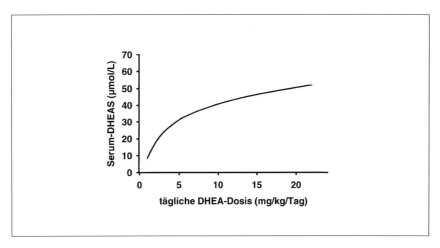

Abb. 3.4 Effekt der DHEA-Einnahme auf den DHEAS-Serumspiegel

Tab. 3.1 Biosynthese und Plasmaspiegel von DHEA und DHEAS

Parameter	DHEA	DHEAS
Plasmaspiegel	Ca. 10 nM	Ca. 10 µM
$t_{1/2}$	15–30 min	7-10 h
Adrenerge Biosynthese	Ca. 4 mg/Tag	Ca. 25 mg/Tag
Orale Bioverfügbarkeit	Gut	K. A.

chen verwendete Dosierung weit über den physiologischen und üblichen pharmakologischen Dosen beim Menschen liegt und die in den Tierversuchen beobachteten Effekte in der Regel auf die extrem hohen DHEA-Dosen beschränkt sind.

Relativ hohe endogene Konzentrationen an DHEA und DHEAS wurden im Gehirn gefunden (Baulieu et al., 1998). Da die Steroide zum Teil im Gehirn synthetisiert werden und die DHEA-Spiegel in diesem Gewebe nur teilweise von der adrenergen Biosynthese abhängen, werden Metabolite wie DHEA auch als Neurosteroide bezeichnet. In verschiedenen experimentellen Arbeiten konnte gezeigt werden, dass DHEA die NMDA-Rezeptorfunktion erhöht und die GABA-A-Rezeptorfunktion hemmt (Baulieu, 1998). Da beide Rezeptoren vermutlich bei neuronalen Prozessen wie der Gedächtnisbildung beteiligt sind, wurde vermutet, dass DHEA evtl. die Gedächtnisleistung verbessern kann. Außer neuronalen Effekten wurden eine ganze Reihe weiterer therapeutischer Wirkungen postuliert, die zum einen mit der Rolle von DHEA als Zwischenstufe bei der Biosynthese von Verbindungen mit oestrogener und androgener Wirkung in Zusammenhang stehen. Zum anderen gab die Abnahme des DHEA-Serumspiegels mit zunehmendem Lebensalter zu Vermutungen Anlass, dass zwischen verschiedenen altersbedingten Erkrankungen wie Krebs, kardiovaskulären Erkrankungen usw. und der endogenen DHEA-Synthese ein Zusammenhang besteht und dass sich diese Erkrankungen durch DHEA behandeln lassen. In Tabelle 3.2 sind einige potenzielle Wirkungen von DHEA aufgeführt.

3.2.1 DHEA und Neurofunktionen

DHEA kann praktisch in allen Regionen des Gehirns nachgewiesen werden. Auf Grund der neuronalen Biosynthese wird DHEA als Neurosteroid bezeichnet. Im Gegensatz zu Neurotransmittern konnten allerdings bis jetzt keine Rezeptoren für DHEA identifiziert werden. Dagegen scheint DHEA/DHEAS die

Tab. 3.2 Vorgeschlagene Effekte von DHEA

Effekt (Referenz)
Kardioprotektive Wirkung bei Männern (Nestler et al., 1992; Barret-Connor et al. 1986)
Kardialer Risikofaktor bei Frauen (Barret-Connor et al., 1995)
Schutz vor Krebserkrankungen (Gordon et al., 1987)
Verbesserung von Immunfunktionen (Casson et al., 1993; Khorram et al. 1997)
Antidepressive Wirkung und gesteigertes Wohlbefinden (Wolkowitz et al., 1997; Barret-Connor et al., 1999)
Positive Effekte auf den Lipidstoffwechsel und die Insulinresistenz (Nestler et al., 1992; Buffington et al., 1993, Barret-Connor et al., 1996)

Funktion verschiedener neuronaler Rezeptoren zu modulieren. DHEA erhöht die Erregbarkeit von Neuronen, indem es als Antagonist des γ-Aminobuttersäurerezeptors Typ A (GABA-A) Rezeptors und als Agonist des Sigma Rezeptors fungiert (Majewska, 1992; Monnet et al., 1995). Die γ-Aminobuttersäure (GABA) gehört zu den inhibitorischen Neurotransmittern, sodass die Hemmung der GABA-Funktion zu einer verstärkten Erregbarkeit von Neuronen führt (Kimonides et al., 1998). Ferner konnte gezeigt werden, dass DHEA direkt oder indirekt die Funktion des NMDA-Rezeptors verstärkt (Baulieu et al., 1998). Als Rezeptor für die exzitatorische Aminosäure Glutamat spielt der NMDA-Rezeptor bei verschiedenen physiologischen Prozessen wie der Gedächtnisbildung eine wichtige Rolle. Aus diesen Überlegungen heraus wurde vermutet, dass DHEA über die Verstärkung exzitatorischer Signale die Gedächtnisleistung erhöhen kann. In Tierexperimenten wurde gefunden, dass DHEA die Gedächtnisbildung bei Mäusen erhöht (Flood et al., 1988). Beim Menschen konnten diese Effekte größtenteils nicht bestätigt werden, zumindest liegen widersprüchliche Ergebisse aus klinischen Studien vor. In einer offenen Studie an 6 Patienten mittleren Alters wurde eine signifikant bessere Gedächtnisleistung festgestellt. Weitere, größer angelegte Studien konnten diese Ergebnisse jedoch nicht bestätigen. In einer prospektiven Studie mit 270 Männern und 167 Frauen konnte keine Korrelation zwischen DHEAS-Spiegeln und dementiellen Erkrankungen gezeigt werden (Barret-Connor et al., 1994). In einer plazebokontrollierten, doppelblinden Studie an 75 älteren Frauen und Männern, die zwei Wochen lang mit 25 mg/Tag DHEA oder Placebo behandelt wurden, konnten ebenfalls keine signifikanten Effekte auf die Gedächtnisleistung beobachtet werden (Wolf et al., 1998 a). Die Ergebnisse wurden in einer weiteren Studie mit ähnlichem Design bestätigt (Wolf et al., 1997).

Widersprüchliche Ergebnisse lieferten klinische Studien, in denen die antidepressive Wirkung von DHEA und das Wohlbefinden der Probanden untersucht wurde. In einer doppelblinden Studie an 22 Patienten wurde eine signifikante antidepressive Wirkung von DHEA beschrieben (Wolkowitz et al., 1999). Ähnliche Effekte wurden früher in einer offenen Studie von derselben Arbeitsgruppe beschrieben (Wolkowitz et al., 1997). Gestützt wird dieser Befund durch eine kürzlich erschienene Studie, die Rancho Bernardo Study, in der ein Zusammenhang zwischen dem endogenen DHEAS-Spiegel und depressiven Zuständen bei älteren Frauen beobachtet wurde (Barret-Connor et al., 1999). Andere Studien, die allerdings auch nur an kleinen Patientenzahlen – an Männern (Wolf et al., 1998 b) und Frauen (Wolf et al., 1997) und an älteren Personen (Flynn et al., 1999) – durchgeführt wurden, konnten keinen signifikanten Effekt auf das Wohlbefinden der Probanden nachweisen. Ob sich DHEA positiv auf das Wohlbefinden auswirkt und eine antidepressive Wirkung aufweist, muss daher in größer angelegten, Placebo-kontrollierten Studien nachgewiesen werden. Erst nach der Verfügbarkeit weiterer Daten wird sich die antidepressive Wirkung von DHEA beurteilen lassen.

3.2.2 Beeinflussung des Testosteron- und Oestrogenstoffwechsels durch DHEA

Im Gegensatz zu anderen Steroidhormonen wie Oestradiol oder Testosteron konnte für DHEA bis jetzt allerdings noch kein eigener Rezeptor identifiziert werden. Verschiedene In-vitro-Untersuchungen ergaben, dass DHEA weder Oestrogen- noch Testosteronwirkung besitzt, also nicht in der Lage ist, an die entsprechenden nukleären Rezeptoren des Oestrogens und Testosterons zu binden und diese zu aktivieren. Da DHEA in verschiedenen Geweben aber zu Substanzen mit Oestrogenwirkung wie z. B. ADIOL (Abb. 3.1) und zu Testosteron metabolisiert werden kann, werden DHEA entsprechende indirekte Effekte zugeschrieben, die von der hormonellen Gesamtsituation des Organismus abhängig sind (Tab. 3.3) (Ebeling et al., 1994).

Beim Mann wird vermutet, dass sich erhöhte DHEA-Spiegel positiv auf das kardiovaskuläre Risiko auswirken, da der DHEA-Metabolit ADIOL eine leichte oestrogene Wirkung besitzt und somit die Schutzwirkung von Estradiol gegenüber kardiovaskulären Erkrankungen imitiert (Tab. 3.3). Bei Frauen wird dagegen postuliert, dass die indirekten DHEA-Effekte von der hormonellen Gesamtsituation abhängen. In der Prämenopause, d. h. bei hohen endogenen Konzentrationen an Estradiol wirkt DHEA über die ADIOL-Bildung als Antioestrogen, da ADIOL Estradiol vom Rezeptor verdrängen kann. Ferner wird angenommen, dass es auf Grund entsprechender DHEA-Metabolisierung zu einer Steigerung der Testosteronbildung kommt. Auf Grund der hohen endogenen Oestrogenspiegel wirkt sich dies bei Frauen vor der Menopause allerdings nicht oder kaum auf kardiovaskuläre Parameter und die Körperfettverteilung aus. Bei Frauen in der Menopause mit niedrigem endogenen Oestrogenspiegel soll die vermehrte Bildung von ADIOL nach DHEA-Gabe zu einem oestrogenähnlichen Effekt führen. Wegen des niedrigen endogenen Estradiolspiegels soll

Tab. 3.3 Mögliche Mechanismen der Oestrogen- bzw. Testosteron-ähnlichen Wirkung von DHEA in Abhängigkeit von der hormonellen Gesamtsituation

Personen	DHEA-Metabolite		Konsequenz
	Oestrogen (ADIOL)*	Androgen (Testosteron)	
Frauen (Prämenopause)	Oestradioleffekt ↓	Androgeneffekt ↑	Niedrige [DHEA]: Mammakarzin. Risiko ↑
Frauen (Menopause)	Oestradioleffekt ↑	Androgeneffekt ↑	Hohe [DHEA]: Mammakarzin. Risiko ↑ Kardiovask. Risiko ↑
Männer	Oestradioleffekt ↑	Androgeneffekt unwesentlich	Hohe [DHEA]: Oestrogeneffekt, kardiovask. Risiko ↓

es durch die Metabolisierung von DHEA zu Testosteron außerdem zu einem signifikanten androgenen Effekt kommen (Ebeling et al., 1994). Auf Grund dieser Überlegungen wurde von den Autoren vermutet, dass DHEA bei Männern einen kardioprotektiven Effekt ausübt und bei Frauen in der Prämenopause einen Schutzfaktor gegenüber Brustkrebserkrankungen darstellt, während es bei Frauen in der Menopause evtl. ein Risikofaktor sein könnte. Auf diese Aspekte soll in den folgenden Kapiteln eingegangen werden.

3.2.3 DHEA und Krebserkrankungen

Verschiedene epidemiologische Studien sollten klären, ob ein Zusammenhang zwischen den DHEA(S)-Spiegeln im Serum und dem Brustkrebsrisiko bei Frauen in der Menopause besteht. In einer Studie an 71 Frauen in der Menopause wurde eine signifikante Korrelation zwischen den DHEA- und ADIOL-Spiegeln und dem Brustkrebsrisiko gefunden, während die DHEAS-Spiegel offensichtlich nur von geringer Relevanz sind (Dorgan et al., 1997). Diese Befunde müssen allerdings noch von weiteren, größer angelegten Untersuchungen bestätigt werden. In zwei anderen epidemiologischen Studien wurde keine signifikante Korrelation zwischen den DHEAS-Spiegeln und dem Brustkrebsrisiko bei Frauen in der Menopause gefunden (Barret-Connor et al., 1990; Zeleniuch-Jacquotte et al., 1997).

In einer weiteren Studie wurde untersucht, ob ein Zusammenhang zwischen den DHEA(S)-Spiegeln und dem Prostatakrebsrisiko bei Männern besteht. Die Studie ergab, dass weder DHEA noch DHEAS einen Risikofaktor für Prostatakrebs darstellen (Comstock et al., 1993)

3.2.4 DHEA(S) und kardiovaskuläre Erkrankungen

In einer frühen, prospektiven Studie von Barrett-Connor et al. wurde berichtet, dass bei Männern hohe DHEAS-Spiegel mit einer geringeren Mortalität bei kardiovaskulären Erkrankungen verbunden sind (Barret-Connor et al., 1986). Dieser Zusammenhang konnte allerdings in zwei neueren Studien, die jeweils an Männern und Frauen durchgeführt wurden, nicht bestätigt werden (Barret-Connor et al., 1995; LaCroix et al., 1992). In einer weiteren Untersuchung bei Frauen mittleren Alters wurde dagegen festgestellt, dass hohe DHEA(S)-Spiegel mit einem erhöhten kardiovaskulären Risiko verknüpft sind (Johannes et al., 1999).

In verschiedenen Interventionsstudien wurde untersucht, ob DHEA(S) sich positiv auf kardiovaskuläre Risikofaktoren wie Übergewicht, Insulintoleranz und auf den Lipidstoffwechsel auswirkt. In einer Interventionsstudie mit einer

Dosierung von 1600 mg DHEA pro Tag, 28 Tage lang, wurden keinerlei Effekte auf die Insulinsensitivität und den Lipidstoffwechsel der Patienten beobachtet (Usiskin et al., 1990). In einer Doppelblindstudie an übergewichtigen Männern, denen ebenfalls 28 Tage lang 1600 mg DHEA pro Tag bzw. Placebo verabreicht wurde, konnte zwar ein 9facher Anstieg der DHEA-Konzentration im Serum beobachtet werden, doch wurden keine Änderungen des Energie- oder Proteinmetabolismus gefunden (Welle et al., 1990). Insgesamt ist es auf Grund der vorliegenden widersprüchlichen Daten fraglich, ob eine Korrelation zwischen den DHEA(S)-Spiegeln und dem kardiovaskulären Risiko besteht. Gestützt wird diese Schlussfolgerung durch den Umstand, dass in den entsprechenden Studien in der Regel die klassischen Risikofaktoren mit den entsprechenden Erkrankungen korrelierten, während bei DHEA keine klare Korrelation mit den verschiedenen Messparametern bestand. Nach den durchgeführten Interventionsstudien erscheint es ferner auf Grund der augenblicklichen Datenlage eher unwahrscheinlich, dass DHEA ein therapeutisches Potenzial bei kardiovaskulären Erkrankungen besitzt.

3.2.5 DHEA und das Immunsystem

In verschiedenen experimentellen Arbeiten werden Effekte von DHEA auf das Immunsystem beschrieben. So konnte gezeigt werden, dass DHEA in einer Dosierung von 5 mg/kg die Interleukin-2-Synthese von TH2-Zellen bei Mäusen steigert, in einer Dosierung von 500 mg/kg die Immunantwort älterer Mäuse erhöht oder bei einer Dosierung von 1000 mg/kg bei Mäusen gegen virale Infektionen schützt. In einer anderen Untersuchung wurde beobachtet, dass 60 mg/kg/Tag DHEA die Dexamethason-induzierte Unterdrückung der Lymphozytenproliferation hemmt. Alle diese experimentellen Daten sind jedoch mit Vorsicht zu genießen, da in den Tierversuchen meist extrem hohe Dosierungen verwendet wurden (zum Überblick, siehe Svec et al., 1998). Die wenigen vorliegenden klinischen Studien am Menschen lieferten widersprüchliche Ergebnisse. In einer prospektiven, randomisierten Doppelblindstudie wurden 11 Personen 3 Wochen lang mit DHEA in einer Dosierung von 0,7 mg/kg/Tag behandelt. DHEA führte zu einem Abfall der CD4+ T Helferzellen und steigerte die Anzahl an CD8+/CD56+ natürlichen Killerzellen (Casson et al., 1993). Ähnliche immunstimulierende Effekte wurden in einer weiteren Studie an 9 älteren Männern (Dosierung: 50 mg/Tag) mit niedrigen DHEAS-Spiegeln gefunden (Khorram et al., 1997). Trotz dieser positiven Resultate sollte jedoch erwähnt werden, dass die Patientenzahlen bei diesen Studien sehr gering waren und selbst in den positiven Studien nur geringe immunstimulierende Wirkungen gefunden wurden.

3.2.6 Beurteilung von DHEA(S)

In der Literatur existieren zahlreiche In-vitro-Experimente und Untersuchungen an Versuchstieren, in denen verschiedene Effekte auf das Immunsystem, auf kardiovaskuläre Erkrankungen und den Lipidstoffwechsel gezeigt werden. Die wenigen klinischen Studien mit physiologischen und pharmakologischen Dosen legen jedoch nahe, dass die meisten Daten nicht ohne weiteres auf den Menschen übertragbar sind. Die wenigen vorliegenden Studien, die häufig nur an kleinen Patientenzahlen durchgeführt wurden, erlauben zurzeit noch keine endgültige Beurteilung des therapeutischen Potenzials, die bisherigen Untersuchungen bestätigen die postulierten Wirkungen von DHEA in der Regel jedoch nicht (Katz et al., 1998). Aus diesen Grund ist zum jetzigen Zeitpunkt von der regelmäßigen Einnahme von DHEA abzuraten.

3.3 Vitamin E

Vitamin E ist genau genommen der Überbegriff für eine Serie von Tocopherolen, die je nach Methylierungsmuster am Phenylring als α-, β-, γ- oder δ-Tocopherol bezeichnet werden (Abb. 3.5).

Vitamin E wird in größeren Mengen in Pflanzen synthetisiert und dient dort dem Schutz der fetten Öle vor Oxidation. Daher besitzen Pflanzen, die sehr reich an fetten Ölen sind, sehr häufig einen sehr hohen Gehalt an Vitamin E (Tab. 3.4). Im Gegensatz zu Pflanzen kann der Mensch kein Vitamin E synthetisieren und ist auf die Zufuhr über die Nahrung angewiesen. Die Deutsche Gesellschaft für Ernährung empfiehlt eine tägliche Einnahme von 10–15 mg. Bei vollwertiger Ernährung ist diese Menge in der Regel über die Nahrungsaufnahme gedeckt. Es ist allerdings eher fraglich, ob diese Dosis ausreicht, um therapeutische Effekte zu erzielen (s. u.).

Versuche an Ratten haben ergeben, dass die biologische Aktivität von Tocopherol vom Methylierungsgrad am Phenylring abhängt. Die Untersuchungen zeigten, dass α-Tocopherol weitaus wirksamer als die anderen Tocopherole ist (Tab. 3.5).

Für die Herstellung von Arzneimitteln findet daher in der Regel nur α-Tocopherol Verwendung. Es enthält 3 chirale C-Atome, sodass das racemische Vitamin E, welches durch chemische Synthese gewonnen wird, aus 8 Isomeren (bzw. 4 Diastereomerenpaaren) besteht. Dagegen weist das aus Pflanzen oder anderen natürlichen Quellen isolierte α-Tocopherol RRR-Konfiguration auf (alternative Bezeichnungen: D- bzw. (+)-α-Tocopherol, Tab. 3.6). Basierend auf einem Tierversuchsmodell der Ratte wurde postuliert, dass die Wirkstärke des Naturstoffs um den Faktor 1,4 höher ist als die des Racemats. Die Bezeichnungen und relativen Wirksamkeiten von natürlichem und vollsynthetisch herge-

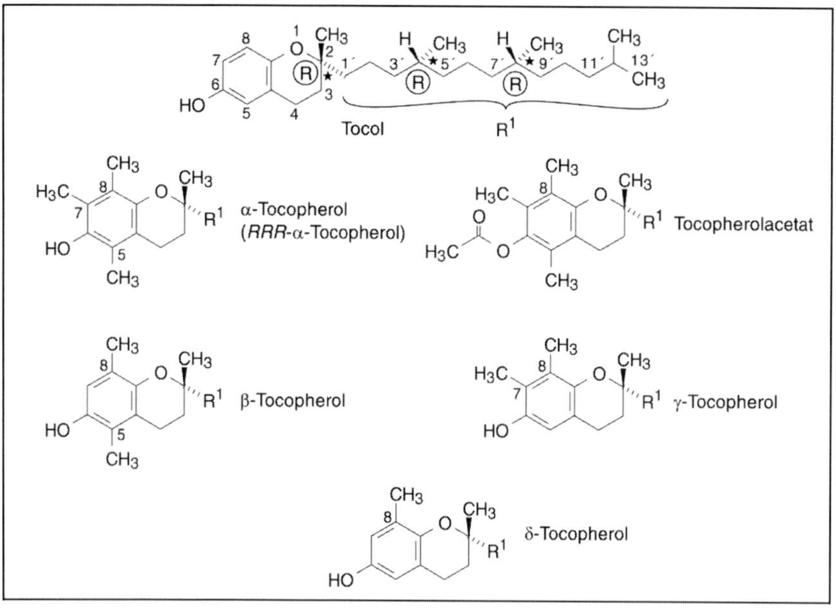

Abb. 3.5 Struktur von Tocopherolen

Tab. 3.4 Vitamin-E-Gehalte von Lebensmitteln

Lebensmittel	Gehalt (mg/100 g)	Lebensmittel	Gehalt (mg/100 g)
Öle und Fette		Gemüse	
Weizenkeimöl	215,4	Brokkoli	0,9
Sonnenblumenöl	55,8	Karotten	0,6
Margarine	35,2	grüne Bohnen	0,2
Olivenöl	12,0	Tomaten	0,9
Butter	2,2	Blumenkohl	0,1
Kokosfett	0,8	Nüsse	
Getreide		Haselnüsse	25,0
Weizenkleie	2,4	Mandeln	25,0
Weizen	1,4	Erdnüsse	8,8
Haferflocken	1,5	Pistazien	5,4
Mais	2,0	Walnüsse	6,2

Tab. 3.5 Biologische Aktivität und Bindungsaffinität von Tocopherolen für das α-Tocopheroltransferprotein

Substanz	Relative Aktivität	Bindung an das α-Tocopheroltransferprotein
RRR-α-Tocopherol	100 %	100 %
RRR-β-Tocopherol	50 %	38 %
RRR-γ-Tocopherol	10 %	9 %
RRR-δ-Tocopherol	3 %	2 %

Tab. 3.6 α-Tocopherole

Produkt	Konfiguration	Name	Synonym	Umrechnungsfaktoren
Natürliches α-Tocopherol	RRR-Stereoisomer	RRR-α-Tocopherol	D-α-Tocopherol	1 mg entspricht 1,49 USP-Units
Vollsynthetisches α-Tocopherol	Racemat aus 8 Stereoisomeren	all-rac-α-Tocopherol	DL-α-Tocopherol	1 mg entspricht 1,1 USP-Units

stelltem Vitamin E sind in Tabelle 3.6 zusammengefasst. Viele Präparate enthalten Vitamin E nicht in seiner freien Form, sondern als Essigsäureester. Im Organismus wird das Tocopherolacetat durch Esterasen gespalten und in die freie Form überführt. Die biologische Wirksamkeit von Tocopherol und Tocopherolacetat ist vergleichbar. Definitionsgemäß entspricht 1 mg des racemischen α-Tocopherolacetats einer USP-Einheit.

Nach der oralen Einnahme wird Vitamin E unspezifisch zusammen mit anderen Nahrungsfetten in Chylomikronen eingebaut. Diese werden von den Leberzellen aufgenommen. Vitamin E wird dann zusammen mit anderen Fetten von den Leberzellen in Form von VLDL-Partikeln (Very-Low-Density-Lipoprotein) an den Blutkreislauf abgegeben. Die peripheren Zellen decken ihren Vitamin-E-Bedarf dann über die Aufnahme von LDL. In diesem Zusammenhang ist natürlich von Interesse, ob wesentliche pharmakokinetische Unterschiede zwischen RRR-α-Tocopherol und dem Racemat bestehen. Biochemische Untersuchungen haben ergeben, dass die Affinität von Vitamin E zum α-Tocopheroltransferprotein (αTTP) eine wichtige Determinante für die biologische Aktivität von Vitamin E darstellt (Hosomi et al., 1997). Das αTTP spielt beim Einbau von Vitamin E in VLDL-Partikel in der Leber eine zentrale Rolle. Wie aus Tabelle 3.5 zu entnehmen ist, entsprechen die Bindungsaffinitäten der α-, β-, γ- und δ-Tocopherole an αTTP in etwa der biologischen Aktivität der Verbindungen.

Was die Isomeren des α-Tocopherols angeht, wurden alle 8 Isomeren von Weiser et al. auf ihre biologische Aktivität im Resorptions-Gestationstest an Ratten untersucht und zeigten unterschiedliche Wirksamkeiten. Die Ergebnisse sind in Tabelle 3.7 zusammengefasst (Weiser et al., 1982). Ob die unterschiedlichen Aktivitäten lediglich auf pharmakokinetischen Unterschieden bei Ratten beruhen oder ob weitere enantioselektive Prozesse vorliegen, ist unbekannt.

Beim Menschen wurden verschiedene klinische Studien zur Untersuchung enantioselektiver Unterschiede bei α-Tocopherolen durchgeführt. Die dabei erhaltenen Ergebnisse sind teilweise widersprüchlich. In zwei größer angelegten Studien mit Vitamin-E-Dosierungen zwischen 100 und 1600 mg/die konnten keine Unterschiede zwischen enantiomerenreinem und racemischem Vitamin E auf den Vitamin-E-Gehalt im Plasma bzw. Low Density Lipoproteinen (LDL)

Tab. 3.7 Biologische Aktivitäten der α-Tocopherol-Stereoisomere

α-Tocopherol-Stereoisomer	Biologische Aktivität (in %)
RRR	100
RRS	90
RSS	73
SSS	60
RSR	57
SRS	37
SRR	31
SSR	21

Tab. 3.8 Bioverfügbarkeit von RRR-α-Tocopherol und all-rac-α-Tocopherol (rd = randomisiert, doppelblind)

Autoren	n	Dosierung	RRR : all-rac Tocopherol
Reaven et al., (1993)	16 (rd)	1600 mg	1 : 1 (LDL)
Devaraj et al., (1997)	79 (rd)	100, 200, 400, 800 I.U.	1 : 1 (LDL, Plasma)
Ferslew et al., (1993)	12 (rd)	400 mg	1,2 : 1 (Erythrozyten, Plasma)
Kiyose et al., (1997)	7	100 mg, 300 mg	3 : 1 (Lipoproteine, Serum) Untersuchung erfolgte nicht gleichzeitig
Acuff et al., (1994)	6	150 mg	2 : 1 (Plasma, Erythrozyten)

festgestellt werden (Tab. 3.8). Ferslew et al. (1993) fanden eine 1,2fach höhere Bioverfügbarkeit von RRR-α-Tocopherol bei einer einmaligen Gabe von 400 mg. Zwei weitere Studien fanden signifikante Unterschiede in der Bioverfügbarkeit, wobei allerdings erwähnt werden sollte, dass sich der Faktor 3 : 1 bei der Untersuchung von Kiyose et al. (1997, Tab. 3.8) auf die Dosierungen bezieht, mit denen identische Plasmaspiegel an Vitamin E erzielt werden, und nicht auf die direkten Unterschiede der erreichten Serumplasmaspiegel an α-Tocopherol. Die Ursachen für diese widersprüchlichen Ergebnisse sind unklar. Eine mögliche Erklärung könnte sein, dass keine lineare Beziehung zwischen der Vitamin-E-Gabe und den daraus resultierenden Serumspiegeln besteht, da ein starker Sättigungseffekt zu beobachten ist. So lassen sich z. B. auch mit sehr hohen Dosierungen kaum höhere Plasmaspiegel an Vitamin E als 80 µM erreichen. Dies könnte erklären, warum sich gerade bei höheren Dosierungen keine signifikanten Unterschiede zwischen RRR-α- und all-rac-α-Tocopherol feststellen lassen.

Obwohl offensichtlich bei pharmakologischen Dosierungen kaum Unterschiede zwischen racemischem und RRR-α-Tocopherol vorliegen, ist unter toxikologischen Aspekten eher die Gabe des enantiomerenreinen Produkts anzuraten, da das Razemat immerhin aus 8 evtl. pharmakologisch unterschiedlich wirksamen Verbindungen besteht, während RRR-α-Tocopherol nur eine Einzelsubstanz darstellt und außerdem naturidentisch ist.

3.3.1 Physiologische Funktionen von Vitamin E

α-Tocopherol ist eine lipophile Verbindung, die auf Grund ihrer Redoxeigenschaften in der Lage ist, freie Radikale und reaktive Sauerstoffspezies abzufangen (Abb. 3.6). Wegen der hohen Lipophilie lagert sie sich im Organismus in lipophile Strukturen wie Membranen oder Lipoproteine ein und spielt beim Oxidationsschutz von Lipiden eine Rolle. Vitamin-E-Mangel tritt beim Menschen vor allem bei Individuen mit genetischen Defekten am α-TTP auf und bei Patienten mit Malabsorptionssyndrom. Der Vitamin-E-Mangel führt zu Ataxien, Myopathien und neuromuskulären Abnormalitäten. Die periphere Neuropathie beruht wahrscheinlich auf der Schädigung von Nerven und sensorischen Neuronen durch freie Radikale (Traber et al., 1987). Die Therapie besteht in der Verabreichung hoher Dosierungen (bis zu 2 g täglich) an Vitamin E. Vollständigkeitshalber sollte erwähnt werden, dass offenkundige Vitamin-E-Mängel bei gesunden Individuen dagegen sehr selten vorkommen und so gut wie nie auf diätetischen Ursachen beruhen (Brigelius-Flohé et al., 1999).

Verschiedene biochemische Untersuchungen haben ferner ergeben, dass Vitamin E in Signaltransduktionsprozesse innerhalb der Zelle eingreifen kann. So konnte gezeigt werden, dass Vitamin E die Aktivierung der Proteinkinase Cα(PKCα) hemmen kann, wodurch es u.a. zu einer Attenuierung der Zellproliferation bei Zellen der glatten Muskulatur kommt (Azzi et al., 1997). Die Hemmung der Proteinkinase-C-Aktivität durch Vitamin E ist auf die Hemmung der PKCα-Phosphorylierung zurückzuführen, die einen wichtigen Schritt bei der Aktivierung des Enzyms darstellt (Ricciarelli et al., 1998). Wie kürzlich gezeigt werden konnte, beruht die Reduktion des Phosphorylierungsstatus der Proteinkinase C auf der Aktivierung der Proteinphosphatase 2A (Azzi et al., 1998). Die

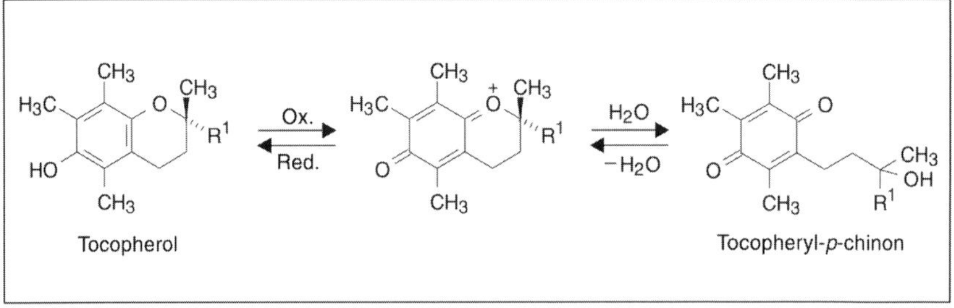

Abb. 3.6 Redox-Eigenschaften von Vitamin E. Oxidation von Tocopherol zu Tocopheryl-p-chinon

Tab. 3.9 Effekte von Vitamin E

Einteilung	Art der Effekte
Molekulare Effekte	Hemmung der Oxidation von LDL
	Hemmung der Phosphorylierung der Proteinkinase C
	Aktivierung der Proteinphosphatase 2 A
Zellbiologische Effekte	Hemmung von Monozytenadhäsion
	Hemmung der endothelialen Dysfunktion (Vasospasmus) durch Freisetzung von Stickstoffmonoxid (NO)
	Hemmung der Zytotoxizität von oxidiertem LDL
	Hemmung der Schaumzellbildung
	Hemmung der Proliferation glatter Muskelzellen
	Hemmung der Thrombozytenaktivierung

Vitamin-E-vermittelte Hemmung der Proteinkinase C wurde auch in anderen Zellen wie Thrombozyten und Monozyten berichtet (Brigelius-Flohé et al., 1999). Die molekularen und zellbiologischen Effekte von Vitamin E sind in Tabelle 3.9 zusammengefasst.

3.3.2 Vitamin E und durch Radikale begünstigte Erkrankungen

Da reaktive Sauerstoffspezies und Radikale als mögliche Verursacher von Krebs oder kardiovaskulären Erkrankungen infrage kommen (Abb. 3.7), war nahe liegend Vitamin E auf Grund seiner Radikalfängereigenschaften zur Prophylaxe dieser Erkrankungen einzusetzen.

Atherosklerose ist eine multifaktorielle Erkrankung, bei der Störungen des Lipidstoffwechsels eine zentrale Rolle spielen. Wie heute allgemein anerkannt ist, wird die Entstehung und Progression der Atherosklerose durch die Oxidation von LDL gefördert. Die oxidierten LDL-Partikel werden von Makrophagen über den Scavengerrezeptor aufgenommen, wobei die Lipidaufnahme über den Scavengerrezeptor keine negative Rückkopplung besitzt, wodurch es zur Überladung von Makrophagen kommen kann. Bei Überladung der Makrophagen mit den Lipidpartikeln werden diese Zellen in Schaumzellen umgewandelt, die dann absterben und sich als Fettstreifen unterhalb des noch intakten Endothels ansammeln. Durch Entzündungsprozesse und damit verbundenen Bindegewebswucherungen kommt es zu einer Sklerose mit Verhärtungen und Verdickungen von Gefäßwänden. Auf Grund seiner Redox-Eigenschaften und seiner Lipophilie kann Vitamin E zum Schutz von Membranen und LDL-Partikeln vor oxidativer Schädigung durch Radikale beitragen. Ferner hemmt Vitamin E die Proliferation, Zelladhäsion und die Produktion reaktiver Sauerstoffspezies in verschiedenen Zelltypen. So war die Vermutung nahe liegend, dass Vitamin E

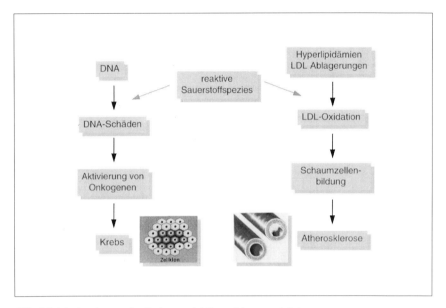

Abb. 3.7 Mechanismen der Krebs- und Atheroskleroseentstehung

über die Hemmung der LDL-Oxidation und die Zellaktivierung (Tab. 3.9) evtl. in Initialschritte und in die Progression der Atherosklerose eingreifen könnte.

Heute wird davon ausgegangen, dass Radikale bzw. aktivierte Sauerstoffspezies auch bei der Entstehung von Krebserkrankungen eine Rolle spielen. Bei der Einwirkung von Radikalen und anderen reaktiven Molekülen auf die zelluläre DNA kann es zu chemischen Veränderungen der DNA kommen, was die Entstehung von Mutationen begünstigt. Liegen die Mutationen innerhalb von Genen, die an der Steuerung der Zellproliferation beteiligt sind, kann es unter anderem zur Aktivierung von Onkogenen und zur Transformation der Zellen zu Krebszellen kommen (Abb. 3.7). Auf Grund der Wirkung von Vitamin E als Antioxidans wurde vermutet, dass die Verbindung unter Umständen ein Potenzial zur Prävention von Krebserkrankungen besitzt. Die Applikation von Vitamin E zur Prophylaxe von Krebs und kardiovaskulären Erkrankungen ist natürlich auch deshalb von Interesse, weil diese Erkrankungen die beiden häufigsten Todesursachen repräsentieren (Abb. 3.8).

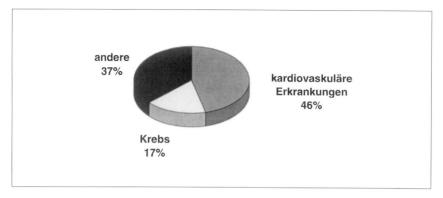

Abb. 3.8 Anteile von Krebs und kardiovaskulären Erkrankungen an der Gesamtsterblichkeit

3.3.3 Vitamin E und Krebs

Frühere Untersuchungen weisen auf einen möglichen protektiven Effekt von Früchten und Gemüsen bei Krebs hin, was mit dem hohen Gehalt dieser Nahrungsmittel an Antioxidantien wie Vitamin C, Vitamin E und Carotinoiden in Verbindung gebracht wurde (zum Überblick siehe Gey, 1998). Daher war es nahe liegend, mit entsprechenden Untersuchungen festzustellen, ob eine Korrelation zwischen der Nahrungsaufnahme bzw. den Plasmaspiegeln an Vitamin E und dem Krebsrisiko besteht. Ferner wurde in verschiedenen Interventionsstudien untersucht, ob die Gabe von Vitamin E zu einer Senkung des Krebsrisikos führt.

In verschiedenen Untersuchungen wurde der Effekt von Vitamin E auf die Prävention von Krebserkrankungen wie Darmkrebs, Lungenkrebs analysiert (Tab. 3.10). Im Rahmen der Nurses Health Studie (NHS) wurden 89 494 Frauen jeweils in den Jahren 1980 und 1984 nach ihren Ernährungsgewohnheiten und Vitamineinnahmen befragt (Hunter et al., 1993). Der anschließende 8-jährige Beobachtungszeitraum ergab, dass die Einnahme von Vitamin C oder E zu keinem protektiven Effekt auf die Entstehung von Brustkrebs führte. Interessanterweise konnte in derselben Studie auch für Vitamin C keine protektive Wirkung nachgewiesen werden.

Die meisten Studien haben den Zusammenhang zwischen der Vitamin-E-Einnahme und dem Darmkrebsrisiko untersucht (siehe auch Tab. 3.10). Verschiedene Beobachtungsstudien ergaben, dass nur eine geringe, statistisch meistens nicht signifikante inverse Relation zwischen der Vitamin-E-Einnahme und dem Darmkrebsrisiko besteht. Offensichtlich ist die Gesamtzufuhr von antioxidativen Vitaminen, Ballaststoffen und anderen Mikronutrientien von größerer Relevanz für das Darmkrebsrisiko als die alleinige Supplementierung mit Vitamin E.

Tab. 3.10 Studien zu Vitamin E und Krebserkrankungen

Studie	Design	Ergebnis
NHS (Hunter et al., 1993)	Prospektive Beobachtungsstudie an 89 494 Frauen	Die Einnahme großer Mengen an Vitamin C oder E schützt nicht vor Brustkrebs.
Longnecker et al., 1992	Kohortenstudie	Geringe, statistisch jedoch nicht signifikante inverse Relation des Serum-Vitamin-E-Spiegels zum Darmkrebsrisiko
Iowa Women's Health Study (Bostick et al., 1993)	Prospektive Beobachtungsstudie an 35 215 Frauen (Alter 55–69)	Die Einnahme hoher Mengen an Vitamin E kann das Darmkrebsrisiko besonders bei Personen unter 65 Jahren senken.
Slattery et al., 1998	Beobachtungsstudie	Keine statistisch signifikante Assoziation zwischen dem Darmkrebsrisiko und der Tocopheroleinnahme über die Nahrung; mögliche inverse Assoziation zwischen α-Tocopherol und dem Darmkrebsrisiko bei Personen unter 67 Jahren.
Polyp Prevention Study (Greenberg et al., 1994)	Interventionsstudie, 25 mg β-Carotin, 1 g Vit. C, 400 mg Vit. E und Kombination (n = 864)	Kein protektiver Effekt bei Darmkrebs durch die 3 Stubstanzen, einzeln oder in Kombination nach 1 und 4 Jahren.
ATBC-Studie (Heinonen et al., 1994)	Primäre Präventionsstudie, rd, an 29 133 männl. Rauchern, 50 mg Vitamin E od. 20 mg β-Carotin od. Kombination, 5 und 8 Jahre	Kein Effekt bei Lungenkrebs, Vitamin E reduziert deutlich Prostatakrebs, leichter Rückgang bei Darmkrebs.

Diese Interpretation der Daten wird durch die vorliegenden, größer angelegten Interventionsstudien bestätigt.

In der Polypenpräventionsstudie von Greenberg et al. (1994), einer Sekundärpräventionsstudie, wurden insgesamt 864 Patienten entweder mit Placebo, 25 mg/Tag β-Carotin, mit einer Kombination von Vitamin C (1 g/Tag) und Vitamin E (400 mg/Tag) oder mit der Kombination aller 3 Substanzen behandelt und die Patienten nach einem und vier Jahren im Hinblick auf die Entstehung neuer Adenome untersucht. Die Studie ergab, dass keine der Behandlungen einen positiven Effekt auf die Entstehung neuer Polypen besitzt.

In einer sehr groß angelegten Studie, der alpha-Tocopherol-beta-Carotin Krebspräventionsstudie (ATBC-Studie), wurden 29 133 männliche Raucher im Alter von 50–69 Jahren entwedet mit Placebo, β-Carotin (20 mg/Tag), α-Tocopherol (50 mg/Tag) oder mit der Kombination (β-Carotin und α-Tocopherol) behandelt (Heinonen et al., 1994). Die Studie wurde randomisiert und doppelblind durchgeführt und erstreckte sich über einen Zeitraum von 5–8 Jahren. Untersucht wurde der Effekt der Behandlungen auf die Entstehung verschiedener Krebsarten wie Lungen-, Prostata-, Darm- und Magenkrebs. Wie aus Abbildung 3.9 zu erkennen ist, führte Vitamin E zu einer ausgeprägten Reduktion des Prostatakrebsrisikos und zu einer leichten Reduktion des Darmkrebsrisikos, bei an-

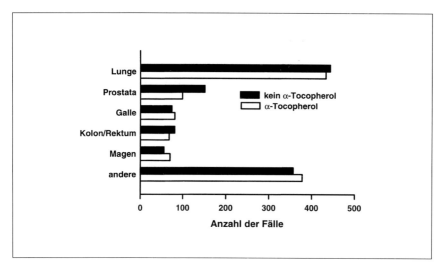

Abb. 3.9 Effekte von α-Tocopherol (50 mg/Tag) auf die Entstehung verschiedener Krebserkrankungen

deren Krebsarten war kein signifikanter Effekt der Tocopheroleinnahme zu beobachten. Ein ähnliches Ergebnis ergab die Analyse bzgl. der Mortalität (Abb. 3.10). Vitamin E hatte keinen Effekt auf die Mortalität bei Krebserkrankungen. Bei kardiovaskulären Erkrankungen ergab sich ein differenzierteres Bild. Vitamin E reduzierte die Mortalität bei ischämischen Schlaganfällen, während die Sterblichkeit bei hämorrhagischen Schlaganfällen erhöht war.

Eine mögliche Erklärung für fehlende protektiven Effekte von Vitamin E bei verschiedenen Krebsarten wie z. B. Lungenkrebs in der ATBC-Studie könnte sein, dass die Behandlungsdauer im Vergleich zum Expositionszeitraum, welcher gerade bei Rauchern häufig mehrere Jahrzehnte umfasst, zu kurz war. Es wäre daher wünschenswert, Daten zur Behandlung über einen sehr langen Zeitraum zur Verfügung zu haben. Ein weiterer Grund könnte in der Dosierung (50 mg/Tag) liegen. Zwar lag die Dosierung bei der ATBC-Studie 3–5fach über der täglichen Menge, die von der deutschen Gesellschaft für Ernährung empfohlen wird, es ist jedoch denkbar, dass die Dosierung zu niedrig ist, um innerhalb der Studiendauer protektive Effekte beobachten zu können.

Auf Grund der bis jetzt vorliegenden Daten ist die Einnahme von Vitamin E zur Krebsprophylaxe allgemein eher skeptisch zu beurteilen. Bei den meisten Krebsarten mit Ausnahme des Prostatakrebses konnte kein signifikanter protektiver Effekt von Vitamin E nachgewiesen werden. Allerdings deuten verschiedene Studien darauf hin, dass Vitamin E eventuell das Darmkrebsrisiko geringfügig senken kann.

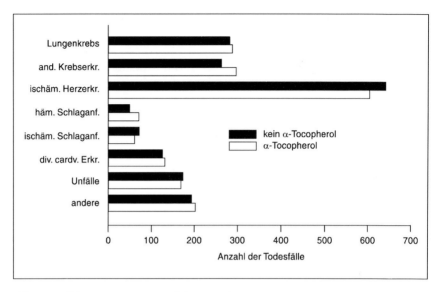

Abb. 3.10 Effekte von Vitamin E auf die Mortalität

3.3.4 Vitamin E und Atherosklerose

Da die Oxidation von Lipiden bei der Entstehung kardiovaskulärer Erkrankungen eine wesentliche Rolle spielt und Vitamin E auf Grund seiner antioxidativen und lipophilen Eigenschaften Lipide vor Oxidation schützen kann, war es natürlich naheliegend, die Effekte von Vitamin E auf das Risiko kardiovaskulärer Erkrankungen wie Herzinfarkt oder Schlaganfall zu untersuchen.

Verschiedene Beobachtungsstudien legten nahe, dass das Risiko einer kardiovaskulären Erkrankung in einer inversen Beziehung zur täglichen Vitamin-E-Zufuhr steht (Rimm et al., 1993; Stampfer et al., 1993). Im Rahmen der NHS wurden rund 87 000 Krankenschwestern im Alter von 34 bis 59 Jahren, die weder eine kardiovaskuläre Erkrankung noch eine Krebserkrankung zum Zeitpunkt der Befragung hatten, nach ihren Ernährungsgewohnheiten befragt und über einen Zeitraum von 8 Jahren beobachtet (Stampfer et al., 1993). Wie aus Tabelle 3.11 zu entnehmen ist, besteht eine klare inverse Korrelation zwischen der Vitamin-E-Einnahme über die Nahrung und als Supplement und dem Risiko einer koronaren Herzerkrankung. In der Quintile mit der höchsten Vitamin-E-Einnahme war das Erkrankungsrisiko um 34 % niedriger als in der Personengruppe mit der niedrigsten Vitamin-E-Einnahme (Tab. 3.11). Ähnliche Zusammenhänge wurden in der Health Professional Follow up Studie (HPFS) festgestellt. Im Rahmen dieser Studie wurden knapp 40 000 Männer im Alter von 40 bis 75 Jahren, die im Gesundheitswesen tätig sind, nach ihren Ernährungsge-

Tab. 3.11 Studien zum kardiovaskulären Risiko im Zusammenhang mit der Vitamin-E-Einnahme

Studie	n	Zeitraum	Vitamin-E-Einnahme (mg/Tag, Nahrung + Suppl.) relatives Risiko einer koronaren Herzerkrankung				
NHS*	87 245 (w)	8 Jahre	1,2–3,5 1,0	3,6–4,9 1,0	5,0–8,0 1,15	8,1–21,5 0,74	21,6–1000 0,66
HPFS**	39 910 (m)	4 Jahre	6,4 1,0	8,5 0,89	11,2 0,81	25,2 0,71	419 0,60

* aus (Stampfer et al., 1993) ** aus (Rimm et al., 1993)

wohnheiten befragt und über einen Zeitraum von 4 Jahren beobachtet. Zum Zeitpunkt der Befragung litt keine der Personen an einer koronaren Herzkrankheit (Rimm et al., 1993). Ähnlich wie in der NHS konnte auch in dieser Studie ein klarer Zusammenhang zwischen der Vitamin-E-Einnahme (über die Nahrung und/oder als Supplement) und dem Risiko einer koronaren Herzerkrankung aufgezeigt werden. Die Quintile mit der höchsten Vitamin-E-Einnahme (durchschnittlich 419 mg/Tag Vitamin E) hatte ein um 40 % niedriges Risiko, an einer koronaren Herzkrankheit zu erkranken, im Vergleich zu den Personen, die durchschnittlich 6,4 mg Vitamin E zu sich nahmen. Interessant ist ferner, dass schon eine durchschnittliche tägliche Einnahme von 25 mg Vitamin E über die Nahrung zu einer knapp 30 %igen Reduktion des Risikos führt.

Aus den bisher vorliegenden Studien geht eindeutig hervor, dass zwischen der täglichen Vitamin-E-Zufuhr über die Nahrung oder Nahrung plus Supplement und dem Risiko einer kardiovaskulären Erkrankung ein klarer Zusammenhang besteht. In den meisten Studien wurden die Daten nicht nur im Hinblick auf die Gesamteinnahme von Vitamin E analysiert, sondern auch unter dem Gesichtspunkt, ob die Vitamin-E-Zufuhr über die Nahrung oder vor allem durch Einnahme von Vitamin-E-Präparaten erfolgte. In der IOWA-Studie, an der rund 34 000 Frauen in der Menopause teilnahmen, wurde der Zusammenhang zwischen der täglichen Vitamin-E-Einnahme über die Nahrung oder als Supplement auf Sterblichkeit auf Grund koronarer Herzerkrankungen eingehend untersucht. Das Resultat dieser Studie war, dass mit der Nahrung aufgenommenes Vitamin E wesentlich deutlicher und in viel niedrigeren Dosierungen mit der Senkung des kardiovaskulären Risikos korreliert als die Vitamin-E-Supplementierung (Kushi et al., 1996) (Tab. 3.12). So führen schon niedrige Mengen an Vitamin E (ab 5 mg/Tag) zu einer deutlichen Reduktion des kardiovaskulären Risikos, wenn entsprechende Vitamin-E-Mengen über die Nahrung aufgenommen werden. Die Einnahme von 7,7–9,7 mg/Tag über die Nahrung führte sogar zu einer fast 60 %igen Reduktion des Risikos. Beruhte die Vitamin-E-Zufuhr dagegen vor allem auf der Einnahme von Vitamin-E-Präparaten und weniger auf der Zufuhr über die Nahrung, so ist die inverse Korrelation zwischen der

Tab. 3.12 Effekte der Vitamin-E-Einnahme über die Nahrung oder als Supplement auf die Sterblichkeit an koronarer Herzerkrankung (aus Kushi et al., 1996)

Art der Vitamin-E-Zuführung	Vitamin-E-Einnahme (mg/Tag) relatives Risiko				
Nahrung + Supplement.	<5,7 1,0	5,7–7,8 0,95	8,8–12,2 0,53	12,2–35,6 0,61	>35,6 0,78
Nur über die Nahrung	<4,9 1,0	4,9–6,2 0,68	6,3–7,6 0,71	7,7–9,7 0,42	>9,7 0,42
Nur Supplement	0 1,0	1–25 0,76	26–100 0,95	101–250 0,97	>250 0,82

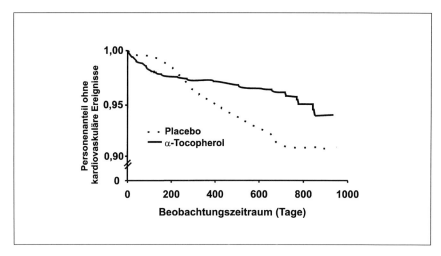

Abb. 3.11 Sekundärprävention kardiovaskulärer Erkrankungen durch Vitamin E

kardiovaskulären Mortalität und der Vitamin-E-Zufuhr geringer ausgeprägt und nur bei höheren Dosen (>250 mg/Tag) zu beobachten.

Die Daten der groß angelegten Beobachtungsstudien legen nahe, dass eine vitaminreiche und ballaststoffreiche Ernährung das Risiko kardiovaskulärer Erkrankungen und Krebs erheblich effizienter senkt als die alleinige Supplementierung mit Vitamin E. Die Daten weisen ferner darauf hin, dass erst bei relativ hohen Dosen an Vitamin E (>200 mg /Tag) über einen Zeitraum von bis zu 4 Jahren signifikante protektive Effekte zu erwarten sind.

In der Cambridge Heart Antioxidant Studie (CHAOS), einer randomisierten, doppelblinden und Placebo-kontrollierten Studie an 2002 Patienten wurde der Effekt von hochdosiertem Vitamin E (400 bzw. 800 mg/Tag) auf die Sekundär-

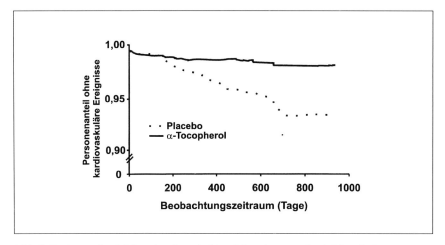

Abb. 3.12 Prävention leichter kardiovaskulärer Erkrankungen durch Vitamin E

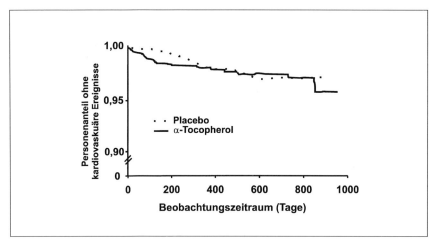

Abb. 3.13 Effekt von Vitamin E auf die Mortalität bei kardiovaskulären Erkrankungen

prävention von Herzinfarkten oder kardiovaskulären Todesfällen untersucht. Die Studie ergab, dass hohe Dosen von Vitamin E die Häufigkeit kardiovaskulärer Ereignisse wie Herzinfakt usw. deutlich reduzieren (Abb. 3.11; Stephens et al., 1996). Dies beruhte vor allem auf einem Rückgang leichterer, nichttödlicher Herzinfarkte (Abb. 3.12), während die Anzahl der tödlichen kardiovaskulären Zwischenfälle, d. h. die kardiovaskuläre Sterblichkeit, nicht beeinflusst wurde (Abb. 3.13). Die Daten legen nahe, dass vor allem Patienten mit gering ausgeprägter kardiovaskulärer Erkrankung von der Vitamin-E-Therapie profitieren,

Tab. 3.13 Einfluss der Vitamin-E-Einnahme auf den Serumspiegel (aus Stephens et al., 1996)

Gruppe	Vitamin E Serumkonzentration
Placebo	34,2 µM
Vitamin E (400 mg/Tag)	51,1 µM
Vitamin E (800 mg/Tag)	64,5 µM

während bei fortgeschrittener Erkrankung kein protektiver Effekt festzustellen ist. Im Rahmen der CHAOS wurden auch die α-Tocopherolspiegel untersucht. Wie aus Tabelle 3.13 zu entnehmen ist, führt die Vitamin-E-Einnahme von 800 mg/Tag gerade zu einem zweifachen Anstieg der Vitamin-E-Konzentration im Serum.

3.3.5 Beurteilung der Vitamin-E-Supplementierung

Wie verschiedene Studien zeigen konnten, besteht eine inverse Korrelation zwischen der täglichen Vitamin-E-Einnahme und dem Risiko kardiovaskulärer Erkrankungen. Diese Korrelation lässt sich schon bei relativ niedrigen Einnahmen von Vitamin E (ab ca. 6–10 mg/Tag) über die Nahrung beobachten. Ähnliche Korrelationen lassen sich auch bei der Einnahme von Vitamin E als Supplement beobachten, allerdings erst bei höheren Dosierungen. Dies könnte damit zusammenhängen, dass Personen, die täglich viel Vitamin E über die Nahrung zu sich nehmen, sich auch sonst vitamin- und ballaststoffreich ernähren. In Anbetracht der anderen Risikofaktoren wie z. B. des LDL-Cholesterol, welches bei der Entstehung der Atherosklerose eine zentrale Rolle spielt, lässt sich schließen, dass eine vitaminreiche, ballaststoffreiche und fettarme Ernährung das Risiko kardiovaskulärer Erkrankungen und von Krebs erheblich effizienter senkt als die alleinige Supplementierung mit Vitamin E.

Therapeutische und prophylaktische Effekte scheinen bei kardiovaskulären Erkrankungen erst bei der Vitamin-E-Supplementierung mit höheren Dosierungen aufzutreten. Bei einer Dosierung von 50 mg/Tag konnte z. B. in der ATBC-Studie über einen Zeitraum von 5–8 Jahren kein signifikanter Effekt auf das Risiko kardiovaskulärer Erkrankungen festgestellt werden. Wie im Rahmen der CHAOS gefunden wurde, führt die höher dosierte Vitamin-E-Einnahme (400 mg/Tag) zu einem deutlichen Rückgang leichterer kardiovaskulärer Ereignisse, die Mortalität wurde allerdings nicht beeinflusst.

3.3.6 Toxizität von Vitamin E

Vitamin-E-Dosierungen von bis zu 400 mg/Tag werden heute als sicher angesehen. Bei Einnahme von 3000 mg Vitamin E pro Tag wurden Veränderungen der Serumlipide und der Schildrüsenfunktion festgestellt, dagegen wurde bei einer Dosierung von 1000 mg täglich keine Beeinflussung der Schilddrüsen- und Leberfunktion gefunden (Kitagawa et al., 1989). Bei Dosierungen ab 3000 mg/Tag wurde ferner eine Hemmung der Thrombozytenaggregation beobachtet (Kappus et al., 1992). In einer anderen Studie konnte bei einer niedrigeren Dosierung von 900 mg/Tag allerdings kein Effekt auf die Thrombozytenfunktion festgestellt werden (Kitagawa et al., 1989). Die wohl kritischste Nebenwirkung bei hochdosierter Vitamin-E-Einnahme dürfte die Hemmung der Thrombozytenfunktion und Blutkoagulation sein, die auch in-vitro zu beobachten ist. Bei Patienten, die mit Antikoagulantien behandelt werden, ist die Vitamin-E-Einnahme kontraindiziert, da Vitamin E die Wirkung von Vitamin-K-Antagonisten durch die Hemmung der Resorption von Vitamin K im Darm verstärkt (Corrigan, 1982). Daher ist von der Vitamin-E-Gabe bei Patienten mit Vitamin-K-Mangel und bei Therapien mit Antikoagulantien abzuraten.

3.3.7 Vitamin E als Hautschutzfaktor

Im Gegensatz zur Anwendung von Vitamin E zur Atherosklerose- und Krebsprophylaxe gibt es kaum klinische Studien, in denen die dermatologische Anwendung von Vitamin E untersucht wurde. Dagegen gibt es verschiedene experimentelle Untersuchungen, in denen eine mögliche Hautschutzfunktion von Vitamin E getestet wurde. So konnte in verschiedenen Tiermodellen gezeigt werden, dass Vitamin E photoprotektive Eigenschaften besitzt, d.h. dass es die Haut vor Schädigung durch UV-Strahlung schützt (Nachbar et al., 1995). Heute geht man allgemein davon aus, dass der protektive Effekt von Vitamin E vor allem auf den Radikalfängereigenschaften beruht und weniger auf der direkten Absorption von UV-Strahlung. Beim Menschen konnte gezeigt werden, dass Vitamin E die Erythembildung bei der PUVA-Therapie von Psoriatikern deutlich hemmt. Von verschiedenen Autoren wurde auch vorgeschlagen, Vitamin E zur Therapie entzündlicher Hauterkrankungen einzusetzen, wobei allerdings bei den meisten Erkrankungen keine klinischen Studien zum therapeutischen Wert vorliegen.

Vitamin E ist eines der Haupt-Antioxidantien der Haut. Bei UV-Bestrahlung der Haut kommt es zu einer Abnahme der Vitamin-E-Konzentration, was auf direkte Photooxidation von Vitamin E oder auf Reaktionen mit Radikalen zurückzuführen ist (Thiele et al., 1998). Auf Grund seiner möglichen Funktion als Antioxidans und als Photooxidationsschutz der Haut wurden verschiedene Untersuchungen zur kosmetischen und dermatologischen Verwendung von Vitamin E durchgeführt. Heute gilt als gesichert, dass Vitamin E protektive Effekte bei Sonnenbrand besitzt und vor strahlungsbedingten Hautalterungsprozessen wie Faltenbildung, Dehydratisierung usw. schützt. Von verschiedenen Autoren wurde gezeigt, dass Vitamin E die Narbenbildung vermindert (Lovas 1984; N. N., 1998). Andere vorgeschlagene Effekte wie die Reduktion der Talgproduktion bei Seborrhoikern oder die Induktion des Haarwuchses durch die Verbesserung der Mikrozirkulation sind bis jetzt nicht eindeutig belegt und eher skeptisch zu beurteilen (Nachbar et al., 1995). Die eingesetzten Vitamin-E-Konzentrationen erstrecken sich über einen relativ großen Bereich. So werden meistens 0,02–0,5 %ige Lösungen bzw. Emulsionen zur Photoprotektion eingesetzt, zur Entzündungshemmung liegen die Konzentrationen bei bis zu 2 %, zur Hemmung der Narbenbildung wurden 5–20 %ige Präparate appliziert.

3.4 Melatonin

Die Entdeckung von Melatonin geht auf die Beobachtung zurück, dass Extrakte der Zirbeldrüse in der Lage sind, die Haut von bestimmten Amphibienarten zu bleichen (McCord et al., 1917). Gut 40 Jahre später konnte die Struktur von Melatonin, dem aktiven Prinzip, aufgeklärt werden (Lerner et al., 1959). Neben der bleichenden Wirkung von Melatonin, welche auf der Aggregation von Melanosomen (Melaningranula) in dermalen Melanophoren der Amphibien beruht, wurde in verschiedenen Säugetierarten mit Ausnahme der Primaten schon früh eine Beteiligung des Hormons an der Steuerung der saisonalen Reproduktion nachgewiesen. Das Auftauchen von Melatonin als Wunderhormon in den Medien geht hauptsächlich auf Berichte zurück, wonach Melatonin bei Mäusen den Alterungsprozess stoppt und das Leben verlängert (Pierpaoli et al., 1994). Die in der Literatur postulierten Wunderwirkungen umfassen ferner einen protektiven Effekt vor Krebserkrankungen, die Stärkung des Immunsystems, Schutz vor Depressionen und Alterungsprozessen. Bei den Untersuchungen von Pierpaoli et al. zur Beeinflussung von Alterungsprozessen durch Melatonin wurde jedoch von den Autoren verschwiegen, dass die verwendeten Mäusestämme einen genetischen Defekt besitzen, sodass sie endogen kein Melatonin produzieren können (Reppert et al., 1996). Die beobachteten Effekte sind daher auf Melatoninmangelerscheinungen zurückzuführen. Der Befund, dass ein genetischer Defekt, welcher zum Ausfall einer Hormonwirkung führt, eine geringere Lebenserwartung mit sich bringt, und dass Substitution des entsprechenden Hormons lebensverlängernd wirkt, ist trivial und gilt nicht nur für Melatonin sondern auch für andere Hormone. Die Vermutung, dass Melatonin in gesunden Individuen dieselben Effekte aufweist, ist, zumindest was diese Studien angeht, reine Spekulation und entbehrt jeglicher wissenschaftlichen Grundlage.

3.4.1 Biochemische Grundlagen

Melatonin wird hauptsächlich in der Zirbeldrüse, einem kleinen Organ im Gehirn und in der Retina gebildet. Weitere Untersuchungen haben ergeben, dass Melatonin aber auch in Monozyten, Thrombozyten und in der Haut gebildet werden kann (Slominski et al., 1996; Finocchiaro et al., 1988; Launay et al., 1982). Die Biosynthese erfolgt aus Tryptophan, welches durch Hydroxylierung und Decarboxylierung zuerst in Serotonin umgewandelt wird. Nach Acetylierung und O-Methylierung von Serotonin entsteht das Melatonin (Abb. 3.14).

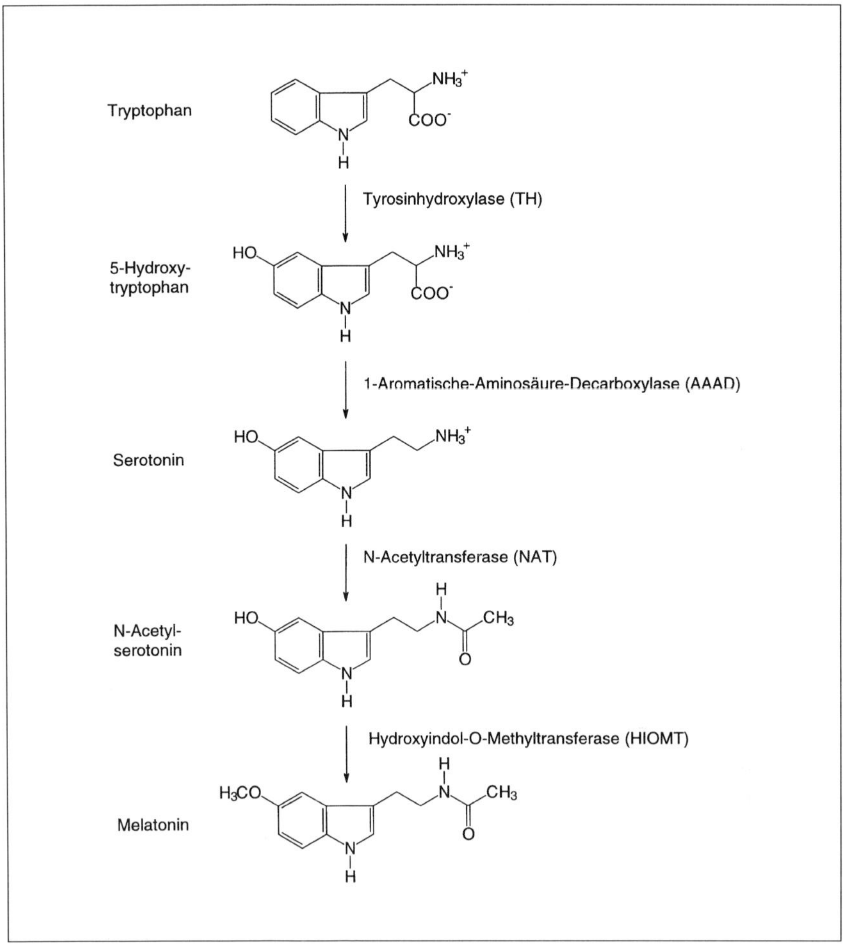

Abb. 3.14 Biosynthese von Melatonin

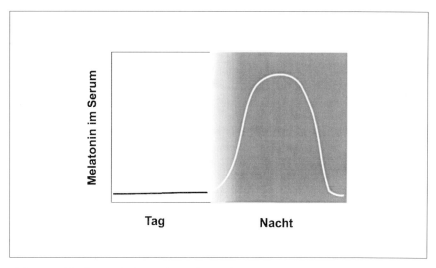

Abb. 3.15 Zirkadianer Rhythmus der Melatoninfreisetzung

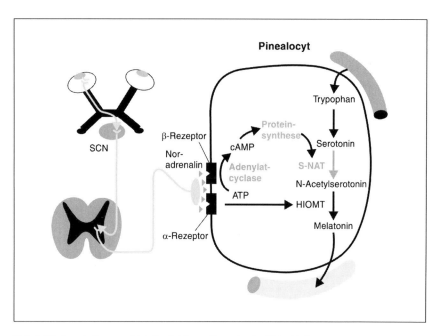

Abb. 3.16 Regulation der Melatoninbiosynthese in der Zirbeldrüse

Der geschwindigkeitsbestimmende Schritt bei der Melatoninbiosynthese ist die Acetylierung von Serotonin, welche von der Serotonin-N-Acetyltransferase bzw. Arylalkylamin-N-Acetyltransferase (AA-NAT) katalysiert wird.

Die Melatoninkonzentration im Serum unterliegt starken zirkadianen Schwankungen. Tagsüber ist die Melatoninkonzentration niedrig, während der Serum-Melatoninspiegel in der Nacht stark ansteigt (Abb. 3.15). Das Melatonin im Serum stammt vor allem von der Zirbeldrüse, deren Aktivität wiederum vom suprachiasmatischen Nucleus (SCN), einem Bereich des Hypothalamus, gesteuert wird.

Die Synchronisation des Lichtsignals mit der „biologischen Uhr", die im SCN lokalisiert ist, und der Melatoninbiosynthese erfolgt über neuronale Verbindungen (Abb. 3.16). Bei Dunkelheit kommt es zur Stimulation der Melatoninproduktion durch den SCN, wobei Noradrenalin als Neurotransmitter dient. Auf Grund der Steuerung der Melatoninfreisetzung durch den Tag-Nacht-Rhythmus wird Melatonin häufig als „chemisches Dunkelsignal" betrachtet. Melatonin dient als Zeitgeber für die biologische Uhr. Zusammen mit Licht ist es an der Synchronisation der biologischen Uhr von Individuen mit der Umwelt beteiligt. Die Zeitgeberfunktion von Melatonin ist jedoch deutlich schwächer ausgeprägt als die von Licht. Ferner dient Melatonin bei Schwangeren wahrscheinlich als Überträger des Tag/Nacht-Signals von der Mutter auf den Föten.

3.4.2 Melatoninrezeptoren

Melatonin entfaltet seine biologischen Wirkungen durch Bindung an spezifische Rezeptoren, die das Signal dann innerhalb der Zelle weiterleiten. Auf Grund der Existenz spezifischer Rezeptoren und der endogenen Biosynthese in verschiedenen Geweben ist Melatonin eindeutig als Hormon einzustufen. Die pharmakologische Charakterisierung der Membranbindungsstellen von Melatonin führte zur Postulierung von 2 verschiedenen, membranständigen Rezeptortypen (Dubocovich, 1995). Beim ersten Rezeptortyp handelt es sich um G-Protein-gekoppelte Rezeptoren mit hoher Affinität für Melatonin (Kd = 10–300 pM). Die Signalübertragung erfolgt über ein inhibitorisches G-Protein, das einen Abfall des zellulären cAMP-Spiegels induziert (Sugden, 1994; Morgan et al., 1994) (Abb. 3.17).

Inzwischen wurden zwei menschliche Rezeptoren des ersten Typs kloniert, die jetzt als mt_1- (früher mel1a) und MT_2-Rezeptoren (früher mel1b) bezeichnet werden (Reppert et al., 1994; Reppert et al., 1995). Auf Grund von Bindungsstudien wurde noch ein weiterer Rezeptortyp, der MT_3 Rezeptor postuliert, der ein anderes pharmakologisches Profil als die mt_1- und MT_2-Rezeptoren besitzt und dessen Signaltransduktion offensichtlich an die Phosphoinositidkaskade geknüpft ist (Dubocovich, 1995). Eine weitere cDNA, welche für einen Rezeptor vom Typ 1 kodiert, wurde aus Hühnergehirnen kloniert.

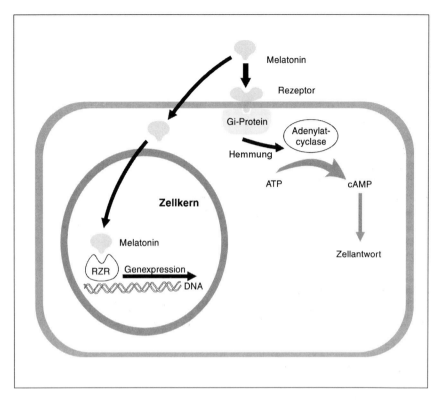

Abb. 3.17 Zelluläre Signaltransduktion bei Melatonin

Außer den membranständigen Rezeptoren spielen noch nukleäre Bindungsstellen, die Retinoid-Z- bzw. Retinoid-Acid-Related-Orphan-Rezeptoren (RZR bzw. ROR), bei der Signaltransduktion von Melatonin eine Rolle (Becker-André et al., 1994). Retinoid-Z- bzw. Retinoid-Acid-Related-Orphan-Rezeptoren sind zum Vitamin-A-Säure-Rezeptor homolog und gehören zur Superfamilie der nukleären Rezeptoren (wie z. B. Vitamin-D3-Rezeptoren, Schilddrüsen- und Steroidhormon-Rezeptoren). Die unterschiedliche Nomenklatur RZR bzw. ROR ist auf die gleichzeitige Klonierung der Gene durch zwei verschiedene Arbeitsgruppen zurückzuführen.

Der RZR/ROR ist an der Regulation der Genexpression in Zellen beteiligt. Er bindet an bestimmte Sequenzen in DNA-Abschnitten, welche die Expression von Genen steuern und als Promotoren bezeichnet werden (Abb. 3.17). Damit also nukleäre Rezeptoren an Promotoren bestimmter Gene binden können, müssen diese Promotoren DNA-Sequenzen (sog. Responselemente) enthalten, welche vom Rezeptor erkannt werden. Die ROR/RZR erkennen die Basensequenz A/GGGTCA.

Von der RZR/ROR-Rezeptorfamilie sind inzwischen 3 Subtypen bekannt, die mit α, β und γ bezeichnet werden. RZRβ wird im Gehirn exprimiert, während die RZRα-Serie vor allem in Leukozyten vorkommt (Becker-André et al., 1993). Die α-Serie lässt sich wiederum in vier verschiedene Proteine (RORα1–3 und RZRα) unterteilen, die von einem einzigen Gen kodiert werden und durch unterschiedliches Spleißen der mRNA entstehen. Welche der Spleißvarianten an einen bestimmten Promotor binden kann, wird von den Basen vor dem A/GGGTCA-Responseelement bestimmt (Giguère et al., 1994). Mäuse, die ein defektes RZR/ROR-Gen haben, zeigen schwere neurologische Störungen, wobei allerdings der circadiane Rhythmus der Tiere kaum beeinträchtigt wird (Steinmayr et al., 1998; Dussault et al., 1998; André et al., 1998). Diese Defekte lassen allerdings nur wenige Schlüsse auf mögliche Funktionen von Melatonin zu, da RZR/ROR-Rezeptoren unter physiologischen Bedingungen eine konstitutive Aktivität besitzen, die durch Melatonin moduliert werden kann.

3.4.3 Pharmakokinetik von Melatonin

Der nächtliche Serum-Melatoninspiegel liegt bei Erwachsenen bei 100–300 pM und ist somit 1000- bzw. 100 000fach geringer als die Serumkonzentration der Melatonin-Vorstufen Serotonin bzw. Tryptophan. Auf Grund dieses enormen Konzentrationsgefälles ist es unwahrscheinlich, dass sich Schwankungen des Tryptophanspiegels im Serum auf die Melatoninbiosynthese von Zellen auswirkt. Melatonin ist ein lipophiles Molekül, das nach oraler Gabe gut resorbiert wird. Es besitzt eine biologische Halbwertszeit von 10–50 min und wird in der Leber rasch zum 6-Hydroxymelatonin metabolisiert, welches anschließend als Sulfat oder Glucuronid über die Niere ausgeschieden wird (Abb. 3.18). Intravenös appliziertes Melatonin wird rasch über den Organismus verteilt und eliminiert und besitzt eine wesentlich kürzere Halbwertszeit von 0,5 bis 5,6 min (Brzezinski, 1997). Die orale Gabe von 0,1–0,3 mg Melatonin führt in etwa zu physiologischen Serumspiegeln, während Dosierungen von 1–5 mg, die häufig in verschiedenen Präparaten in den USA angeboten werden, zu Serumkonzentrationen führen, die 10–100fach höher als die physiologischen sind. Bei einer Dosierung von 80 mg werden sogar Serumspiegel erreicht, die 350–10 000fach über den physiologischen Werten liegen.

3.4.4 Melatonin als Immunmodulator

Lymphozyten exprimieren nukleäre und membranständige Rezeptoren für Melatonin (Maestroni, 1995), sodass es nahe liegend ist, die immunomodulatorischen Eigenschaften von Melatonin zu untersuchen. Es gibt einige Hinweise in

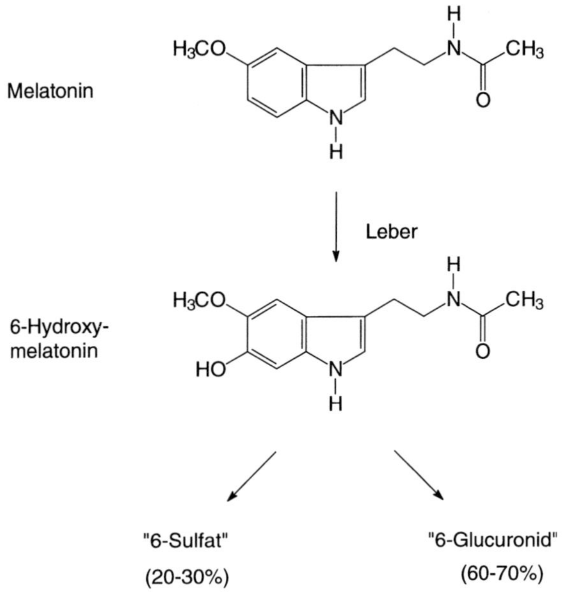

Abb. 3.18 Metabolismus von Melatonin

Tab. 3.14 Beschriebene In-vitro-Effekte von Melatonin auf das Immunsystem

Effekt	Referenz
Steigerung der IL-4-Produktion von T-Helferzellen	Maestroni, 1995
Hemmung der Interferon-γ-Freisetzung von humanen Monozyten	Arzt et al., 1988
Hemmung der Interleukin 6 Freisetzung	Lissoni et al., 1977
Hemmung der 5-Lipoxygenaseexpression	Steinhilber et al., 1995
Hemmung der induzierbaren NO-Synthase	Gilad et al., 1998
Aktivierung von Monozyten	Morrey et al., 1994
Regulation der Interleukin-2 und -6 Produktion in Monozyten	Garcia-Maurino et al., 1988

der Literatur, dass Melatonin verschiedene immunologische Funktionen wie z. B. die Expression entzündungsrelevanter Gene wie der 5-Lipoxygenase oder NO-Synthase beeinflusst oder dass es die Freisetzung verschiedener Zytokine aus Lymphozten und Monozyten moduliert (Tab. 3.14). Die vorliegenden Daten sind jedoch zum Teil widersprüchlich und bis jetzt sicherlich noch nicht ausreichend um die Rolle von Melatonin im Immunsystem eingehend zu charakterisieren und pharmakologische Ansatzpunkte zu definieren. Verschiedene Untersuchungen deuten darauf hin, dass Agonisten nukleärer Melatoninrezeptoren eine entzündungshemmende Wirkung besitzen (Wiesenberg et al., 1998).

3.4.5 Melatonin und Alterungsprozesse

Der nächtliche Serum-Melatoninspiegel steigt 2–3 Monate nach der Geburt stark an und nimmt mit zunehmendem Lebensalter ab (Abb. 3.19). Dies hat zu der Hypothese geführt, dass verschiedene Alterungsprozesse mit der Abnahme der endogenen Melatoninproduktion in Verbindung stehen und dass Melatonin Alterungsprozesse aufhalten kann und lebensverlängernd wirkt (Pierpaoli et al., 1994). Wie oben schon erwähnt, basieren diese Aussagen entweder auf Untersuchungen, die unsachgemäß durchgeführt wurden (d. h. es wurden Mäuse verwendet, die endogen kein Melatonin synthetisieren können), oder entbehren jeglicher wissenschaftlichen Grundlage. So konnte z. B. bei Mäusen mit endogener Melatoninsynthese kein lebensverlängernder Effekt durch Melatoninapplikation festgestellt werden. Bis jetzt gibt es auch keinen Beweis, dass Melatonin beim Menschen lebensverlängernd wirkt (Reppert et al., 1996).

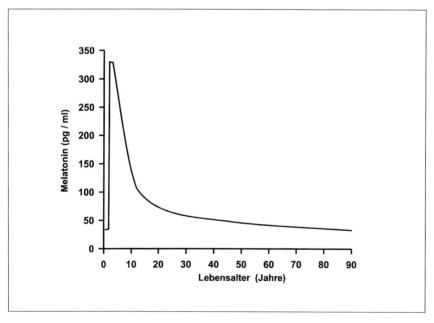

Abb. 3.19 Veränderungen der nächtlichen Melatoninproduktion in Abhängigkeit vom Lebensalter

3.4.6 Sedierende Wirkung von Melatonin

Die leicht sedierende Wirkung von Melatonin nach oraler Gabe wurde schon in den 60er-Jahren beobachtet und eher für eine pharmakologische Nebenwirkung als eine spezifische physiologische Wirkung betrachtet. Kürzlich konnte gezeigt werden, dass ältere Personen mit Schlafstörungen einen signifikant niedrigeren Serum-Melatoninspiegel haben als gleichaltrige Individuen ohne Schlafstörungen und dass Melatonin in einer Dosierung von 2 mg bei diesen Patienten zur Verbesserung des Einschlafens und der Schlafqualität führt (Haimov et al., 1995).

In einigen frühen Studien wurde das Hormon in hohen Dosierungen (200 mg-1 g) eingesetzt, wobei die resultierenden Plasmaspiegel weit über den physiologischen Konzentrationen lagen. In neueren Studien konnte gezeigt werden, dass Dosierungen von 0,5 bis 5 mg ausreichend sind um sedierende Effekte beobachten zu können. Es besteht offensichtlich im Gegensatz zu anderen Hypnotika wie z. B. den Benzodiazepinen keine direkte Dosis-Wirkungsbeziehung bzgl. der hypnotischen Effekte. Dagegen scheint der Zeitpunkt der Melatoningabe entscheidend zu sein. Während der Nacht, d. h. bei höherem endogenen Melatoninspiegel, sind keine sedierenden Effekte zu beobachten. Als günstiger Zeitraum für die Melatoningabe haben sich die Abendstunden erwiesen. Es wird vermutet, dass Melatonin nur innerhalb eines bestimmten Zeitfensters im circadianen Rhythmus in der Lage ist die Schlafbereitschaft zu erhöhen. Es sollte jedoch betont werden, dass keine systematischen Untersuchungen zum optimalen Zeitpunkt und zur optimalen Dosierung von Melatonin vorliegen. In Tabelle 3.15 sind einige klinische Studien zur hypnotischen Wirkung von Melatonin zusammengefasst.

Tab. 3.15 Überblick über klinische Studien zur sedierenden Wirkung von Melatonin

Probanden	Zahl	Dosis	Therapiedauer	Wirkung
Junge Gesunde	12	3 und 6 mg um 18 oder 20 Uhr	einmalige Gabe	Schlaflatenz ↓, Schlafzeit ↑
Gesunde	30	0,3 und 1 mg entweder um 18, 20 oder 21 Uhr	einmalige Gabe	Schlaflatenz ↓, Schlafeffizienz ↑
Junge Gesunde	20	80 mg um 21 Uhr	einmalige Gabe	Schlaflatenz ↓, Schlafeffizienz ↑ Wachzeit nach Schlafbeginn ↓
Ältere chronisch Kranke mit niedriger Sulfatoxymelatoninausscheidung	12	2 mg abends	3 Wochen	Schlaflatenz ↓, Schlafeffizienz ↑
Unter Schlaflosigkeit leidende Patienten	13	75 mg um 22 Uhr	2 Wochen	Verbesserung der subjektiv geschätzten Schlafzeit und der Wachheit bei Tage
Unter Schlaflosigkeit leidende ältere Patienten	9	0,3 mg abends	3 Tage	Schlaflatenz ↓, nächtliche Wachperioden ↓, nächtliche Bewegungen ↓

Quelle: Stoll et al. Psychopharmakotherapie 3 (1996) 2–7

Melatonin führt zu einer Absenkung der Körpertemperatur von 0,2 bis 0,4 °C (Dawson et al., 1993). Diese thermoregulatorischen Effekte werden ebenfalls mit der sedierenden Wirkung in Verbindung gebracht (Reppert et al., 1996).

Die genauen Mechanismen, auf denen die sedierenden Effekte von Melatonin beruhen, sind jedoch noch unklar. Es konnte aber inzwischen auf molekularer Ebene gezeigt werden, dass die Zeitgeberfunktion von Melatonin auf den SCN durch MT2-Rezeptoren vermittelt wird, während mt1-Rezeptoren an der Steuerung der neuronalen Aktivität des SCN beteiligt sind (Lin et al., 1997). Es bleibt abzuwarten, ob selektive MT2-Rezeptoragonisten die sedierende Wirkung von Melatonin besitzen und ob selektive mt1-Rezeptoragonisten ein therapeutisches Potenzial bei Jetlag haben.

3.4.7 Melatonin und Depressionen

Auf Grund der vermehrten Melatoninproduktion in den Wintermonaten wurde ein Zusammenhang zwischen Melatonin und der Entstehung von Winterdepressionen vermutet. In neueren Studien konnte jedoch kein Zusammenhang zwischen der endogenen Melatoninsynthese und dieser Erkrankung nachgewiesen werden. Die Erfolge der Lichttherapie, welche weitgehend als effektive Behandlung von Winterdepressionen angesehen wird, scheinen nicht auf Veränderungen des Melatoninstoffwechsels zu beruhen (Waldhauser et al., 1993).

Auch bei anderen depressiven Erkrankungen konnte kein kausaler Zusammenhang zwischen dem Melatoninstoffwechsel und dem Auftreten psychischer Erkrankungen gezeigt werden.

3.4.8 Melatonin und gonadotrope Funktionen

Die maximale Serumkonzentration von Melatonin ist altersabhängig. Während der ersten 2–3 Lebensmonate ist die nächtliche Melatoninkonzentration im Serum niedrig. Anschließend kommt es zu einem starken Anstieg der Melatoninproduktion. Der Serummelatoninspiegel nimmt dann im Laufe des Lebens kontinuierlich ab (Abb. 3.19). Auf Grund der starken Abnahme der Serum-Melatoninkonzentration im Alter von 8–14 Jahren wurde eine Beziehung zwischen dem Serum-Melatoninspiegel und dem Einsetzen der Pubertät vermutet. Es wurde spekuliert, dass Melatonin an der Unterdrückung der Gonadotropinfreisetzung vor der Pubertät und somit an der Unterdrückung der Geschlechtsreifung beteiligt ist. Diese These konnte jedoch experimentell nicht bestätigt werden. Bei entsprechenden Untersuchungen wurde festgestellt, dass Melatonin Hypophysenfunktionen wie z. B. die Gonadotropinfreisetzung nicht beeinflusst (Webb et al., 1995).

Die physiologische Signifikanz der Abnahme der Melatoninspiegel während der Kindheit ist fraglich. Es besteht nämlich eine inverse Korrelation zwischen dem Körpergewicht und der Melatoninkonzentration im Serum, sodass sich die Abnahme des Serum-Melatoninspiegels als Funktion einer konstanten Melatoninproduktion der Zirbeldrüse und der Zunahme des Körpervolumens mit zunehmendem Lebensalter erklären lässt (Waldhauser et al., 1993).

In einer Studie mit gesunden, jungen Frauen wurde festgestellt, dass sehr hohe tägliche Dosen von 300 mg, die über einen 4-monatigen Zeitraum gegeben wurden, den Eisprung teilweise hemmten (Voordouw et al., 1992). Die gleichzeitige Gabe von Progestin steigerte den Melatonineffekt. Im Augenblick ist allerdings unklar, ob der Melatonineffekt auf der Stimulation von Melatoninrezeptoren beruht oder ob bei diesen sehr hohen Konzentrationen nicht andere hormonelle Funktionen beeinflusst werden. Auf Grund der sehr hohen Dosen, die für den kontrazeptiven Effekt benötigt werden, ist es eher unwahrscheinlich, dass Melatonin eine Alternative zu den bestehenden oralen Kontrazeptiva darstellt.

3.4.9 Melatonin und Jetlag

Die Anwendung von Melatonin zur Behandlung von Jetlag steht in Zusammenhang mit seiner Zeitgeberfunktion für die innere Uhr. Fernreisen über mehrere Zeitzonen hinweg wie z. B. Transatlantikflüge führen zur Desynchronisation von der „biologischen Uhr" und dem Tag/Nacht-Rhythmus der Umwelt. Nach derartigen Verschiebungen des Tag/Nacht-Rhythmus wurde festgestellt, dass die endogene Melatoninfreisetzung unter diesen Umständen eher von der inneren Uhr (dem SCN) als vom Tag/Nacht-Zyklus der Umgebung gesteuert wird, sodass in der Anpassungsphase an die Ortszeit der Melatoninspiegel nicht mit dem Hell-Dunkel-Rhythmus korreliert (Abb. 3.20). Mit der entsprechend terminierten Gabe von Melatonin in den Abendstunden nach der Ankunft wird offensichtlich die Resynchronisation der biologischen Uhr mit dem Tag/Nacht-Rhythmus der Umwelt beschleunigt und die Dauer des Jetlags verkürzt (Arendt et al., 1987). Die Wirksamkeit von Melatonin bei Jetlag konnte in verschiedenen Studien gezeigt werden (Tab. 3.16).

3.4.10 Melatonin als Antioxidans

Die antioxidativen Wirkungen wurden als weiteres Argument für Melatonin als Wunderdroge gegen Erkrankungen wie AIDS, Alzheimer usw. benutzt. Melatonin besitzt Radikalfängereigenschaften in vitro, die mit denen von Vitamin E, Ascorbinsäure oder Glutathion vergleichbar sind (Reiter, 1995). Jedoch liegen die Melatoninkonzentrationen, welche für diese Effekte benötigt werden, mil-

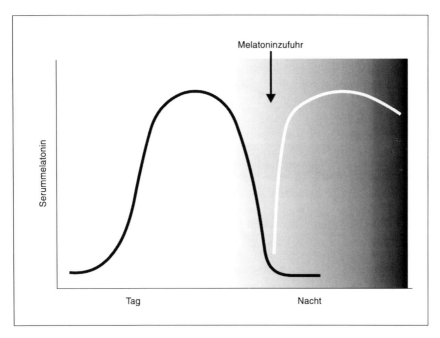

Abb. 3.20 Melatonin bei Jetlag

Tab. 3.16 Studien zur Wirksamkeit von Melatonin bei Jetlag

Studie	n	Dosierung	Uhrzeit der Einnahme
Petrie et al., 1993	52	5 mg	Gruppe 1: 3 Tage vor dem Flug bis 5 Tage nach dem Flug Gruppe 2: nur 5 Tage nach dem Flug
Petrie et al., 1989	20	5 mg (6 Tage)	3 Tage vor dem Flug, während des Flugs, und 3 Tage nach der Ankunft
Comperatore et al., 1996	K. A.	10 mg	K. A.
Claustrat et al., 1992	30	8 mg	4 Tage lang nach dem Flug um jeweils 22 Uhr Ortszeit
Suhner et al., 1998	234	0,5 mg 5 mg 2 mg (als Retardform)	4 Tage lang nach dem Flug jeweils zur Bettzeit. Die Dosierung von 0,5 mg war fast genau so wirksam wie 5 mg

lionenfach über den physiologischen Serumspiegeln. Die für den zellulären Oxidationsschutz notwendigen Konzentrationen werden nur von Glutathion, Vitamin E oder Vitamin C erreicht, welche in vivo in 10^6–10^7fach höheren Konzentrationen vorkommen als Melatonin. Auf Grund dieser Daten und auf Grund des circadianen Rhythmus der endogenen Melatoninsynthese ist es äußerst unwahrscheinlich, dass Melatonin eine physiologische Bedeutung als direkter Radikalfänger besitzt.

Dennoch ist es denkbar, dass Melatonin die Expression von Enzymsystemen induziert, welche am zellularen Oxidationsschutz beteiligt sind. So konnte kürzlich gezeigt werden, dass Melatonin die Glutathion-Peroxidaseaktivität in Rattenhirnen stimuliert (Barlow-Waldem et al., 1995), die Resistenz gegenüber ionisierender Strahlung erhöht und die Kataraktbildung in BSO-behandelten Ratten hemmt (Abe et al., 1994; Blinkenstaff et al., 1994). Die Daten wurden jedoch z. T. unter stark artifiziellen Bedingungen ermittelt. Inwiefern diese Beobachtungen physiologisch signifikante Melatoninwirkungen sind, wird sich wohl erst anhand weiterer Studien klären lassen.

Wie oben schon erwähnt, ist es auf Grund der physiologischen erreichbaren Konzentrationen ziemlich unwahrscheinlich, dass Melatonin im Organismus eine signifikante Rolle als direkter Radikalfänger spielt. Die in der Literatur mittlerweile immer zahlreicher auftauchenden Berichte über die antioxidativen Eigenschaften von Melatonin im mikromolaren Konzentrationsbereich und deren physiologische Relevanz sind daher eher mit Skepsis zu beurteilen.

3.4.11 Toxizität von Melatonin

In den USA wird Melatonin in Dosierungen von typischerweise 1 bis 5 mg als Nahrungsergänzungsmittel verkauft. In verschiedenen Studien wurden ferner sehr hohe Dosen bis zu 1 g eingesetzt ohne dass akute toxische Effekte beobachtet wurden. Daten zur Langzeittoxizität, vor allem bei Einnahme höherer Dosierungen über einen längeren Zeitraum, liegen zurzeit noch keine vor (Arendt, 1997). Es ist jedoch denkbar, dass die regelmäßige Melatonineinnahme über einen längeren Zeitraum Auswirkungen auf den Tag/Nacht-Rhythmus, das reproduktive System, die Funktion der Retina oder das Immunsystem hat.

Außer den systembedingten Nebenwirkungen wie Schläfrigkeit, Hypothermie, verminderte Aufmerksamkeit wurden vereinzelt gastrointestinale Beschwerden, Kopfschmerzen und Albträume berichtet (Guardiola-Lemaitre, 1997), die aber von anderen Autoren nicht bestätigt wurden (Arendt, 1997).

Auf Grund der sedierenden Wirkung von Melatonin wird empfohlen 4–5 h nach Melatonineinnahme auf das Autofahren zu verzichten, da mit eingeschränkter Fahrtüchtigkeit zu rechnen ist (Avery et al., 1998).

3.4.12 Entwicklung selektiver Melatoninrezeptorliganden

Zurzeit ist noch weitgehend ungeklärt, welche Rezeptoren bei der Signaltransduktion der verschiedenen Melatonineffekte beteiligt sind. Eine neuere Arbeit konnte zeigen, dass die Zeitgeberfunktion von Melatonin auf den SCN durch MT2-Rezeptoren vermittelt wird, während mt1-Rezeptoren an der Steuerung der neuronalen Aktivität des SCN beteiligt sind (Lin et al., 1997). Für die Charakterisierung der Funktion der einzelnen MT-Rezeptoren und des therapeutischen Werts der entsprechenden Liganden ist die Entwicklung selektiver Verbindungen von sehr großem Interesse. Mittlerweile sind eine Reihe synthetischer Liganden für MT-Rezeptoren gefunden worden, die hochaffine Agonisten und Antagonisten darstellen. Die meisten Verbindungen sind allerdings an beiden humanen, membranständigen Melatoninrezeptoren äquipotent. Mittlerweile wurde aber auch eine Reihe von Verbindungen wie z. B. 6-Chlor- oder 6-Methoxymelatonin entdeckt, die MT2-selektive Agonisten sind oder die wie im Falle von GR 128 107 und einiger Tetralinderivate Antagonisten am MT2-Rezeptor darstellen (Steinhilber et al., 1999) (Abb. 3.21). Generell lässt sich sagen, dass Verbindungen mit einer 5-Methoxygruppe am Indolring oder entsprechender

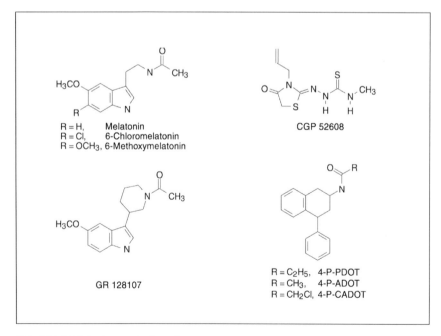

Abb. 3.21 Melatoninrezeptorliganden

Substitution am Ringsystem in der Regel Agonisten sind, während Verbindungen ohne die Methoxygruppe eine geringere Affinität gegenüber MT-Rezeptoren aufweisen und partielle Agonisten oder bei Anwesenheit weiterer lipophiler Substituenten Antagonisten repräsentieren.

Inwieweit diese Melatoninanaloga im Einzelnen therapeutisch von Interesse sind, muss durch weiter gehende Studien geklärt werden.

Agonisten des nukleären RZR/ROR-Rezeptors wie das Thiazolidindionderivat CGP 52 608 (Abb. 3.21) besitzen im Tierversuch eine ausgeprägte entzündungshemmende Wirkung (Wiesenberg et al., 1998). Im Gegensatz zu Melatonin binden diese Substanzen nur an den nukleären Rezeptor, zu den membranständigen MT-Rezeptoren haben Verbindungen dieses Typs keine Affinität. Die zellbiologischen Grundlagen für den entzündungshemmenden Effekt von CGP 52 608 und verwandten Verbindungen sind noch unklar. Ferner ist es bis jetzt nicht ganz klar, ob dieser Effekt alleine auf der Aktivierung von ROR/RZR-Rezeptoren beruht oder ob die Verbindungen in weitere Signaltransduktionswege der Zelle eingreifen. Hier müssen noch weiter gehende Untersuchungen zur Aufklärung dieser Zusammenhänge durchgeführt werden.

3.4.13 Zusammenfassung

Von den vielen Wunderwirkungen, die Melatonin von den Medien zugeschrieben wurden, bleiben (wie üblich) kaum welche übrig, die sich durch entsprechende Studien belegen lassen. Eine Perspektive für pharmazeutische Anwendungen bieten die sedierenden Effekte von Melatonin im Zusammenhang mit Schlafstörungen, die auf Fehlregulationen des zirkadianen Rhythmus zurückzuführen sind. In letzter Zeit verdichten sich die Hinweise, dass Melatonin an der Regulation immunologischer Funktionen beteiligt ist. Dies wäre eine sinnvolle Erklärung für die Expression von nukleären und membranständigen Melatoninrezeptoren in Lymphozyten. Ob sich die immunmodulatorischen Eigenschaften therapeutisch ausnutzen lassen, ist im Augenblick noch nicht abzusehen.

Die Existenz verschiedener Melatoninrezeptortypen und -subtypen legt nahe, dass das Hormon unterschiedliche regulatorische Funktionen in den einzelnen Zelltypen oder Geweben wahrnehmen könnte. Ein wichtiges Hilfsmittel zur Charakterisierung der Melatoninfunktionen wird die Entwicklung selektiver Agonisten und Antagonisten für die verschiedenen Rezeptortypen sein. Gerade auf diesem Gebiet liegen bis jetzt erst wenige Ergebnisse vor.

Die Kenntnisse über die Physiologie von Melatonin sind zurzeit noch sehr begrenzt. Offensichtlich scheint Melatonin lediglich modulierend in verschiedene physiologische Prozesse einzugreifen, was die fehlende akute Toxizität erklärt. Dass Melatonin Hormonwirkung besitzt und außerdem in sehr geringen Konzentrationen seine Wirkung entfaltet, ist aber unbestritten. Die Entscheidung der zuständigen Behörden melatoninhaltige Zubereitungen dem Arzneimittelgesetz zu unterstellen ist daher sicherlich in jeder Hinsicht gerechtfertigt.

Literatur

Abe, M., Reiter, R. J., Orhii, P. B., Hara, M., Poeggeler, B. (1994): Inhibitory effect of melatonin on cataract formation in newborn rats: Evidence for an antioxidative role for melatonin. J. Pin. Res. 17, 94–100.

Acuff, R. V., Thedford, S. S., Hidiroglou, N. N., Papas, A. M., Odom, T. A., Jr. (1994): Relative bioavailability of RRR- and all-rac-alpha-tocopheryl acetate in humans: studies using deuterated compounds. Am. J. Clin. Nutr. 60, 397–402.

André, E., Conquet, F., Steinmayr, M., Stratton, S. C., Porciatti, V., Becker-André, M. (1998): Disruption of retinoid-related orphan receptor beta changes circadian behavior, causes retinal degeneration and leads to vacillans phenotype in mice. EMBO J. 17, 3867–3877.

Arendt, J. (1997): Safety of melatonin in long-term use (?). J. Biol. Rhythms. 12, 673–681.

Arendt, J., Aldhous, M., English, J., Marks, V. e.a. (1987): The effects of jet-lag and their alleviation by melatonin. Ergonomics 30, 1379–1393.

Arzt, E. S., Fernandez-Castelo, S., Finocchiaro, L. M., Criscuolo, M. E., Diaz, A., Finkielman, S., Nahmod, V. E. (1988): Immunomodulation by indoleamines: serotonin and melatonin action on DNA and interferon-gamma synthesis by human peripheral blood mononuclear cells. J. Clin. Immunol. 8, 513–520.

Avery, D., Lenz, M., Landis, C. (1998): Guidelines for prescribing melatonin. Ann. Med. 30, 122–130.

Azzi, A., Aratri, E., Boscoboinik, D., Clement, S., Ozer, N. K., Ricciarelli, R., Spycher, S. (1998): Molecular basis of alpha-tocopherol control of smooth muscle cell proliferation. Biofactors 7, 3–14.

Azzi, A., Boscoboinik, D., Clement, S., Ozer, N. K., Ricciarelli, R., Stocker, A., Tasinato, A., Sirikci, O. (1997): Signalling functions of alpha-tocopherol in smooth muscle cells. Int. J. Vitam. Nutr. Res. 67, 343–349.

Barlow-Waldem, L. R., Reiter, R. J., Abe, M., Pablos, M. I., Menendez-Pelaez, A., Chen, L. D., Poeggeler, B. (1995): Melatonin stimulates brain glutathione peroxidase activity. Neurochem. Int. 26, 497–502.

Barrett-Connor, E., Edelstein, S. L. (1994): A prospective study of dehydroepiandrosterone sulfate and cognitive function in an older population: the Rancho Bernardo Study. J. Am. Geriatr. Soc. 42, 420–423.

Barrett-Connor, E., Ferrara, A. (1996): Dehydroepiandrosterone, dehydroepiandrosterone sulfate, obesity, waist- hip ratio, and noninsulin-dependent diabetes in postmenopausal women: the Rancho Bernardo Study. J. Clin. Endocrinol. Metab. 81, 59–64.

Barrett-Connor, E., Goodman-Gruen, D. (1995): Dehydroepiandrosterone sulfate does not predict cardiovascular death in postmenopausal women. The Rancho Bernardo Study. Circulation 91, 1757–1760.

Barrett-Connor, E., Friedlander, N. J., Khaw, K. T. (1990): Dehydroepiandrosterone sulfate and breast cancer risk. Cancer Res. 50, 6571–6574.

Barrett-Connor, E., Khaw, K. T., Yen, S. S. (1986): A prospective study of dehydroepiandrosterone sulfate, mortality, and cardiovascular disease. N. Engl. J. Med. 315, 1519–1524.

Barrett-Connor, E., von Muhlen, D., Laughlin, G. A., Kripke, A. (1999): Endogenous levels of dehydroepiandrosterone sulfate, but not other sex hormones, are associated with depressed mood in older women: the Rancho Bernardo Study. J. Am. Geriatr. Soc. 47, 685–691.

Baulieu, E. E. (1998): Neurosteroids: a novel function of the brain. Psychoneuroendocrinology 23, 963–987.

Baulieu, E.-E., Robel, P. (1998): Dehydroepiandrosterone (DHEA) and dehydroepiandrosterone sulfate (DHEAS) as neuroactive neurosteroids. Proc. Natl. Acad. Sci. USA 95, 4089–4091.

Becker-André, M., André, E., DeLamarter, J. F. (1993): Identification of nuclear receptor mRNAs by RT-PCR amplification of conserved zinc-finger motif sequences. Biochem. Biophys. Res. Commun. 194, 1371–1379.

Becker-André, M., Wiesenberg, I., Schaeren-Wiemers, N., André, E., Missbach, M., Saurat, J.-H., Carlberg, C. (1994): Pineal gland hormone melatonin binds and activates an orphan of the nuclear receptor superfamily. J. Biol. Chem. 269, 28531–28534.

Blinkenstaff, R. T., Brandstatter, S. M., Reddy, S., Witt, R. (1994): Potential radioprotective agents. 1. Homologs of melatonin. J. Pharm. Sci. 83, 216–218.

Bostick, R. M., Potter, J. D., McKenzie, D. R., Sellers, T. A., Kushi, L. H., Steinmetz, K. A., Folsom, A. R. (1993): Reduced risk of colon cancer with high intake of vitamin E: the Iowa Women's Health Study. Cancer Res. 53, 4230–4237.

Brigelius-Flohé, R., Traber, M. G. (1999): Vitamin E: function and metabolism. FASEB J. 13, 1145–1155.

Brzezinski, A. (1997): Melatonin in humans. N. Engl. J. Med. 336, 186–195.

Buffington, C. K., Pourmotabbed, G., Kitabchi, A. E. (1993): Case report: amelioration of insulin resistance in diabetes with dehydroepiandrosterone. Am. J. Med. Sci. 306, 320–324.

Casson, P. R., Andersen, R. N., Herrod, H. G., Stentz, F. B., Straughn, A. B., Abraham, G. E., Buster, J. E. (1993): Oral dehydroepiandrosterone in physiologic doses modulates immune function in postmenopausal women. Am. J. Obstet. Gynecol. 169, 1536–1539.

Claustrat, B., Brun, J., David, M., Sassolas, G., Chazot, G. (1992): Melatonin and jet lag: confirmatory result using a simplified protocol. Biol. Psychiatry 32, 705–711.

Comperatore, C. A., Lieberman, H. R., Kirby, A. W., Adams, B., Crowley, J. S. (1996): Melatonin efficacy in aviation missions requiring rapid deployment and night operations. Aviat. Space Environ. Med. 67, 520–524.

Comstock, G. W., Gordon, G. B., Hsing, A. W. (1993): The relationship of serum dehydroepiandrosterone and its sulfate to subsequent cancer of the prostate. Cancer Epidemiol Biomarkers Prev. 2, 219–121.

Corrigan, J. J. (1982): The effect of vitamin E on warfarin induced vitamin K deficiency. Ann. NY Acad. Sci. 393, 361–368.

Dawson, D., Encel, N. (1993): Melatonin and sleep in humans. J. Pin. Res. 15, 1–12.

Devaraj, S., Adams-Huet, B., Fuller, C. J., Jialal, I. (1997): Dose-response comparison of RRR-alpha-tocopherol and all-racemic alpha-tocopherol on LDL oxidation. Arterioscler Thromb. Vasc. Biol. 17, 2273–2279.

Dorgan, J. F., Stanczyk, F. Z., Longcope, C., Stephenson, H. E., Jr., Chang, L., Miller, R., Franz, C., Falk, R. T., Kahle, L. (1997): Relationship of serum dehydroepiandrosterone (DHEA), DHEA sulfate, and 5-androstene-3 beta, 17 beta-diol to risk of breast cancer in postmenopausal women. Cancer Epidemiol. Biomarkers Prev. 6, 177–181.

Dubocovich, M. L. (1995): Melatonin receptors: Are there multiple subtypes? Trends Pharmacol Sci. 16, 50–56.

Dussault, I., Fawcett, D., Matthyssen, A., Bader, J. A., Giguère, V. (1998): Orphan nuclear receptor ROR alpha-deficient mice display the cerebellar defects of staggerer. Mech. Develop. 70, 147–153.

Ebeling, P., Koivisto, V. A. (1994): Physiological importance of dehydroepiandrosterone. Lancet 343, 1479.

Ferslew, K. E., Acuff, R. V., Daigneault, E. A., Wooley, T. W., Stanton, P. E.J. (1993): Pharmacokinetics and bioavailability of the RRR and all racemic stereoisomers of alpha-tocopherol in humans after single oral administration. J. Clin. Pharmacol. 33, 84–88.

Finocchiaro, L. M., Arzt, E. S., Fernandez-Castelo, S., Criscuolo, M., Finkielman, S., Nahmod, V. E. (1988): Serotonin and melatonin synthesis in peripheral blood mononuclear cells: stimulation by interferon-gamma as part of an immunomodulatory pathway. J. Interferon Res. 8, 705–716.

Flood, J. F., Smith, G. E., Roberts, E. (1988): Dehydroepiandrosterone and its sulfate enhance memory retention in mice. Brain Res. 447, 269–278.
Flynn, M. A., Weaver-Osterholtz, D., Sharpe-Timms, K. L., Allen, S., Krause, G. (1999): Dehydroepiandrosterone replacement in aging humans. J. Clin. Endocrinol. Metab. 84, 1527–33.
Garcia-Maurino, S., Gonzalez-Haba, M. G., Calvo, J. R., Goberna, R., Guerrero, J. M. (1998): Involvement of nuclear binding sites for melatonin in the regulation of IL-2 and IL-6 production by human blood mononuclear cells. Journal of Neuroimmunology 92, 76–84.
Gey, K. F. (1998): Vitamins E plus C and interacting conutrients required for optimal health. A critical and constructive review of epidemiology and supplementation data regarding cardiovascular disease and cancer. Biofactors 7, 113–174.
Giguère, V., Tini, M., Flock, G., Ong, E., Evans, R. M., Otulakowski, G. (1994): Isoform-specific amino-terminal domains dictate DNA-binding properties of RORα, a novel family of orphan hormone nuclear receptors. Genes Develop. 8, 538–553.
Gilad, E., Wong, H. R., Zingarelli, B., Virag, L., M, O. C., Salzman, A. L., Szabo, C. (1998): Melatonin inhibits expression of the inducible isoform of nitric oxide synthase in murine macrophages: role of inhibition of NFkappaB activation. FASEB J. 12, 685–693.
Gordon, G. B., Shantz, L. M., Talalay, P. (1987): Modulation of growth, differentiation and carcinogenesis by dehydroepiandrostene. Adv. Enzyme Regul. 26, 355–382.
Greenberg, E. R., et al. (1994): A clinical trial of antioxidant vitamins to prevent colorectal adenoma. Polyp Prevention Study Group. N. Engl. J. Med. 331, 141–147.
Guardiola-Lemaitre, B. (1997): Toxicology of melatonin. J. Biol. Rhythms. 12, 697–706.
Haimov, I., Lavie, P., Laudon, M., Herer, P., Vigder, C., Zisapel, N. (1995): Melatonin replacement therapy of elderly insomniacs. Sleep 18, 598–603.
Heinonen, O. P., Huttunen, J. K., Haapakoski, J., et al. (1994): The effect of vitamin E and beta carotene on the incidence of lung cancer and other cancers in male smokers. The Alpha-Tocopherol, Beta Carotene Cancer Prevention Study Group. N. Engl. J. Med. 330, 1029–1035.
Hosomi, A., Arita, M., Sato, Y., Kiyose, C., Ueda, T., Igarashi, O., Arai, H., Inoue, K. (1997): Affinity for alpha-tocopherol transfer protein as a determinant of the biological activities of vitamin E analogs. FEBS Lett 409, 105–108.
Hunter, D. J., Manson, J. E., Colditz, G. A., Stampfer, M. J., Rosner, B., Hennekens, C. H., Speizer, F. E., Willett, W. C. (1993): A prospective study of the intake of vitamins C, E, and A and the risk of breast cancer. N. Engl. J. Med. 329, 234–240.
Johannes, C. B., Stellato, R. K., Feldman, H. A., Longcope, C., McKinlay, J. B. (1999): Relation of dehydroepiandrosterone and dehydroepiandrosterone sulfate with cardiovascular disease risk factors in women: longitudinal results from the Massachusetts Women's Health Study. J. Clin. Epidemiol. 52, 95–103.
Kappus, H., Diplock, A. T. (1992): Tolerance and safety of vitamin E: a toxicological position report. Free Rad. Biol. Med. 13, 55–74.
Katz, S., Morales, A. J. (1998): Dehydroepiandrosterone (DHEA) and DHEA-sulfate (DS) as therapeutic options in menopause. Semin Reprod. Endocrinol. 16, 161–170.
Khorram, O., Vu, L., Yen, S. S. (1997): Activation of immune function by dehydroepiandrosterone (DHEA) in age- advanced men. J. Gerontol. A. Biol. Sci. Med. Sci. 52, M1–7.
Kimonides, V. G., Khatibi, N. H., Svendsen, C. N., Sofroniew, M. V., Herbert, J. (1998): Dehydroepiandrosterone (DHEA) and DHEA-sulfate (DHEAS) protect hippocampal neurons against excitatory amino acid-induced neurotoxicity. Proc. Natl. Acad. Sci. USA 95, 1852–1857.
Kitagawa, M., Mino, M. (1989): Effects of elevated d-alpha(RRR)-tocopherol dosage in man. J. Nutr. Sci. Vitaminol. 35, 133–142.
Kiyose, C., Muramatsu, R., Kameyama, Y., Ueda, T., Igarashi, O. (1997): Biodiscrimination of alpha-tocopherol stereoisomers in humans after oral administration. Am. J. Clin. Nutr. 65, 785–789.

Kushi, L. H., Folsom, A. R., Prineas, R. J., Mink, P. J., Wu, Y., Bostick, R. M. (1996): Dietary antioxidant vitamins and death from coronary heart disease in postmenopausal women. N. Engl. J. Med. 334, 1156–1162.

LaCroix, A. Z., Yano, K., Reed, D. M. (1992): Dehydroepiandrosterone sulfate, incidence of myocardial infarction, and extent of atherosclerosis in men. Circulation 86, 1529–1535.

Launay, J. M., Lamaitre, B. J., Husson, H. P., Dreux, C., Hartmann, L., Da-Prada, M. (1982): Melatonin synthesis by rabbit platelets. Life Sci. 31, 1487–1494.

Lerner, A. B., Case, J. D., Heinzelman, R. V. (1959): Structure of melatonin. J. Am. Chem. Soc. 81, 6084–6085.

Lissoni, P., Rovelli, F., Meregalli, S., Fumagalli, L., Musco, F., Brivio, F., Brivio, O., Esposti, G. (1997): Melatonin as a new possible anti-inflammatory agent. J. Biol. Regulat. Homeost. Agents 11, 157–159.

Liu, C., Weaver, D. R., Jin, X., Shearman, L. P., Pieschl, R. L., Gribkoff, V. K., Reppert, S. M. (1997): Molecular dissection of two distinct actions of melatonin on the suprachiasmatic circadian clock. Neuron 19, 91–102.

Longnecker, M. P., Martin-Moreno, J. M., Knekt, P., Nomura, A. M., Schober, S. E., Stahelin, H. B., Wald, N. J., Gey, K. F., Willett, W. C. (1992): Serum alpha-tocopherol concentration in relation to subsequent colorectal cancer: pooled data from five cohorts. J. Natl. Cancer Inst. 84, 430–435.

Lovas, R. M. (1984): Erfahrungen mit Vitamin-E-Langzeitapplikation in der ästhetisch-plastischen Chirurgie, in Vitamin E in der Rehabilitation und ärztlichen Praxis. Ed. V. Böhlau, Notamed. 154–158.

Maestroni, G. (1995): T-helper-2 lymphocytes as a peripheral target of melatonin. J. Pin. Res. 18, 84–89.

Majewska, M. D. (1992): Neurosteroids: endogenous bimodal modulators of GABA-A receptor: mechanism of action and biological significance. Prog. Neurobiol. 38, 379–395.

McCord, C. P., Allen, F. P. (1917): Evidences associating pineal gland function with alterations in pigmentation. J. Exp. Zool. 23, 207–224.

Monnet, F. P., Mahe, V., Robel, P., Baulieu, E. E. (1995): Neurosteroids, via sigma receptors, modulate the [^{3}H]norepinephrine release evoked by N-methyl-D-aspartate in the rat hippocampus. Proc. Natl. Acad. Sci. USA 92, 3774–3778.

Morgan, P. J., Barrett, P., Howell, H. E., Helliwell, R. (1994): Melatonin receptors: Localization, molecular pharmacology and physiological significance. Neurochem. Int. 24, 101–146.

Morrey, K. M., McLachlan, J. A., Serkin, C. D., Bakouche, O. (1994): Activation of human monocytes by the pineal hormone melatonin. J. Immunol. 153, 2671–2680.

N. N. (1998): Vitamin E – das Haupt-Antioxidans der Hautbarriere. Deutsche Apoth Zeitung 138, 1546–1547.

Nachbar, F., Korting, H. C. (1995): The role of vitamin E in normal and damaged skin. J. Mol. Med. 73, 7–17.

Nestler, J. E., Clore, J. N., Blackard, W. G. (1992): Dehydroepiandrosterone: the „missing link" between hyperinsulinemia and atherosclerosis? FASEB J. 6, 3073–3075.

Petrie, K., Conaglen, J. V., Thompson, L., Chamberlain, K. (1989): Effect of melatonin on jet lag after long haul flights. BMJ 298, 705–707.

Petrie, K., Dawson, A. G., Thompson, L., Brook, R. (1993): A double-blind trial of melatonin as a treatment for jet lag in international cabin crew. Biol. Psychiatry 33, 526–530.

Pierpaoli, W., Regelson, W. (1994): Pineal control of aging: Effect of melatonin and pineal grafting on aging mice. Proc. Natl. Acad. Sci. USA 91, 787–791.

Reaven, P. D., Witztum, J. L. (1993): Comparison of supplementation of RRR-alpha-tocopherol and racemic alpha- tocopherol in humans. Effects on lipid levels and lipoprotein susceptibility to oxidation. Arterioscler Thromb. 13, 601–608.

Reiter, R. J. (1995): A review of the evidence supporting melatonin's role as an antioxidant. J. Pin. Res. 18, 1–11.

Reppert, S. M., Weaver, D. R. (1996): Melatonin madness. Cell 83, 1059–1062.
Reppert, S. M., Weaver, D. R., Ebisawa, T. (1994): Cloning and characterization of a mammalian melatonin receptor that mediates reproductive and circadian responses. Neuron 13, 1177–1185.
Reppert, S. M., Godson, C., Mahle, C. D., Weaver, D. R., Slaugenhaupt, S. A., Gusella, J. F. (1995): Molecular characterization of a second melatonin receptor expressed in human retina and brain: The Mel(1b) melatonin receptor. Proc. Natl. Acad. Sci. USA 92, 8734–8738.
Ricciarelli, R., Tasinato, A., Clement, S., Ozer, N. K., Boscoboinik, D., Azzi, A. (1998): alpha-Tocopherol specifically inactivates cellular protein kinase C alpha by changing its phosphorylation state. Biochem. J. 334, 243–249.
Rimm, E. B., Stampfer, M. J., Ascherio, A., Giovannucci, E., Colditz, G. A., Willett, W. C. (1993): Vitamin E consumption and the risk of coronary heart disease in men. N. Engl. J. Med. 328, 1450–1456.
Slattery, M. L., Edwards, S. L., Anderson, K., Caan, B. (1998): Vitamin E and colon cancer: is there an association? Nutr. Cancer 30, 201–206.
Slominski, A., Baker, J., Rosano, T. G., Guisti, L. W., Ermak, G., Grande, M., Gaudet, S. J. (1996): Metabolism of serotonin to N-acetylserotonin, melatonin and 5-methoxytryptamine in hamster skin culture. J. Biol. Chem. 271, 12281–12286.
Stampfer, M. J., Hennekens, C. H., Manson, J. E., Colditz, G. A., Rosner, B., Willett, W. C. (1993): Vitamin E consumption and the risk of coronary disease in women. N. Engl. J. Med. 328, 1444–1449.
Steinhilber, D., Carlberg, C. (1999): Melatonin receptor ligands. Exp. Opin. Ther. Patents 9, 281–289.
Steinhilber, D., Brungs, M., Werz, O., Wiesenberg, I., Danielsson, C., Kahlen, J.-P., Nayeri, S., Schräder, M., Carlberg, C. (1995): The nuclear receptor for melatonin represses 5-lipoxygenase gene expression in human B lymphocytes. J. Biol. Chem. 270, 7037–7040.
Steinmayr, M., et al. (1998): Staggerer phenotype in retinoid-related orphan receptor alpha-deficient mice. Proc. Natl. Acad. Sci. USA 95, 3960–3965.
Stephens, N. G., Parsons, A., Schofield, P. M., Kelly, F., Cheeseman, K., Mitchinson, M. J. (1996): Randomised controlled trial of vitamin E in patients with coronary disease: Cambridge Heart Antioxidant Study (CHAOS). Lancet 347, 781–786.
Sugden, D. (1994): Melatonin: Binding site characteristics and biochemical and cellular responses. Neurochem. Int. 24, 147–157.
Suhner, A., Schlagenhauf, P., Johnson, R., Tschopp, A., Steffen, R. (1998): Comparative study to determine the optimal melatonin dosage form for the alleviation of jet lag. Chronobiol. Int. 15, 655–666.
Svec, F., Porter, J. R. (1998): The actions of exogenous dehydroepiandrosterone in experimental animals and humans. Proc. Soc. Exp. Med. Biol. 218, 174–191.
Thiele, J. J., Traber, M. G., Packer, L. (1998): Depletion of human stratum corneum vitamin E: an early and sensitive in vivo marker of UV induced photo-oxidation. J. Invest. Dermatol. 110, 756–761.
Traber, M. G., Sokol, R. J., Ringel, S. P., Neville, H. E., Thellmann, C. A., Kayden, H. J. (1987): Lack of tocopherol in peripheral nerves of vitamin E-deficient patients with peripheral neuropathy. N. Engl. J. Med. 317, 262–265.
Usiskin, K. S., Butterworth, S., Clore, J. N., Arad, Y., Ginsberg, H. N., Blackard, W. G., Nestler, J. E. (1990): Lack of effect of dehydroepiandrosterone in obese men. Int. J. Obes. 14, 457–463.
Voordouw, B. C., Euser, R., Verdonk, R. E., Alberda, B. T., de Jong, F. H., Drogendijk, A. C., Fauser, B. C., Cohen, M. (1992): Melatonin and melatonin-progestin combinations alter pituitary-ovarian function in women and can inhibit ovulation. J. Clin. Endocrinol. Metab. 74, 108–117.
Waldhauser, F., Ehrhart, B., Förster, E. (1993): Clinical aspects of the melatonin action: impact of development, aging, puberty, involvement of melatonin in psychiatric disease and importance of neuroendocrine interactions. Experentia 49, 671–681.

Webb, S. M., Puig-Domingo, M. (1995): Role of melatonin in health and disease. Clin. Endocrin. 42, 221–234.

Weiser, H., Vecchi, M. (1982): Stereoisomers of alpha-tocopheryl acetate. II. Biopotencies of all eight stereoisomers, individually or in mixtures, as determined by rat resorption-gestation tests. Int. J. Vitam. Nutr. Res. 52, 351–370.

Welle, S., Jozefowicz, R., Statt, M. (1990): Failure of dehydroepiandrosterone to influence energy and protein metabolism in humans. J. Clin. Endocrinol. Metab. 71, 1259–1264.

Wiesenberg, I., Chiesi, M., Missbach, M., Spanka, C., Pignat, W., Carlberg, C. (1998): Specific activation of the nuclear receptors PPARgamma and RORA by the antidiabetic thiazolidinedione BRL 49 653 and the antiarthritic thiazolidinedione derivative CGP 52608. Mol. Pharmacol. 53, 1131–1138.

Wolf, O. T., Kudielka, B. M., Hellhammer, D. H., Hellhammer, J., Kirschbaum, C. (1998a): Opposing effects of DHEA replacement in elderly subjects on declarative memory and attention after exposure to a laboratory stressor. Psychoneuroendocrinology 23, 617–629.

Wolf, O. T., Naumann, E., Hellhammer, D. H., Kirschbaum, C. (1998b): Effects of dehydroepiandrosterone replacement in elderly men on event- related potentials, memory, and well-being. J. Gerontol. A. Biol. Sci. Med. Sci. 53, M385-M390.

Wolf, O. T., Neumann, O., Hellhammer, D. H., Geiben, A. C., Strasburger, C. J., Dressendorfer, R. A., Pirke, K. M., Kirschbaum, C. (1997): Effects of a two-week physiological dehydroepiandrosterone substitution on cognitive performance and well-being in healthy elderly women and men. J. Clin. Endocrinol. Metab. 82, 2363–2367.

Wolkowitz, O. M., et al. (1997): Dehydroepiandrosterone (DHEA) treatment of depression. Biol. Psychiatry 41, 311–318.

Wolkowitz, O. M., Reus, V. I., Keebler, A., Nelson, N., Friedland, M., Brizendine, L., Roberts, E. (1999): Double-blind treatment of major depression with dehydroepiandrosterone. Am. J. Psychiatry 156, 646–649.

Zeleniuch-Jacquotte, A., Bruning, P. F., Bonfrer, J. M., Koenig, K. L., Shore, R. E., Kim, M. Y., Pasternack, B. S., Toniolo, P. (1997): Relation of serum levels of testosterone and dehydroepiandrosterone sulfate to risk of breast cancer in postmenopausal women. Am. J. Epidemiol. 145, 1030–1038.

4 Potenzsteigerung – Sildenafil und andere

Manfred Schubert-Zsilavecz

4.1 Einleitung

Obwohl in Deutschland valide Daten aus epidemiologischen Studien zur Prävalenz der Erektilen Dysfunktion (ED) fehlen, gehen Experten davon aus, dass hierzulande etwa fünf bis acht Millionen Männer an einer sexuellen Funktionsstörung leiden. Die stetig zunehmende Lebenserwartung, die hohen Ansprüche an die Lebensqualität, aber auch ein entkrampfteres Verhältnis zur Sexualität haben dazu geführt, dass immer mehr Männer wegen sexueller Funktionsstörungen Rat bei Ärzten und Apothekern suchen. Die medikamentöse Therapie der Erektilen Dysfunktion ist derzeit im Umbruch begriffen und durch neue Behandlungsoptionen gekennzeichnet. Die orale Applikation von Sildenafilcitrat, einem selektiven Hemmer der Phosphodiesterase V (PDE V), ist **der** innovative therapeutische Ansatz des letzten Jahres, der von den Therapeuten für überaus erfolgversprechend gehalten wird. Der nachfolgende Beitrag wurde mit dem Ziel verfasst, einen aktuellen Überblick über die Möglichkeiten zur Therapie von Erektionsstörungen zu vermitteln. Dabei soll besonders der Stellenwert von Sildenafilcitrat berücksichtigt werden.

Erektile Dysfunktion (ED) ist definiert als die Unfähigkeit, eine Erektion zu erreichen und/oder aufrechtzuerhalten, die für ein befriedigendes Sexualleben ausreicht (NIH Consensus Development Panel on Impotence, 1993). Der Begriff „Erektile Dysfunktion" beschreibt diese Art sexueller Funktionsstörung präziser als der Begriff „Impotenz".

Erektionsstörungen des Mannes stellen eine klassische Zivilisationskrankheit dar. Die Inzidenzraten steigen mit zunehmendem Alter und liegen bei 70-jährigen bei rund 50 %. Durch neue Untersuchungsmethoden konnte gezeigt werden, dass deutlich über 50 % der Störungen organisch bedingt sind. Dabei darf jedoch nicht übersehen werden, dass praktisch jede primär organisch bedingte sexuelle Dysfunktion sekundär von psychischen Faktoren wie zunehmenden

Versagensängsten überlagert ist und somit immer eine Behandlung von Soma und Psyche erforderlich ist. Erektionsstörungen des Mannes beeinflussen meist nicht nur das Selbstwertgefühl des Betroffenen, sondern auch das seiner Sexualpartnerin, so sie von längerer Dauer sind und keine spontane Besserungstendenz zeigen. Nicht selten kann dies zu tief greifenden Partnerschaftsproblemen bis hin zur kompletten Zerrüttung einer Beziehung führen. Der enorme Leidensdruck der betroffenen Paare sowie eine zunehmend offenere und enttabuisierte Einstellung unserer Gesellschaft gegenüber sexuellen Problemen veranlasste in den letzten Jahren viele Betroffene, ärztliche und/oder apothekerliche Beratung und Hilfe in Anspruch zu nehmen, wobei die konsultierten Ärzte/Apotheker mit der Behandlung und Beratung oftmals überfordert waren.

4.2 Epidemiologie der Erektilen Dysfunktion

Der intime Charakter der Erektilen Dysfunktion impliziert eine hohe Dunkelziffer, anders als dies bei statistisch leichter erfassbaren Zivilisationserkrankungen wie z. B. der koronaren Herzkrankheit oder dem Diabetes mellitus der Fall ist. Es verwundert deshalb nicht, dass bis zum heutigen Tage weltweit eher vage Schätzungen denn statistisch gesicherte Daten vorliegen. Neuere Untersuchungen einer medizinischen Ambulanz kamen zu dem Ergebnis, dass 34 % von 1180 wegen anderweitiger internistischer Erkrankungen behandelten Patienten an relevanten Erektionsstörungen litten (Slag, 1983). Zur Häufigkeit der Erektilen Dysfunktion in Deutschland liegen keine aktuellen epidemiologische Daten vor. Bei der vielzitierten Massachusetts Male Aging Study (MMAS), die von 1987 bis 1989 durchgeführt wurde, handelt es sich um eine deskriptive Querschnittsstudie über Impotenz (in weiterer Folge vom Autor trotz gewisser Definitionsunterschiede und damit verbundener Unschärfen mit ED gleichgesetzt) und damit verbundene medizinische und psychosoziale Begleitumstände (Feldman, 1994). Im Rahmen der Studie wurden den Probanden durch geschulte Interviewer zu Hause Blut abgenommen, körperliche, soziologische und demographische Merkmale bestimmt sowie Daten bezüglich des Gesundheitszustandes, der Einnahme von Medikamenten, des Rauchens und der Lebensweise erhoben. Zur Beurteilung der Erektionsfähigkeit füllten die Probanden einen Fragebogen zur sexuellen Aktivität aus. Dieser beinhaltete 9 Fragen, die von 1290 der 1709 MMAS-Probanden (75 %) vollständig beantwortet wurden.

In die Studie wurden Männer einbezogen, die in Privathaushalten lebten und von denen ein Teil krank war und sich in medizinischer Behandlung befand. Vorausgehende Studien beschränkten sich auf ambulant behandelte Männer (Slag, 1983), ältere Bevölkerungsgruppen (Keil, 1992; Pfeiffer, 1968; Verwoerdt, 1969; Diokno 1990; Mulligan, 1988) oder andere ausgewählte Quellen

(Shock, 1984; Schein, 1988; Frank, 1978). Die MMAS hatte eine ähnliche Response-Rate (53 %) wie andere, vergleichbare epidemiologische Studien, die Blutentnahmen bei den Probanden zu Hause einschlossen. Anhand der im Rahmen der MMAS erhobenen Daten wurde die Prävalenz und der altersabhängige Trend der Erektilen Dysfunktion bestimmt (Tab. 4.1).

Tab. 4.1 Prävalenz der Erektilen Dysfunktion in der MMAS-Studie (1290 Probanden)

Grad der Erektilen Dysfunktion	Prävalenz (%)
Keine Erektile Dysfunktion	48,0±1,3
Leichte Erektile Dysfunktion	17,2±0,8
Mittelschwere Erektile Dysfunktion	25,2±0,9
Vollständige Erektile Dysfunktion	9,6±0,7

Eine Übersicht über die Prävalenz keiner, leichter, mittelschwerer und vollständiger Erektiler Dysfunktion auf der Basis der ausgewerteten Fragebögen findet sich in der vorstehenden Tabelle 4.1. Bei den 1290 Männern zwischen 40 und 70 Jahren betrug die mittlere Wahrscheinlichkeit an irgendeinem Grad einer Erektilen Dysfunktion zu leiden 52 %. Die größte Kategorie stellt mit einer Prävalenz von 25,2 % die mittelschwere Erektile Dysfunktion dar, gefolgt von der leichten Erektilen Dysfunktion mit 17,2 %; die kleinste Gruppe war die vollständige Erektile Dysfunktion mit 9,6 %. Überträgt man dieses Ergebnis auf die US-Bevölkerungsdaten von 1990, so dürften zu diesem Zeitpunkt 18 Millionen amerikanische Männer im Alter zwischen 40 und 70 Jahren von Erektiler Dysfunktion betroffen gewesen sein. Auf Deutschland übertragen lassen diese Daten etwa 8 Millionen Männer erwarten, die an Erektiler Dysfunktion der unterschiedlichsten Schweregrade leiden. Untersuchungen in England und Frankreich kamen mit einer geschätzten Häufigkeit der mittelschweren bis vollständigen ED zwischen 30 % und 40 % zu vergleichbaren Ergebnissen (Spector, 1986; Guliano, 1996).

Die Wahrscheinlichkeit für eine Erektile Dysfunktion hängt sehr stark vom Alter ab. Zwischen den Lebensaltern 40 und 70 Jahre verdreifachte sich die Wahrscheinlichkeit einer vollständigen Erektilen Dysfunktion von 5,1 % auf 15 %, während sich die Wahrscheinlichkeit einer mittelschweren Erektilen Dysfunktion von 17 % auf 34 % verdoppelte. In derselben Altersspanne blieb die Wahrscheinlichkeit leichter Erektiler Dysfunktion konstant bei 17 %. Schätzungsweise 60 % der Männer waren mit 40 Jahren nicht von einer Erektilen Dysfunktion betroffen; diese Rate sank bis zum Alter von 70 Jahren auf 33 %.

Bestimmte behandelte Erkrankungen, darunter Diabetes mellitus, Herzerkrankungen und Hypertonie, zeigten nach Korrektur für das Lebensalter eine signifikante Korrelation mit unterschiedlichen Wahrscheinlichkeitsmustern für Erektile Dysfunktion. So betrug die Wahrscheinlichkeit einer vollständigen

Erektilen Dysfunktion bei Probanden mit behandeltem Diabetes mellitus 28 %, bei Probanden mit behandelten Herzerkrankungen 39 % und bei Probanden mit behandelter Hypertonie 15 %, verglichen mit 9,6 % bei der Gesamtzahl der Probanden. Drei weitere Erkrankungen waren mit dem Auftreten einer Erektilen Dysfunktion korreliert: Unbehandelte Ulcera (18 %), unbehandelte Arthritis (15 %) und unbehandelte Allergien (12 %).

Frühere Studien haben wie die MMAS ähnliche Beziehungen zwischen dem Auftreten einer ED und dem Lebensalter gezeigt. Kinsey bestimmte die Impotenz als eine altersabhängige Erkrankung mit einer Prävalenz von 1,9 % bei 40-jährigen und 25 % bei 56-jährigen (Kinsey, 1948). Studien, die in den siebziger Jahren von Pearlman und Frank durchgeführt wurden, haben eine Altersabhängigkeit für die Impotenz nachgewiesen (Pearlman, 1972; Frank, 1978). Die Baltimore Longitudinal Study of Aging zeigte, dass im Alter von 55 Jahren Impotenz für 8 % aller gesunden Männer ein Problem war und dass die Prävalenz im Alter von 65, 75 und 80 Jahren auf 25 %, 55 % bzw. 75 % anstieg (Morley, 1986). Pfeiffer stellte bei einer Untersuchung von 261 Männern fest, dass das Lebensalter negativ mit der aktuellen sexuellen Funktion korreliert war (Pfeiffer, 1972). Bei 225 Patienten geriatrischer Kliniken stellte Mulligan eine Impotenzrate von 26 % im Alter von 65 Jahren und darunter fest, sowie eine Rate von 50 % im Alter von 75 Jahren und darüber (Mulligan, 1988). Keil, der die sexuelle Funktion nach Angaben der Probanden im Charleston Heart Study Cohort untersuchte, bestimmte eine sexuelle Inaktivitätsrate von 30 % bei Männern zwischen 60 und 69 Jahren und von 60 % bei Männern, die 80 Jahre oder älter waren (Keil, 1992).

Die Bedeutung dieser Daten wird durch die Tatsache verstärkt, dass bis zum Jahre 2030 bei einem Anhalten der aktuellen Entwicklungen 20 % der Bevölkerung der Vereinigten Staaten und anderer Industrienationen über 65 Jahre alt sein wird (United States Bureau of the Census, 1992). Darüber hinaus hat sich die Lebenserwartung von Männern, die das 65. Lebensjahr erreicht haben, in diesem Jahrhundert erheblich gesteigert (United States Bureau of the Census, 1975).

In Anbetracht der hohen Prävalenz stellt die ED ein unbestreitbar ernst zu nehmendes Gesundheitsproblem mit starkem Einfluss auf die Lebensqualität vor allem älterer Männer dar. Das Krankheitsbild korreliert deutlich mit dem Alter und ist von mehreren Faktoren, einschließlich einiger Risiko- und Lifestylefaktoren für Gefäßkrankheiten abhängig.

Vor der Erörterung der Risikofaktoren, welche zur Manifestation einer Erektilen Dysfunktion führen können, folgen kurze Kapitel über die Anatomie des Penis und die Physiologie sowie die Hämodyamik der Erektion.

4.3 Anatomie des Penis

Der Penis wird aus den beiden über ein inkomplettes Septum miteinander in Verbindung stehenden Schwellkörpern, den Corpora cavernosa, und dem die Harnröhre umfassenden und mit der Glans penis in direktem anatomischen Zusammenhang stehenden Corpus spongiosum gebildet (Jünemann, 1997; Andersson, 1995). Alle drei Schwellkörper werden von der äußeren Haut, der Tunica dartos, der darunter liegenden Fascia penis superficialis und der Fascia penis profunda (Buck-Faszie) ummantelt; die beiden Corpora cavernosa werden zusätzlich durch die rigide Tunica albuginea umhüllt. Die Bucksche Faszie verbindet den Penis mit dem Schambein über ein Halteband (Ligamentum suspensorium). Zwischen Buck-Faszie und Tunica albuginea verlaufen die paarig angeordneten Aa. und Nn. dorsales penis sowie die V. dorsalis penis profunda mit ihren Zirkumflexvenen. Nur die Corpora cavernosa sorgen für die Rigidität bei der Erektion. Sie sind aus einem dreidimensionalen Netzwerk aus glattmuskulären Zellen, die in elastische Fasern eingebaut sind, aufgebaut, dessen funktionelle und nutritive Versorgung über die tiefen Penisarterien (Aa. profundae penis), die aus den Aa. Pudendae internae entspringen, gewährleistet wird. Die Tunica albuginea, eine ca. 1 mm dicke, wenig elastische Bindegewebsscheide umgibt die beiden parallelen Penisschwellkörper. Sie besteht aus scherengitterförmig angeordneten kollagenen Fibrillen. Die Tunica albuginea und das Bindegewebe des Schwellkörpers bilden das fibröse Skelett des Schwellkörpers, welches den Penis stabilisiert. Der venöse Abfluss erfolgt hauptsächlich über die parallelen Äste der V. dorsalis penis profunda, über die V. dorsalis penis superfacialis und über Venen, die in der Tiefe des Schwellkörpers verlaufen. Die superficiale Vene besorgt den Blutabfluss aus der Haut und dem subkutanen Gewebe. Die tiefe Dorsalvene (V. dorsalis penis profunda) ist verantwortlich für den Blutabfluss aus dem Corpus cavernosum und mündet in den periprostatischen Plexus. Das tiefe Venensystem führt zum Blutabfluss aus dem proximalen Anteil der Corpora cavenosa und dem Corpus spongiosum.

Die Innervation des erektilen Gewebes erfolgt über die aus dem sakralen Erektionszentrum (S2-S4) entspringenden, parasympathischen Fasern der Nn. Cavernosi sowie die sympathischen Nervenfasern des Plexus hypogastricus. Afferente Fasern nehmen ihren Ursprung von der Glans penis sowie vom Penisschaft und gelangen über den N. dorsalis penis zum Sakralmark.

4.4 Physiologie und Hämodynamik der Erektion

Eine Erektion wird durch die Beteiligung folgender Faktoren erzielt: psychologische, neurologische, hormonale, arterielle, venöse und sinusoidale (Jünemann, 1997; Andersson, 1995; Porst, 1998). Erotische Stimuli visueller, taktiler, auditiver oder imaginärer Natur führen zu einer Aktivierung der zerebralen Erektionszentren, welche vorzugsweise im limbischen System lokalisisiert sind. Hierbei kommt es zur Freisetzung verschiedener Überträgerstoffe, wobei Dopamin (D_1- und D_2-Rezeptoren), Oxytocin, ACTH, α-MSH, Vasopressin und Noradrenalin ($α_1$-Rezeptoren) erektionsauslösend wirken. Erektionshemmende Neurotransmitter sind Noradrenalin über $α_2$-Rezeptoren, GABA und Opioid-Peptide. Eine quasi Zwitterstellung nehmen die Serotoninrezeptoren ein. Erektionshemmende, aber gleichzeitig ejakulationsfördernde Impulse werden über $5HT_{1A}$- und $5HT_2$-Rezeptoren, erektionsfördernde Stimuli über $5HT_{1B}$- und $5HT_{1C}$-Rezeptoren weitergeleitet. Der Stellenwert der einzelnen Serotoninrezeptoren im Wechselspiel von Erektionsinduktion und -supprimierung ist noch nicht abschließend geklärt. Eine hervorragende Bedeutung kommt ihnen eher in der Steuerung der Ejakulation zu.

Über die deszendierenden Neurone in den Rückenmarksbahnen erfolgt dann eine Aktivierung der spinalen Erektionszentren, welche sich durch eine zweigeteilte Repräsentanz auszeichnen: das thorakolumbal (T11-L2/3) lokalisierte, überwiegend sympathisch innervierte, psychogene Erektionszentrum sowie das sakral (S1–4) lokalisierte, parasympathisch innervierte, reflexogene Erektionszentrum. Die Efferenzen des reflexogenen Erektionszentrums verlassen als Nervi erigentes das Rückenmark und vereinigen sich mit den aus dem Plexus hypogastricus superior kommenden sympathischen Efferenzen, um gemeinsam als Plexus hypogastricus inferior und nachfolgend als Nervi cavernosi die Schwellkörper zu innervieren. Während die parasympathischen Nervenfasern praktisch nur erektionsinduzierende Impulse weiterleiten, werden in den sympathischen Nervenfasern vorzugsweise erektionsinhibitorische Impulse weitervermittelt. Allerdings scheint das sympathische psychogene Erektionszentrum im Verletzungsfalle des für die Erektion so wichtigen reflexogenen Erektionszentrums teilweise in der Lage sein, dieses im Sinne einer Erektionsprotektion zu ersetzen.

Auch über den N. dorsalis penis (N. pudendus) zum sakralen Erektionszentrum (S2-S4) gelangende sensible (reflektorisch) Signale können eine Erektion auslösen.

Der Tonus der glatten Schwellkörpermuskulatur wird durch ein Gleichgewicht aus erektionshemmenden und erektionsfördernden Faktoren gesteuert. Die parasympathischen, erektionsauslösenden Nerventerminals im Schwellkörper sind in der überwiegenden Mehrzahl **n**icht **a**drenerg, **n**icht **c**holinerg (**NANC**) mit Freisetzung von VIP (Vasoaktives Intestinales Polypeptid), CGRP (calcitonin generelated peptide) und **NO** und in der Minderheit cholinerg (Freisetzung von ACh). Darüber hinaus modulieren parasympathische cholinerge Nerventerminals, welche präsynaptisch an den α_1-Rezeptoren der adrenergen (Sympathikus) Nervenfasern angreifen, den Sympathikotonus, indem sie die Noradrenalinfreisetzung an den α_1-Rezeptoren hemmen und dadurch erektionsprotektiv wirken.

Die sympathischen (adrenergen) Nervenfasern enden an α_1-Rezeptoren (Schwellkörpermuskulatur), α_2-Rezeptoren (Penisgefäße) und β_2-Rezeptoren (Schwellkörpermuskulatur). Die nach Stimulation des sympathischen Nervensystems erfolgte Noradrenalinfreisetzung an den α_1- bzw. α_2-Rezeptoren bewirkt über Beeinflussung der Ca^{2+}-Kanäle eine intrazelluläre Ca^{2+}-Zunahme und somit eine Kontraktion der glatten Muskelzellen, verhindert also die Erektion. Die Noradrenalinfreisetzung an den β_2-Rezeptoren führt über den cAMP-Mechanismus zu einer intrazellulären Ca^{2+}-Abnahme und damit zu einer Erektion. Da das Verhältnis α_1-/β_2-Rezeptoren im Schwellkörper 10:1 ist, dominiert nach Sympathikusstimulation die α_1-Rezeptorenaktvität, was bedeutet, dass die Erektion unterdrückt wird.

Auch endotheliale Faktoren beinflussen die penile Muskelkontraktion. Sowohl das im Schwellkörperendothel synthetisierte Endothelin als auch Angiotensin I und II bewirken über entsprechende Rezeptoren eine intrazelluläre Ca^{2+}-Konzentrationszunahme und damit eine starke Muskelkontraktion, sind also stark erektionshemmend.

Von den im Schwellkörper physiologischerweise produzierten Prostaglandinen hat PGE_1 die stärkste muskelrelaxierende Wirkung, gefolgt von PGE_2, welches in niedrigen Dosierungen relaxierend und in hoher Dosierung kontrahierend wirkt. $PGF_{2\alpha}$ und Thromboxan A_2 wirken muskelkontrahierend und damit erektionshemmend.

Die Relaxation der glatten Muskulatur, die für eine Erektion verantwortlich ist, wird nach heutigem Kenntnisstand hauptsächlich über den Botenstoff **NO** vermittelt, welcher bei sexueller Stimulation von Neuronen, Endothelzellen und möglicherweise auch glatten Muskelzellen des Schwellkörpers freigesetzt wird (Burnett 1995, Burnett 1997). Durch die NO-Freisetzung kommt es zur Aktivierung der Guanylatcyclase mit Bildung von cGMP aus GTP und nachfolgend zur Änderung der intrazellulären Ca-Ionenkonzentration mit Relaxation der glatten Muskelzelle.

Der entscheidende Schritt der Aktivierung dieses Enzyms beruht auf einer Konformationsänderung des Enzyms durch Bindung von NO an das Eisenatom seines Hämanteils.

Als im Dezember 1998 der Nobelpreis für Physiologie und Medizin an die drei amerikanischen Pharmakologen Robert F. Furchgott (Nobelpreisvortrag, Furchgott, 1999), New York, Ferid Murad (Nobelpreisvortrag, Murad, 1999), Houston, und Louis Ignarro, (Nobelpreisvortrag, Ignarro, 1999), Los Angeles, für ihre Entdeckung von Stickstoffmonoxid (NO) als fundamentales Signalmolekül im Herz-Kreislauf-System verliehen wurde, fand eine mehr als 20 Jahre unaufhaltsame Karriere eines kleinen gasförmigen Moleküls ihren vorläufigen Höhepunkt. Im Jahre 1977 konnte Murad zeigen, dass Nitroglycerin und andere organische Nitrate, die als Standardpräparate in der Kardiologie zur Behandlung der Angina pectoris bei koronarer Herzkrankheit eingesetzt werden, ebenso wie das Gas Stickstoffmonoxid in der glatten Gefäßmuskulatur durch Aktivierung des Enzyms Guanylatcyclase zu einer Erhöhung des cyclischen Guanosinmonophosphats (cGMP) und damit zu einer Gefäßerweiterung führen. Drei Jahre später beschrieb Furchgott, dass isolierte Blutgefäße auf bestimmte gefäßaktive Substanzen nur dann mit einer Erschlaffung der glatten Muskulatur reagierten, wenn die innerste Zellschicht der Gefäße, das Endothel, unversehrt war. Durch weitere Experimente schloss Furchgott auf die Existenz eines sehr labilen relaxierenden Faktors, für den er – da er die chemische Struktur nicht identifizieren konnte – das Acronym EDRF (endothelium derived relaxing factor) prägte. 1986 äußerten Furchgott und Ignarro unabhängig voneinander die Vermutung, dass EDRF identisch mit NO sein könnnte, eine Hypothese, die ein Jahr später in England bestätigt wurde (Palmer, 1987).

Als Star unter den Signalmolekülen avancierte NO mit einer Vielfalt biologischer Effekte 1992 zum Molekül des Jahres im amerikanischen Wissenschaftsjournal „Science". Heute weiß man, dass das Gehirn, das Gefäßsystem, die Leber, die Bauchspeicheldrüse, der Magen, die Geschlechtsorgane, die ableitenden Harnwege, periphere Nerven und die Skelettmuskulatur nur dann ihre physiologischen Funktionen erfüllen, wenn NO in diesen Geweben in adäquater Menge gebildet wird. In zu großen Mengen produziert kann es jedoch auch den Organismus schädigen. Diese negativen Effekte können zum einen auftreten, wenn immunkompetente Zellen zur Abtötung pathogener Mikroorganismen vermehrt NO bilden, zum anderen, wenn die Kontrolle der Regulation der NO-Bildung in Nervenzellen und Zellen der Gefäßwand versagt.

Nachdem die Bedeutung von NO als relaxierendem Faktor erkannt worden war, am Beispiel des früh untersuchten GI-Traktes, dauerte es nicht mehr lange, bis dieser Mechanismus im erektilen Gewebe des Penis bestätigt wurde. Zahlreiche Untersuchungen an isoliertem Gewebe zahlreicher Species zeigten die zentrale Rolle von NO als Mediator für die Relaxation der glatten Muskulatur der Schwellkörper auf. Mit Organbadexperimenten konnte mit NO oder NO-Substraten eine Geweberelaxation erreicht werden, die im Ausmaß vergleichbar war mit jener, die durch elektrische Feldstimulation erzielt werden kann. Die Relaxation ist an die neuronale Weiterleitung gebunden, was durch Tetrodotoxin-induzierte Blockade der axonalen Weiterleitung gezeigt werden konnte. Der NANC-Mechanismus konnte durch cholinerge Rezeptorblockade und selektive Inhibierung adrenerger Nerven bestätigt werden, da diese Blockaden keinen Einfluss auf das Relaxationsgeschehen zeigten. Die Bildung von cGMP über einen NANC-Mechanismus lässt sich mit Methylenblau, einem Hemmstoff der Guanylatcyclase, hemmen.

Die In-vitro-Ergebnisse konnten in weiterer Folge durch In-vivo-Experimente an Ratten und Kaninchen bestätigt werden. Während Inhibitoren (i.v. oder intracavernös) der NO-Synthase, NOS, die durch elektrische Stimulation erzeugten Erektionen verhinderten, förderten NO oder NO-Substrate die Erektion. An Hunden konnte gezeigt werden, dass die intracavernöse Gabe von Nitroprussid oder S-Nitroso-N-acetylpenicillamin zu einer Tumeszenz führt, während die gegenteiligen Effekte durch Applikaton von Inhibitoren der NOS oder Methylenblau eintraten. Auch an Katzen konnte dieser Effekt bestätigt werden: NO-freisetzende Substanzen wie S-Nitroso-cystein oder S-Nitroso-N-Acetylpenicillamin zeigten einen positiven erektilen Effekt, während NOS-Inhibitoren den positiven Effekt abschwächten. Auch an Primaten konnte gezeigt werden, dass die NO-cGMP-Signalkaskade für die penile Erektion verantwortlich ist.

Die durch membrangebundene G-Proteine vermittelte Stimulation der Adenylatcyclase führt zur intrazellulären Synthese von cAMP aus ATP und nachfolgend über die intrazelluläre Ca^{2+}-Abnahme zur Relaxation. Sowohl cAMP als auch cGMP werden durch Phosphodiesterasen zu 5-AMP bzw. 5-GMP abgebaut. Selektive Phosphodiesterase-Hemmer verhindern diesen Metabolismus und wirken demnach erektionsfördernd.

Die Rolle des männlichen Geschlechtshormones Testosteron bei der Erektion ist in ihren Details noch nicht vollständig geklärt (Porst, 1995). Während dem Testosteron auf Schwellkörperebene mangels entsprechender Rezeptoren (Godec, 1985) keine Rolle zuzukommen scheint, wird sein hauptsächlicher Wirkmechanismus auf zerebraler Ebene postuliert. Hier werden dem Testosteron permissive noziceptive Wirkungen für sexuelle Stimuli zugeschrieben, d. h., dass es die Empfänglichkeit für sexuelle Reize deutlich steigert und somit den Schwellenreizwert für sexuelle Stimuli herabsetzt und deshalb u. a. für die Libido verantwortlich ist (McEwen, 1981). Daneben übt das männliche Sexualhormon Testosteron multiple Einflüsse auf den gesamten Organismus aus, wobei hier stellvertretend die anabolen Einflüsse auf die Proteinbiosynthese und somit die Muskelmasse sowie auf die Knochenstruktur im Sinne der Prävention einer Osteoporose neben seiner Beeinflussung der sekundären Geschlechtsmerkmale erwähnt werden sollen.

Im **flacciden** (nicht erigierten) Zustand des Penis (Phase 0) überwiegt der sympathische Einfluss, die terminalen Arteriolen und die glatte Schwellkörpermuskulatur sind kontrahiert. Der Blutfluss durch die kavernösen Arterien ist minimal und dient nur der Gewebeversorgung. Das Blut kann ungehindert die subtunicalen Venulen passieren und wird über die großen Venen abgeleitet. Nach sexueller Stimulation dominiert der Parasympathikus und es kommt zu einem gesteigerten Blutfluss in den Penis, dabei bleibt der Blutdruck jedoch unverändert. Der periphere Widerstand ist auf Grund der Dilatation der kavernösen und helicinen Arterien bei gleichzeitiger Relaxation der glatten Muskelzellen im Corpus cavernosum verringert. Der Penis nimmt an Länge zu, aber der intrakavernöse Druck bleibt unverändert (Phase 1, Füllphase). In der **Tumes-**

zenzphase (Phase 2) kommt es zu einem massiven Bluteinstrom in den Penis unter rascher Zunahme des intrakavernösen Drucks. Begleitet ist diese Phase von einer totalen Relaxation der trabekulären glatten Muskulatur und einem Anschwellen des Penis. Am Ende dieser Phase nimmt der arterielle Blutfluss wieder ab. In der **Erektionsphase** (Phase 3) kommt es durch das große Blutvolumen im Penis zu einer Kompression der subtunicalen Venen gegen die Tunica albuginea und damit zu einer Einschränkung des venösen Rückstromes des venösen Flusses (**venookklusiver Mechanismus**) sowie zu einer Zunahme des intrakavernösen Druckes ca. 10 bis 20 mm Hg unter den systolischen Blutdruck. Der venöse Fluss ist gegenüber dem flacciden Status leicht erhöht. Der arterielle Fluss in der internalen Pudendalarterie ist vermindert gegenüber der Füllphase, jedoch höher als in der flacciden Phase. Die Phase 4 der Erektion beschreibt die skeletale oder **rigide Erektionsphase**. Der intrakavernöse Druck steigt über den systolischen Blutdruck als Konsequenz einer bewussten oder reflexogenen Kontraktion des ischiokavernösen und bulbokavernösen Muskel. Während dieser Phase gibt es keinen Blutfluss durch die kavernösen Arterien. Kurz vor dem Orgasmus kommt es zur vollständigen Rigidität mit maximalen Druckwerten, die weit über dem systemischen Blutdruck liegen (> 400 mm Hg). Phase 5 wird als **Übergangs-(transition)-Phase** bezeichnet. Durch Zunahme des Sympathotonus steigt der Tonus der helicinen Arterien und es kommt zur Kontraktion der glatten Muskulatur. Der arterielle Fluss ist nach wie vor stark vemindert und der venookklusive Mechanismus ist noch aktiviert. In der **initialen Detumeszenzphase** (Phase 6) kommt es zu einer leichten Abnahme des intrakavernösen Druckes, hervorgerufen durch eine Inaktivierung des venookklusiven Verschlussmechanismus und einer Zunahme des arteriellen Blutflusses. Phase 7 umfasst die **schnelle Detumeszenzphase** in der der intrakavernöse Druck massiv abfällt, der venooklussive Verschluss inaktiviert ist und der Penis in den flacciden Status zurückkehrt.

4.5 Pathophysiologie der Erektion

Die normale Erektionsfähigkeit beruht auf zahlreichen körperlichen und psychischen Faktoren, einschließlich Hormonstatus, Nervensystem, Gefäßsystem und Schwellkörper. Veränderungen in einem oder mehreren dieser Faktoren können zu einer Erektilen Dysfunktion führen (Andersson, 1995; Knispel, 1998, Porst, 1995). Pathophysiologische Korrelate zur altersbedingten Inzidenzzunahme der Erektilen Dysfunktion stellen eine alterskorrelierte Abnahme der stickoxydsynthetasehaltigen Nervenfasern und der NOS-Aktivität, eine Abnahme der Serumtestosteronwerte, eine Zunahme der Dichte und Sensitivität der α_1-Rezeptoren und somit eine Zunahme des Sympathikustonus, welcher erektionsinhibitorische Einflüsse hat, sowie eine Zunahme des Kollagenfasergehaltes zum Nachteil des Elastinfasergehaltes in den Trabekeln der Corpora cavernosa und in der Tunica albuginea dar, einhergehend mit einer Beeinträchtigung des venösen Verschlussmechanismus.

Vaskuläre Störungen der Erektion können begründet sein in arteriellen Schädigungen oder Schädigungen des venösen Areals. Bei vaskulär-arteriellen Störungen der Erektion besteht eine Reduktion des arteriellen Bluteinstromes, verursacht durch arteriosklerotische Prozesse oder kongenitale bzw. erworbene Angiopathien im Corpus cavernosum. Vaskulär-venöse Erektionsstörungen sind begründet in einer Erhöhung des venösen Blutabflusses aus dem Schwellkörper. Neurogene Erektionsstörungen werden überwiegend bei diabetischen Neuropathien gefunden. Den knapp 5 % hormonell bedingten Erektionsstörungen liegt meist ein Testosteronmangel oder eine Hyperprolaktinämie zu Grunde (Derouet, 1992). Iatrogen verursachte Erektionsstörungen, wie sie nach Radikaloperationen im Beckenbereich auftreten, sind meist auf Schädigungen nervaler Strukturen oder Läsionen begleitender Gefäße zurückzuführen. Chronische Intoxikationen durch Alkohol, Drogen und Nikotin können ebenfalls eine Erektionsstörung verursachen. Verschiedene Pharmaka vermögen das Sexualverhalten zu beeinflussen und führen zu Störungen der Libido, Erektion und Ejakulation. Diese Medikamente besitzen meist Angriffspunkte im zentralen oder vegetativen Nervensystem oder interferieren mit der Regulation der Sexualhormone oder drosseln die periphere Durchblutung.

4.6 Formen der Erektilen Dysfunktion

Prinzipiell ist bei Erektionsstörungen zwischen zwei Hauptgruppen zu unterscheiden: organische und nichtorganische (Andersson, 1995; Knispel, 1998, Porst, 1995, Pharmacia & Upjohn). Ging man bis vor wenigen Jahren in der überwiegenden Mehrzahl der Fälle von psychogenen Pathomechanismen aus, so weiß man heute nach Einführung neuer diagnostischer Methoden, dass **50 – 80 % organischen Ursprungs** sind, in bis zu 30 % eine rein psychische Genese zu Grunde liegt und in ca. 20 % Mischformen gefunden werden. Innerhalb der Gruppe organisch bedingter Erektionsstörungen unterteilt man weiter in vaskuläre und nicht vaskuläre Erektile Dysfunktion. Diese Einteilung stellt eine Vereinfachung dar, denn das Vorliegen organischer Veränderungen bedeutet nicht notwendigerweise, dass es sich hierbei um die einzige Ursache der Erektilen Dysfunktion handelt und dass gleichzeitig vorhandene psychogene Faktoren ausgeschlossen werden können. Umgekehrt ist nicht notwendigerweise eine psychische Ätiologie daraus ableitbar, dass sich bei einem Patienten keine organischen Veränderungen nachweisen lassen. Bei allen organischen Störungen der

Erektion ist zu berücksichtigen, dass sie im Laufe der Zeit Versagensängste hervorrufen können und somit einen Teufelskreis der sexuellen Dysfunktion erzeugen. Daraus ergibt sich die Notwendigkeit die Erektile Dysfunktion stets immer auch aus psychosomatischer Sichtweise zu betrachten (Caspari, 1989).

4.6.1 Psychogene Erektile Dysfunktion

Mit bis zu 30 % stellen die psychogenen Erektionsstörungen, überwiegend bei jüngeren Männern, keine zu vernachlässigende Größe dar. Typisch ist die anamnestische Angabe, dass nächtliche oder morgentliche Erektionen in Frequenz und Qualität unverändert auftreten. Das Auftreten der Störungen ist für den Patienten mit einer erheblichen psychischen Belastung verbunden, die in einer Selbstwertkrise enden kann. Die häufigsten psychischen Ursachen für Erektionsstörungen sind überzogene Vorstellungen und Erwartungen in Bezug auf sexuelle Leistungsfähigkeit, Koitusfrequenz, synchrone Orgasmusfähigkeit und Penisgröße insbesondere bei jüngeren Männern mit mangelnder Selbstsicherheit (Kockott, 1988). Sexuelle Funktionsstörungen wie die Erektile Dysfunktion sind immer auch Konflikte in einer Partnerschaft, weshalb es in diesem Funktionskreis keinen unbeteiligten Partner gibt.

Häufig ist das erste Auftreten einer Erektionsstörung zufällig, doch führt dies oft zu Angst vor erneutem Versagen. Wie rasch solche Ängste auftreten und wie intensiv sie sind, ist von der jeweiligen Persönlichkeitsstruktur abhängig. Im weiteren Verlauf einer solchen Entwicklung führen diese Ängste zu einer Verstärkung der Erektionsstörung. Dieser Teufelskreis verstärkt sich weiter durch ängstliche Selbstbeobachtung, Minderwertigkeitsgefühle und fordernde oder abweisende Haltung des Partners, was dann oft in einer chronischen psychogenen Erektilen Dysfunktion endet (Kockott, 1989).

Erektionsstörungen können auch psychische Erkrankungen begleiten wie schizophrene Psychosen, larvierte und endogene Depressionen (Caspari, 1992).

Im Rahmen der MMAS (Feldman, 1994) gehörten zu den psychologischen Faktoren, die stark mit dem Auftreten einer ED korrelierten, Depressionen, wenig dominante Persönlichkeitsprofile und außen gezeigte oder nach innen gerichtete Aggression. Klinische Überblicksstudien dokumentieren einheitlich bei 50 bis 90 % aller depressiven Patienten ein verringertes Interesse an sexueller Aktivität. Feindseligkeit und der Ausdruck von Aggression sind mit vielen organischen Erkrankungen, wie peptischen Ulzera und Koronarerkrankungen, assoziiert. Eine übermäßige Erregung des sympathischen Nervensystems zeigt sich bei chronischer Unruhe, abnormen Persönlichkeitsmerkmalen und der Unfähigkeit, Emotionen, vor allem Aggression, zu äußern. Diese psychologischen Faktoren auf der einen und die sexuelle Leistungsfähigkeit auf der anderen Seite sind durch sich gegenseitig beeinflussende Faktoren klar miteinander verbunden. Eine unverhältnismäßig starke Sympathikusaktivität oder erhöhte Katecholaminwerte im Blut können bei einem unruhigen Individuum auftreten, eine Gefäßverengung bewirken, den Tonus der glatten Muskulatur erhöhen und damit den für eine Erektion notwendigen Vorgängen entgegenwirken. Auf der anderen Seite ist bei einem Mann, der an Erektiler Dysfunktion leidet, zu erwarten, dass er unruhig und depressiv ist, ein niedriges Selbstwertgefühl und wenig Selbstvertrauen hat.

4.6.2 Neurogene Erektile Dysfunktion

Grundsätzlich können wir hier die zentralen von den peripheren Läsionen unterscheiden. Besonders bei den zentralen Läsionen ist es schwierig die exakte Rolle des „beschädigten" Areals der ED kausal zuzuordnen. Wie bei allen anderen somatischen Ursachen spielt die psychische und psychosoziale Überlagerung eine ganz wesentliche Rolle. An relevanten Erkrankungen des ZNS sind z. B. der **Morbus Parkinson** der **apoplektische Insult** oder eine **Multiple Sklerose** zu erwähnen. Neben Fehlbildungen im Spinalbereich muss auch der große Bereich der Querschnittsläsionen hervorgehoben werden.

Als pathogenetische Risikofaktoren neurogener Erektionsstörungen werden neben neurologischen Erkrankungen operationsbedingte iatrogene Nervenläsionen, Traumen, Alkoholabusus, Diabetes mellitus und Niereninsuffizienz (Kaufmann, 1994) genannt. Organische Erektionsstörungen sind in 10 bis 20 % der Fälle neurogen verursacht. Bei der diabetischen Polyneuropathie kann die Erektile Dysfunktion sogar das erste Symptom der Krankheit darstellen.

4.6.3 Arterielle Erektile Dysfunktion

Heute gilt als gesichert, dass eine generalisierte oder fokale Arteriosklerose, angeborene Gefäßanomalien, oder traumatische Gefäßläsionen mit Erektionsstörungen überdurchschnittlich häufig einhergehen. Beispielsweise kann eine Erektile Dysfunktion einer koronaren Herzkrankheit klinisch um Jahre vorauseilen. Der pathophysiologische Mechanismus scheint dabei nicht, wie lange angenommen eine hämodynamische Minderperfusion der Schwellkörper mit daraus resultierender mangelnder Rigidität des Penis zu sein. Vielmehr handelt es sich wahrscheinlich um eine Funktionsstörung des Gefäßendothels, das bei der Relaxation der Schwellkörpermuskulatur eine offenbar große Rolle spielt. Die Relaxation der Schwellkörpermuskulatur ist als conditio sine qua non für die Induktion und die Persistenz einer Erektion unumstritten. Die vielen frustranen Resultate der penilen Revaskularisation zur Wiedergewinnung der erektilen Potenz sprechen im Hinblick auf den Pathomechanismus eine eindeutige Sprache: Es ist keine Makro- sondern eine Mikro-Angiopathie. Arteriosklerotische Läsionen sind charakterisiert durch Proliferation der glatten Muskelzellen und Lipidablagerungen in der arteriellen Gefäßwand. Assoziierte Risikofaktoren bei einer Arteriosklerose der Gefäße in Bezug auf Erektionsstörungen sind **Hypercholesterinämie, Nikotinabusus, Diabetes, Hypertonie** und **perineales Trauma**.

In intakten Arterien produzieren die Endothelzellen lokale Faktoren, die als parakrine Botenstoffe den Gefäßtonus und das Gefäßwachstum beeinflussen. Insbesondere Angiotensin II und Endothelin sind starke Vasokonstriktoren, die den arteriellen Bluteinstrom drosseln und die Proliferation der glatten Muskelzellen fördern. Antagonisten sind die Vasodilatatoren NO, Prostaglandine (PGE_1) und Histamine, die den arteriellen Bluteinstrom in die Penisschwellkörper begünstigen und das Wachstum der glatten Muskelzellen hemmen. Die intakte Endothelzelle ist in der Lage NO freizusetzen, das den Grundtonus der glatten Schwellkörpermuskulatur zu senken vermag. Ist die Bildung oder Freisetzung von NO gemindert, ist der Tonus der Muskulatur höher und somit die Relaxation erschwert. In der glatten Muskelzelle führt NO zu einer Erhöhung der Konzentration von cGMP, welches schließlich durch eine Phosphodiesterase wieder abgebaut wird.

Bluthochdruck kann zu Endothelschäden, -proliferation oder Aktivierung vasoaktiver Substanzen führen, die arterielle Erektionstörungen begünstigen.

4.6.4 Venöse Erektile Dysfunktion

Patienten mit venös bedingten Erektionsstörungen zeigen eine Erhöhung des venösen Blutabflusses aus den Penisschwellkörpern. Bei einer Erektion ist der venöse Blutabfluss aus den Schwellkörpern passiv reduziert, weil die abführenden Venen, die unter der wenig dehnbaren Tunica albuginea liegen, durch den erhöhten Blutdruck in den Corpora cavernosa verengt sind. Die Blutdruckerhöhung in den Corpora cavernosa wird erreicht durch Relaxation der glattmuskulären Gefäßzellen und der Schwellkörper. Diese Relaxation ist verantwortlich für die Komprimierung des subtunicalen Venenplexus. Bei venös bedingten Erektionsstörungen, wie dem „venösen Leck", ist der venöse Blutabfluss vermehrt, was auf eine Schädigung der glatten Muskulatur im Corpus cavernosum zurückgeführt werden kann, da mangelnde kavernöse Tumeszenz zu einer unzureichenden Kompression der unter der Tunica albuginea gelegenen Venenpolster führt. Ein Fehler im veno-okklusiven Mechanismus kann auch begründet sein in einer perisinusoidalen Fibrose, was ebenfalls zur venös bedingten Erektionsstörung führt. Außerdem kann eine venöse Erektile Dysfunktion durch die Peyronie-Krankheit verursacht sein, die die Tunica albuginea schädigt und so zu einem venösen Leck führt.

4.6.5 Arteriell-venöse Erektile Dysfunktion

Es kann auch eine gemischte Form der Erektionsstörung existieren, die sowohl arteriell wie auch venös bedingt ist. Bei diesen Patienten ist der arterielle Bluteinstrom in die Penisschwellkörper vermindert und der kavernös-venöse Verschlussmechanismus geschädigt, was zu einem erhöhten Blutabfluss aus den Penisschwellkörpern führt.

4.7 Hormonelle Ursachen der Erektilen Dysfunktion

Eine hormonell induzierte Erektionsstörung ist selten. Am häufigsten erscheint dabei eine Verminderung des Testosteron-Serumspiegels vorzuliegen. Eine Testosteron-Substitutionstherapie ist jedoch nur indiziert bei laborchemisch nachgewiesenem Testosterondefizit. Zuvor muss mittels rektaler Palpation und Bestimmung des prostata-spezifischen Antigens (PSA) ein Prostatakarzinom möglichst ausgeschlossen werden. Die unkritische empirische Testosteron-Applikation bei nicht nachgewiesenem Testosteronmangel ist bezüglich der Stimulation eines primär latenten Prostatakarzinoms als potenziell gefährlich einzustufen. Die Häufigkeitsangaben eines signifikant erniedrigten Testosteronwerts unter Patienten mit ED wird von den meisten Autoren nicht höher als 2 bis 3 % angegeben, sodass von einigen Ärzten die Notwendigkeit zur Routinebestimmung nicht gesehen wird.

Inwieweit eine Hyperprolaktinämie bei der Entstehung einer Erektilen Dysfunktion kausal eine Rolle spielt, ist noch nicht endgültig geklärt.

4.8 Spezielle Erscheinungsformen der Erektilen Dysfunktion

Der Penisfraktur kommt unter den Penisverletzungen in Bezug auf die Beeinflussung der Erektionsfähigkeit die größte Bedeutung zu. Sie ist gekennzeichnet durch einen Einriss der Tunica albuginea und tritt meist durch Abknicken des eregierten Penis beim Geschlechtsakt auf. Ab etwa dem fünften Lebensjahrzehnt erhöht sich die Inzidenz der sog. Induratio penis plastica (Morbus Peyronie), einer entzündlichen Erkrankung der Tunica albuginea mit nachfolgender Bildung von Fibrosen und Kalzifikation.

Die Erektionsstörung ist eine der häufigsten Spätkomplikationen der meist infolge einer Beckenfraktur auftretenden hinteren Harnröhrenruptur. Ursache einer Erektionsstörung können auch stumpfe Traumen des Beckens oder Perineums sein, die zur Verletzung der inneren Illiakal- oder Pudendalgefäße führen. Stumpfe Traumen des Beckens oder Perineums können auch potenzielle Risikofaktoren für die spätere Entwicklung einer arteriell-vaskulären Erektionsstörung sein. Aortoiliakale Gefäßeingriffe und Wirbelsäuleneingriffe können bei Patienten auf Grund von Nervenschädigungen zu postoperativen Erektionsstörungen führen. Auch nach Rektumextirpationen muss mit Erektionsstörungen gerechnet werden. Nach radikaler Zystoprostatovesikulektomie und radikaler Prostatovesikulektomie konnten die Erektionsstörungen auf Grund schonender Gefäß-Nervenbündel-Operationen von 100 % auf 67 % und von ca. 80 % auf maximal 15 % gesenkt werden. Auch die transurethrale Prostataresektion (TURP) kann zu Erektionsstörungen führen. Die Inzidenz einer ED nach TURP ist sehr widersprüchlich. Es finden sich Raten von 4–66 %. Das Auftreten von Erektionstörungen nach Beckenbestrahlung ist besonders bei Strahlentherapie des Prostatakarzinoms eine Komplikation, die durch arteriosklerotische Veränderungen in den Beckenarterien verursacht wird, sodass die beobachteten Erektionsstörungen überwiegend arteriellen Ursprungs sind.

4.9 Medikamente als Ursache einer Erektilen Dysfunktion

Erektile Dysfunktion tritt häufig bei Patienten mit Dauermedikation und bei missbräuchlicher Verwendung auf. Eine nicht zu unterschätzende Zahl von Pharmaka vermag das Sexualverhalten zu beeinflussen und führt zu Störungen der Libido, Erektion und Ejakulation (s. Tab. 4.2). Diese Medikamente besitzen meist Angriffspunkte im zentralen oder vegetativen Nervensystem oder interferieren mit der Regulation der Sexualhormone oder drosseln die periphere Durchblutung. Eine sichere Aussage über den Pathomechanismus ist meist nicht möglich. **Antihypertensiva** und vor allem **Psychopharmaka** sind insbesondere für ihre Störung der Erektilen Dysfunktion bekannt.

Tab. 4.2 Medikamente mit negativem Einfluss auf die Erektion

Antihypertensiva (z. B. Betablocker)	Diuretika (z. B. Thiazide)
Kardiaka (z. B. Digitalispräparate)	Lipidsenker (z. B. Clofibrinsäurederivate)
Antidepressiva (z. B. TZA)	Magen-Darm-Mittel (z. B. Cimetidin)
Antiepileptika (Carbamazepin)	Antiphlogistika (z. B. Corticoide)

4.10 Neurovaskuläre Risikofaktoren der Erektilen Dysfunktion

Der Reichtum des Schwellkörpergewebes an Gefäßendothel und Nerven erklärt, warum im Hinblick auf Risikofaktoren für die Induktion von Erektionsstörung in der Regel diejenigen Faktoren in Frage kommen, die ohnehin schon mit allgemeinen Gefäßerkrankungen und Hochdruck assoziiert sind. Zu diesen Risikofaktoren zählen **Diabetes mellitus, Hypertonie, Rauchen** und **Alkoholmissbrauch**. Als Ursachen einer diabetisch verursachten Erektionsstörung müssen eine Mikro- und Makroangiopathie der penilen Gefäße, eine Neuropathie und Schäden im Schwellkörper berücksichtigt werden (Ellenberg, 1971; Jevtich, 1985; Lehman, 1983; Ryder, 1992). Bei Diabetikern findet sich im Schwellkörper eine Atrophie der glatten Muskelzellen und eine Degeneration der Nerven (Faerman, 1974). Die glatten Muskelzellen im Schwellkörper von Diabetikern zeigen verminderte Relaxation auf neurogene und endothelabhängige Stimulation (Tejada, 1989; Azadzoi, 1992). Als zusätzliche Risikofaktoren sind das Alter, Alkohol, Claudicatio und eine begleitende Retinopathie beschrieben. Die Prävalenz der Erektilen Dysfunktion wird in der Literatur mit 35 bis 70 % angegeben (Vinik, 1998; Bloomgarden, 1998; Kolodny, 1974; McCulloch, 1980).

In einer Studie bei 472 Männern mit Erektiler Dysfunktion wiesen 117 (24,8 %) einen manifesten arteriellen Hypertonus auf (Newman, 1985). Die Dauer der Erkrankung schien weniger relevant zu sein als vielmehr das Vorhandensein zusätzlicher Risikofaktoren wie Nikotinabusus oder Diabetes mellitus.

Das relative Risiko für angiographisch nachweisbare Gefäßläsionen im Bereich der Penisgefäße beträgt in Abhängigkeit vom Nikotinkonsum 1,31 pro so genannter 10 Packungsjahre. In einer Fragebogenstudie unter mehr als 2000 Rauchern und 1000 Nichtrauchern zwischen 31 und 49 Jahren lag die Prävalenz einer ED bei 2,2 % (Nichtraucher), bei 2,0 % (Exraucher) und 3,7 % (Raucher) (Mannino, 1994).

In Maßen genossener Alkohol besitzt eine zentral stimulierende Wirkung im Hinblick auf die Erregungsphase. Hingegen kann chronischer Missbrauch Ursache einer ED sein. Der Pathomechanismus ist unklar, es kann sich dabei um eine gemischte Genese psychogen, neurotoxisch oder auch endokrin handeln. Zumindest zum Teil handelt es sich um einen reversiblen Mechanismus (s. Tab. 4.3).

Tab. 4.3 Klinische Risikofaktoren der Erektilen Dysfunktion

Vaskulär	Neurogen/Metabolisch
Arteriosklerose	Diabetes mellitus
Arterieller Hypertonus	Alkoholabusus
Hyperlipidämie	Terminale Niereninsuffizienz
Nikotinabusus	

Die verschiedenen Formen der Erektilen Dysfunktion und die Vielzahl der sich überlagernden Risikofaktoren mit ihren größtenteils noch unbekannten Pathomechanismen machen die multifaktorielle Genese der Erektilen Dysfunktion deutlich. Berücksichtigt man auch noch die ebenfalls differenziert zu betrachtenden psychischen und sozialen Aspekte, so wird die Schwierigkeit deutlich beim einzelnen Patienten die klar definierte Ursache zu diagnostizieren (Knispel, 1998).

4.11 Erektile Dysfunktion – Welche Therapien sind möglich?

Bei der Therapie von Erektionsstörungen sollte nicht vergessen werden, dass meist nicht nur der Mann sondern auch die Frau von der Erkrankung gleichermaßen betroffen ist und es sich somit immer um die Behandlung eines Paares und nicht nur des Mannes handeln sollte. Des Weiteren sollte immer berücksichtigt werden, dass auch bei offensichtlich rein organischen Ursachen immer eine psychogene Komponente im Sinne der Manifestation von Versagensängsten bzw. Minderung des Selbstwertgefühles des betroffenen Mannes und oftmals wohl auch der Sexualpartnerin zwangsläufig mit vorhanden ist. Neben der organisch ausgerichteten Therapie bedarf es deshalb meist auch einer zusätzlichen psychotherapeutischen Betreuung. Unter diesem Gesichtspunkt sollte auch die Beratungstätigkeit in der Apotheke erfolgen.

Folgende Therapiemöglichkeiten stehen heute zur Behandlung der ED zur Verfügung:

- Psycho- und Sexualtherapie
- Erektionshilfesysteme
- Operative Therapien einschließlich Prothesenimplantation
- Medikamentöse Therapien, die intrakavernös (SKIT und SKAT), intraurethral, topisch und oral appliziert werden.

4.11.1 Psycho- und Sexualtherapie

Sexualtherapie wird seit mehr als 30 Jahren praktiziert und unter den Begriff fallen heute eine Reihe von Techniken, die über die von Masters und Johnson (Masters und Johnson, 1970) entwickelten Verfahren hinausgehen. Diese Art der Therapie, ebenso wie ein psychotherapeutischer Ansatz, können eine sehr nützliche Ergänzung anderer Behandlungsformen sein (Krauss, 1990). Umgekehrt kann eine medikamentöse Therapie eine wertvolle und wirksame Ergänzung einer psychotherapeutischen Behandlung der psychisch bedingten Erektilen Dysfunktion bilden.

4.11.2 Erektionshilfesysteme

Mittels sog. Vakuum-Apparate ist es ursachenunabhängig nahezu bei jedem Patienten möglich eine rigide Erektion zu erzeugen, welche danach durch einen an der Penisbasis applizierten Gummiring gehalten wird. Der Vorteil liegt in der nahezu komplikationslosen Anwendung, die für den Betroffenen sehr einfach ist und beliebig oft wiederholt werden kann. Während diese Therapieform in den USA schon seit den 70er-Jahren im Einsatz ist und sich mittlerweile einer großen Akzeptanz erfreut, wird diese Therapieform in Deutschland erst seit wenigen Jahren angeboten und besitzt deshalb noch keinen allzu großen Bekanntheitsgrad. Erfahrungen mit Anwendern zeigen, dass die Vakuum-Therapie eine sehr sichere und nebenwirkungsarme Möglichkeit darstellt, ein zufriedenstellendes Sexualleben zu erreichen (Porst, 1995). Vorteile dieser Therapie sind ihre nahezu universelle Anwendbarkeit und ihre Komplikationsarmut, deutliche Nachteile die apparative Mechanisierung bei der Vorbereitung des Koitus, welche die Spontanität vermissen lässt. Zusätzlich kommt es bei einem Teil der Patienten zu Problemen bei der Anwendung des Apparates sowie des Gummiringes und einer Beeinträchtigung der Ejakulation durch den angelegten Ring.

4.11.3 Operative Maßnahmen einschließlich Prothesenimplantation

Ziel der arteriellen Revaskularisation ist die Beseitigung einer arteriellen Minderdurchblutung und die Erhöhung des venösen Abflusses. Dabei handelt es sich meist um technisch sehr aufwendige Eingriffe von mehrstündiger Dauer mit Komplikationsraten von über 20 %, wobei insbesondere sog. Glanshyperämien dominieren (Schraudenback, 1992). Die Erfolgsraten schwanken zwischen 30 bis 80 %. Solche Revaskularisationen sollten nur jüngeren Männern mit kongenitalen oder posttraumatischen objektivierten Gefäßläsionen angeboten werden (Porst, 1995).

Auch die Ergebnisse der penilen Venenchirurgie (sog. Venensperr-Operationen) sind eher bescheiden. Die Langzeitbilanz dieser Venenligaturen führte nicht einmal bei 50 % der Fälle zu einer deutlichen Verbesserung der Erektionsfähigkeit (Petrou, 1992). Eine solche Operation sollte deshalb nur bei Patienten durchgeführt werden, die kein arterielles Defizit und keine neurogene Läsion besitzen und ungenügend auf vasoaktive Substanzen ansprechen (Porst, 1995). Obwohl es sich nur um einen kurzen Eingriff an der Penisbasis handelt, muss beachtet werden, dass die potenzielle Gefahr einer Verletzung der eng benachbarten Dorsalnerven mit nachfolgender iatrogener neurogener Erektiler Dysfunktion gegeben ist.

Bei der Penis-Prothesen-Chirurgie handelt es sich um das am längsten etablierte Verfahren in der Behandlung der Erektilen Dysfunktion, welches seit Beginn der 70er-Jahre routinemäßig zur Anwendung kommt. Bei den Prothesen unterscheidet man halbstarre, biegsame Prothesen und hydraulische Penis-Prothesen. Biegsame Prothesen zeichnen sich durch einfache Implantierbarkeit, einfache Handhabung und geringen Preis aus. Nachteil dieser Prothesen ist, dass sie den Penis in einen Zustand der Dauererektion versetzen, was für die Patienten oftmals eine Belastung darstellt. Hydraulische Prothesen haben den Vorteil, dass sie den normalen Erektionsverlauf am natürlichsten nachahmen. Dieser Vorteil wird durch aufwändige Implantation, höhere Defektanfälligkeit und einen höheren Preis erkauft. Die Penis-Prothesen-Chirurgie sollte am Ende der therapeutischen Behandlung der Erektilen Dysfunktion stehen, auf Grund der irreversiblen Zerstörung des Schwellkörpergewebes (Porst, 1995). Nicht unbedeutend sind auch postoperative Infektionen, die in manchen Fällen die Entfernung der implantierten Prothesen notwendig machen.

Neben den beschriebenen Therapieformen nimmt die Pharmakotherapie von Erektionsstörungen heutzutage eine zentrale Stellung in der Therapie ein. Eine wirksame medikamentöse Therapie ist jedoch nur dann möglich, wenn die physiologischen Komponenten des Erektionsprozesses entweder intakt sind oder aber nur mäßige Schädigungen durch pathologische Prozesse aufweisen. Die Tatsache, dass die Erkenntnisse zur Pathophysiologie der Erektion in den vergangenen Jahren deutlich zugenommen haben, hat auch zur Entwicklung neuer Medikamente geführt. Die bedeutsamste Substanz ist hier unbestritten das Sildendafil, welches seit 1998 in Deutschland zur oralen Therapie erhältlich ist. Nach einem taxonomischen Konzept von Heaton (Heaton, 1997) lassen sich Wirkstoffe zur Behandlung der Erektilen Dysfunktion in vier Klassen einteilen (Tab. 4.4).

Erektogene Substanzen (Initiatoren) initiieren eine Erektion zentral oder peripher (Wirkstoffe der Klasse I und II), während konditionierende Substanzen lediglich die Voraussetzungen für das Entstehen der Erektion zentral oder peripher verbessern oder verstärken, aber an sich nicht erektionsauslösend wirken können (Wirkstoffe der Klasse III und IV).

Im Folgenden werden die Wirkstoffe für die Therapie der Erektilen Dysfunktion nach ihren unterschiedlichen Applikationsarten besprochen.

Tab. 4.4 Einteilung der Wirkstoffe zur Behandlung der ED (nach Heaton, 1997)

Klasse	Substanz	Wirkprinzip
Zentrale Initiatoren (Klasse I)	Apomorphin	Dopaminrezeptoragonist (D2)
Periphere Initiatoren (Klasse II)	Alprostadil (PGE$_1$)	Stimulation der Adenylatcyclase mit cAMP-Akkumulation, Hemmung der Noradrenalinfreisetzung am α_1-Rezeptor, Hemmung der Angiotensin-II-Sekretion
	Moxisylyt	α_1-Rezeptorblockade
	Phentolaminmesylat	α_1/α_2-Rezeptorblockade
	Trimix-Therapie (PGE$_1$/Papaverin/Phentolamin)	Stimulation der Adenylatcyclase mit cAMP-Akkumulation, unspezifischer PDE-Inhibitor (cAMP- und cGMP-Akkumulation), α_1/α_2-Rezeptorblockade
	VIP/Phentolamin	Stimulation der Adenylatcyclase mit cAMP-Akkumulation, α_1/α_2-Rezeptorblockade
	Papaverin/Phentolamin	Unspezifischer PDE-Inhibitor (cAMP- und cGMP-Akkumulation), α_1/α_2-Rezeptorblockade
	CGRP* (Calcitonin Gene Related Peptide)	Stimulation der Adenylatcyclase mit cAMP-Akkumulation
Zentrale Konditionierer (Klasse III)	Testosteron	Hormonelles System
	Trazodon	Serotonin-Reuptake-Inhibitor, α_1-Rezeptorblockade (peripher)
	Yohimbin	α_2-Rezeptorblockade
Periphere Konditionierer (Klasse IV)	Sildenafil	PDE-5-Inhibitor, cGMP-Akkumulation
	Yohimbin	α_2-Rezeptorblockade
	Testosteron	Hormonelles System

* In Kombination mit PGE$_1$ in Einzelstudien getestet, aber nicht weiterverfolgt (Stief, 1991; Truss, 1994)

4.11.4 Medikamentöse Therapien

4.11.4.1 Intrakavernöse Injektionstherapie

Kaum eine Therapieform innerhalb der Urologie hat in den Jahren vor der Einführung von Sildenafil so sehr auf sich aufmerksam gemacht wie die Injektionstherapie bei Patienten mit Erektiler Dysfunktion. Zur Erreichung des therapeutischen Ziels, der Erzeugung einer für die Penetration ausreichenden und für den Geschlechtsverkehr lange genug anhaltenden Erektion, wird bei der in-

Tab. 4.5 Wirkstoffe zur intrakavernösen Injektionstherapie

Wirkstoff	Präparatename	Dosierung
Alprostadil (PGE$_1$)	Caverject®, Viridal®	5–40 µg
Moxisylyt (Thymoxamin)	Erecnos®	10–30 mg
Papaverin/Phentolamin	Androskat®	0,5–3 ml (1 ml enthält 15 mg Papaverin+0,5 mg Phentolamin)
VIP/Phentolamin	Invicorp®*	25 µg+1–2 mg
Trimix (PGE$_1$/Papaverin/Phentolamin)		10 µg PGE$_1$+2 ml Androskat®

* Zur Zulassung eingereicht, aber noch nicht verfügbar

trakavernösen Injektionstherapie ein Pharmakon in den Schwellkörper injiziert, welches eine Relaxation der glatten Muskulatur bewirkt. Dabei unterscheidet man entsprechend der Applikationsart die Schwellkörper-Intervalltherapie (SKIT), welche vom Arzt in der Praxis durchgeführt wird, von der Schwellkörper-Autoinjektionstherapie (SKAT), die der Patient selbst durchführt. Die SKIT wird unter anderem dann eingesetzt, wenn die Patienten zögern, sich selbst zu injizieren, oder bei Patienten mit erwiesener arterieller Durchblutungsstörung um festzustellen, ob nicht einige vom Therapeuten durchgeführte Injektionen vasoaktiver Substanzen ausreichen um spontane kohabitationsfähige Erektionen in der häuslichen Umgebung wieder herbeizuführen.

In Tabelle 4.5 sind Wirkstoffe und Kombinationen aufgeführt, die zurzeit für die SKAT und SKIT zur Verfügung stehen.

Alprostadil (Prostaglandin E$_1$, PGE$_1$)

Vor der Einführung von Sildenafil kam der intrakavernösen Therapie mit synthetischem PGE$_1$ die größte Bedeutung bei der Behandlung der ED zu. Auch heute noch ist PGE$_1$ unangefochten der „Goldstandard" in der intrakavernösen Therapie von Erektionsstörungen. Wegen seiner hohen Effektivität und Sicherheit wurde PGE$_1$ – noch vor der Einführung von Sildenafil – vom Clincal Guidelines Panel on Erectile Dysfunction der AUA (American Urological Association) als Substanz der 1. Wahl empfohlen (Montague, 1996).

PGE$_1$ stellt einen Entzündungsmediator dar, der physiologischerweise von den Trabekelzellen der Schwellkörper produziert wird und auch in der Samenflüssigkeit vorkommt. Die hohe Effektivität (70–80%) ist auf die multimodalen Wirkmechanismen zurückzuführen. Zu den wichtigsten Effekten zählt die stark relaxierende Wirkung auf die glatte Muskulatur der Schwellkörper, die durch eine Anreicherung von cAMP zu Stande kommt. Darüber hinaus führt PGE$_1$ zu einer präsynaptischen Hemmung der Noradrenalinfreisetzung an α_1-Rezeptoren und damit zu einer Unterdrückung des erektionsinhibitorischen Einflusses des Sympathikus. Die Hemmung der Angiotensin-II-Sekretion verhindert dessen muskelkontrahierende Wirkung.

Die intrakavernöse Applikation von Alprostadil führt dosisabhängig zu einer Steigerung der kavernösen arteriellen Durchblutung und Relaxation der glatten Muskulatur der Corpora cavernosa. Diese Mechanismen führen letztlich die Erektion herbei. Darüber hinaus werden dem PGE_1 antisklerotische, antifibrosierende und viskositätsmindernde Eigenschaften zugeschrieben, die ebenfalls zur hohen Wirksamkeit und niedrigen Nebenwirkungsrate beitragen (Porst, 1996; Lea, 1996). Der Wirkstoff wird überwiegend lokal metabolisiert, ein kleiner Teil wird jedoch von der Lunge verstoffwechselt. Normale PGE_1-Dosierungen liegen in einem Bereich von 10–20 µg, in seltenen Fällen bei 40 µg. PGE_1 ist in Deutschland in Form der intrakavernösen Applikationssysteme Caverject® und Viridal® zugelassen. Die Wirksamkeit der intrakavernösen PGE_1-Applikation ist durch Multicenter-Langzeitstudien nach GCP-Standards gut abgesichert und lässt sich wie folgt zusammenfassen: Die Effektivität von PGE_1 in Dosierungen bis zu 40 µg beträgt 70 bis 80%, das Priapismusrisiko liegt deutlich unter 1% (Porst, 1998). Bei Langzeitanwendungen bis zu 4 Jahren traten bei 8 bis 11% aller Patienten fibrotische Veränderungen, meist in Form kleiner Tunicaknötchen auf, wobei diese in 30 bis 50% wieder abheilten, sodass bei nur ca. 5% mit persistierenden fibrotischen Alterationen zu rechnen ist. Ca. 10% aller Alprostadil-Injektionen sind von Schmerzzuständen unterschiedlicher Intensität begleitet, welche bei 1 bis 3% aller Patienten zum vorzeitigen Therapieabbruch führten. Die Drop-out-Raten lagen nach 18–24 Monaten bei 50–55% und in der Studie mit weltweit längstem Follow-up (4 Jahre) bei 65% (Lea, 1996; Porst, 1996; Porst, 1997). Sowohl von den Langzeitanwendern als auch von deren Partnerinnen wurden bei ein- bis zweimaliger Anwendung pro Woche positive Auswirkungen auf Psyche, Selbstwertgefühl und Partnerschaft in über 90% angegeben.

Moxisylyt

Moxisylyt (Thymoxamin) ist ein α_1-Blocker und in einigen Ländern zur Injektionstherapie der ED zugelassen. Dosierungen von 10 bis 30 mg erzielten Erektionen in bis zu 85% der Fälle (Costa, 1993). Gegenüber PGE_1 zeigt Moxisylyt eine um 30 bis 40% geringere Effektivität mit Wirksamkeit bei vorwiegend psychogen und neurogen induzierten Erektionsstörungen (Buvat, 1998). Der Wirkstoff zeichnet sich vor allem durch eine geringe Nebenwirkungsrate aus (Fibrose- und Priapismusrisiko jeweils ca. 1%) (Porst, 1998).

Papaverin

Das Opiumalkaloid Papaverin ist ein unspezifischer Phosphodiesterase-Inhibitor, der den cAMP und cGMP-Abbau hemmt und damit erektionsinduzierend wirkt. Es war die erste vasoaktive Substanz, welche in Dosen von 25 bis 50 mg, in Ausnahmefällen auch höher, für die SKAT verwendet wurde (Virag, 1982). Wegen der hohen Gewebetoxizität und dem hohen Fibroserisiko (Porst, 1996), zusammen mit der limitierten Effektivität, muss die Papaverinmonotherapie als obsolet betrachtet werden. Allenfalls besitzt die Substanz noch Bedeutung in Kombination mit Phentolamin bzw. zusammen mit Phentolamin und PGE_1 (Trimixlösung, Tripeltherapie).

Phentolamin

Phentolamin ist eine nichtselektive α-Rezeptoren blockierende Substanz mit antiadrenerger bzw. sympatholytischer Wirkung. Da Phentolamin als Monosubstanz keine ausreichende Erektion erzielt (Wespes, 1989), wird es in Kombination mit Papaverin, VIP oder Alprostadil verabreicht. Nebenwirkungen dieser Substanz sind vor allem die auf systemische Effekte zurückzuführende orthostatische Hypotension und Tachykardie (Montorsi, 1995).

Die Kombination von mehreren vasoaktiven Substanzen nutzt die synergistischen Effekte der unterschiedlichen Wirkmechanismen bei der Erektionsauslösung. Kombinationstherapien haben die höchsten Responderraten (> 90 %) bei sehr geringen Nebenwirkungen.

Papaverin/Phentolamin

Die von Zorgniotti (Zorgniotti, 1985) erstmals publizierte Kombinationslösung von Papaverin und Phentolamin ist in einigen europäischen Ländern zugelassen und wird meist in Dosierungen von 0,5 bis 3 ml appliziert. Gegenüber der Papaverinmonotherapie zeichnet sich die Kombination durch höhere Effektivität (60 bis 70 %) sowie geringere Schmerzhaftigkeit aus. Gegen die Verwendung der Kombination als Standardtherapie spricht das hohe Priapismusrisiko (bis 10 %) sowie die in der Langzeitanwendung zu beobachtende hohe Fibroserate (bis 50 %). Somit stellt diese Kombination neben Moxisylyt eine Alternativtherapie bei PGE_1-Nonrespondern und bei starken Schmerzen nach PGE_1-Injektionen dar.

Vasoaktives intestinales Polypeptid/Phentolamin

Vasoaktives intestinales Polypeptid (VIP) ist ein physiologischer Neurotransmitter im Penisschwellkörper, der über die Stimulation der Adenylatzyklase zur cAMP-Anreicherung führt. Während sowohl VIP (Wagner, 1987) als auch Phentolamin, alleine in den Schwellkörper injiziert, lediglich eine Tumeszenz, aber keine rigiden Erektionen auszulösen vermag, zeigt die Kombinationslösung von 30 µg VIP und 2 mg Phentolamin Effektivitätsraten von 60–80 % (Metz, 1997). Wegen der hohen Effizienz und der niedrigen Nebenwirkungsrate werden dieser Mischung echte Marktschancen im Bereich des SKAT-Segmentes eingeräumt.

„Triple-Drug-Mixture"

Die effektivste Kombinationstherapie ist die Mischung aus Papaverin/Phentolamin/PGE_1 (Govier, 1993; Montorsi, 1993; Montorsi, 1994). Bis zur Zulassung der PGE_1-Monotherapie erfreute sich die Triple-Drug-Kombination besonders in den USA hohem Zuspruch. Da für diese Kombination keine offizielle Zulassung vorliegt und es zu Problemen mit der Haltbarkeit, Sterilität und Dosiergenauigkeit kommt, verliert diese zunehmend an Bedeutung. Ungeachtet dieser Tatsache ist die Trimix-Lösung bei den Non-Respondern auf 20–40 µg PGE_1 als letzte Option für eine Injektionstherapie oftmals noch erfolgreich.

> Etwa 30 % bis 40 % aller Patienten werden zukünftig von der Schwellkörperinjektionstherapie mit vasoaktiven Wirkstoffen profitieren. PGE_1 (Alprostadil) stellt dabei unangefochten den „Goldstandard" dar. Sehr Erfolg versprechend erscheint auch die VIP/Phentolaminlösung oder die Trimixlösung aus PGE_1/Papaverin/Phentolamin. Als Innovationen bieten sich neue Kaliumkanal-Öffner als Monotherapie oder in Kombination mit PGE_1 an.

4.11.4.2 Transurethrale Therapie

Die transurethrale Applikation von PGE_1 in Form von MUSE® (Medicated Urethral System for Erection) wurde in verschiedenen Studien weltweit geprüft und ist mittlerweile auch in Deutschland zugelassen. Die nadellose Einbringung des Arzneistoffpellets in die Harnröhre mit einem einfach zu bedienenden Einmalapplikator wird besonders von PGE_1-Respondern mit Nadelphobie der Spritze vorgezogen. Die Anwendung erfordert einige Tricks, die unbedingt zu beachten sind (direkte Anwendung nach dem Harnlassen, Einmassieren in den Penis, stehende oder gehende Position für einige Minuten). Mit dem Applikator wird der Arzneistoffträger in die Harnröhre etwa an das Ende der Glans penis (Eichel) gebracht und dort positioniert. Die Gefäßversorgung an dieser Stelle bringt nach dem Schmelzen des Pellets und Freisetzen des Wirkstoffes etwa 5–15 % von diesem in die Schwellkörpermuskulatur. Die restliche Menge des Wirkstoffes erreicht nicht den Wirkort, sondern gelangt überwiegend in den Lungenkreislauf und wird dort zu über 95 % inaktiviert. Die verwendeten Dosierungen liegen zwischen 125 und 1000 µg, betragen also das 50fache der in der SKAT verwendeten Dosierungen, was sich auch in einer erhöhten systemischen und lokalen Nebenwirkungsrate mit Blutdruckabfällen in 1–4 % und häufigeren Penis- und Harnröhrenschmerzen (20–40 %) als bei der intrakavernösen Anwendung niederschlägt. Die Schmerzen scheinen besonders bei jüngeren Anwendern aufzutreten und sind meist nur von kurzer Dauer. Harnröhrenblutungen, welche indikativ für eine Schleimhautverletzung sind und deren Folgen bislang ungeklärt sind, jedoch keinesfalls unterschätzt werden dürfen, traten in 5–6 % der Fälle auf. In der Samenflüssigkeit wurden nach Anwendung von MUSE keine erhöhten Prostaglandinmengen gefunden, sodass Effekte bei der Partnerin nicht zu erwarten sind. Aus Sicherheitsgründen wird beim Verkehr mit Schwangeren jedoch die Verwendung von Kondomen empfohlen.

In einer amerikanischen Studie an 1511 Männern mit Erektiler Dysfunktion im Alter von 27 bis 88 Jahren erreichten etwa 65 % mit dieser Therapie eine für den Sexualverkehr ausreichende Erektion (Padma-Nathan, 1997). Die Erfolgsrate war unabhängig vom Patientenalter und von der Krankheitsursache. Auch in schwierig zu therapierenden Subpopulationen (z. B. bei Diabetikern) wurden Erfolgsraten um 60 % erzielt. Bei etwa 12 % der erfolgreich Behandelten reichte eine Dosis von 125 Mikrogramm, weitere 16 % benötigten 250 Mikrogramm, 40 % benötigten 500 Mikrogramm und die übrigen Patienten 1000 Mikrogramm. Die 250-Mikrogramm-Dosis eignet sich primär für jüngere Patienten mit guter Schwellkörperfunktion, bei denen die Erektile Dysfunktion durch Störungen der Nervenleitung verursacht wird. Ansonsten wird die Therapie in der Praxis zumeist mit 500 Mikrogramm begonnen, was mit einer SKAT-Dosis von 7 Mikrogramm vergleichbar ist. Patienten, die bisher eine SKAT-Dosis von 15 Mikrogramm PGE_1 erhalten haben, können auf eine urethrale Anwendung von 1000 Mikrogramm umgestellt werden. Die gegenüber der Schwellkörperinjektionstherapie doch deutlich niedrigere Responderrate von MUSE spiegelt sich in den hohen Drop-out-Raten wider, die in einer europäischen Studie nach 15 Monaten bei 75 % lag (Porst, 1997; Porst, 1998).

Die intraurethrale PGE_1-Applikation konnte die hohen Erwartungen bisher nur zum Teil zufrieden stellen und ist aufgrund ihrer geringeren Effizienz im Vergleich zur SKAT nur für 20 % bis 30 % aller Patienten eine langfristige Alternative. Diese Applikationsform ist besonders für PGE_1-Responder angezeigt, die den Wirkstoff gut vertragen, jedoch an einer „Nadelangst" leiden. Angesichts der bei korrekter Handhabung wenig problematischen Applikationsform könnte sich die urethrale Applikation zu einem injektionslosen Kompromiss entwickeln, vor allem bei Patienten unter der Therapie mit Nitraten, bei denen die orale Therapie mit Sildenafil kontraindiziert ist.

4.11.4.3 Topische Therapie

Eine weitere Therapieoption ist die Anwendung von Pflastern, Salben, Gelen und Sprays, die äußerlich auf den Penis oder auf das Skrotum aufgetragen werden. Mehrere Substanzen wurden bezüglich ihrer Effektivität bei topischer Anwendung an kleinen Patientengruppen überprüft. Keine der im Folgenden besprochenen Substanzen wurde aber bislang in kontrollierten Studien der Phasen II–III weiterverfolgt und zur Marktreife entwickelt.

Nitroglycerin

Nitroglycerin, ein NO-Donor, ist ein potenter Dilatator von Arterien und Venen und relaxiert glatte Muskelzellen über den cGMP-Mechanismus. Die besten Resultate mit Nitroglycerinsalben wurden bei Patienten mit neurogenen Erektionsstörungen erzielt (Anderson, 1993; Owen, 1989). Dopplersonographisch konnte eine Steigerung der arteriellen Durchblutung der Dorsalarterien sowie bei einem Teil der Patienten Tumeszenzen festgestellt werden. Rigide Erektionen traten jedoch nicht auf. Als häufigste Nebenwirkung der transdermalen Nitroglycerinanwendung wurden Kopfschmerzen in 5 bis 10 % beschrieben, welche infolge der potenziellen vaginalen Absorptionsmöglichkeit auch bei den Frauen während des Koitus auftreten können. Um die Partnerin vor dieser Nebenwirkung zu schützen, sollte der Mann bei dieser Therapieoption jedenfalls ein Kondom verwenden. Im Einzelfall hat sich die topische Anwendung von Nitroglycerinpflastern und Sprays auf die Glans bei Patienten mit Glansinsuffizienz bzw. „kalter oder gefühlloser Glans" bewährt (Porst, 1998).

Minoxidil

Minoxidil ist ein Vasodilatator mit Wirkung auf die glatte Muskulatur der Arterien. Minoxidil öffnet die Kaliumkanäle in der Zellmembran der glatten Muskelzellen. Die topische Applikation einer 2 %igen Lösung auf die Glans penis führte zu keinen Erektionen, die für einen Geschlechtsverkehr ausreichten (Chancellor, 1994; Radomski, 1994).

Papaverin

Papaverin, in Form von Gelen auf das Skrotum appliziert, erzielte nur in 15 % der Fälle eine für den Geschlechtsverkehr ausreichende Erektion (Kim, 1995). Die Verträglichkeit des Gels ist gut.
Weitere lokaltherapeutisch erprobte Substanzen waren Capsicaine, Stearyl-Nle 17 und VIP.

4.11.4.4 Orale Pharmakotherapie

Mit Sildenafil kam 1998 erstmals eine suffiziente orale Therapieform der Erektilen Dysfunktion auf den Markt, die weltweit – wohl auch getragen durch eine enorme Werbekampagne – ein enormes Echo in Fachkreisen und Fachmedien aber auch in der Laienpresse ausgelöst hat. Im Folgenden werden die pharmakologischen Wirkprinzipien sowie die Effektivität und Nebenwirkungen der bereits oder demnächst verfügbaren Wirkstoffe zur oralen Therapie erläutert. Im Anschluss daran findet sich ein kurzer Abriss über die Bedeutung der Testosteron-Substitutionstherapie bei Erektiler Dysfunktion (Tab. 4.6).

Tab. 4.6 Wirkstoffe zur oralen Therapie der Erektilen Dysfunktion

Wirkstoff	Präparatename	Dosierung
Yohimbin	Yocon-Glenwood®	3×5–3×10 mg/d
Trazodon	Thombran®	50–150 mg/d
Sildenafil	Viagra®	25–100 mg
Apomorphin SL	Uprima*, Ixense®*	2–6 mg
Phentolaminmesylat	Vasomax®*	40–80 mg

* Zur Zulassung eingereicht, aber noch nicht verfügbar

Sildenafil

Sildenafilcitrat (in der Folge nur noch als Sildenafil bezeichnet) ermöglicht eine natürliche Erektionsreaktion auf sexuelle Stimulation, indem es die relaxierende Wirkung von Stickstoffmonoxid (NO) auf die Schwellkörper (Corpora cavernosa) verstärkt. Im Zuge einer Erektion kommt es zur Freisetzung von NO aus nicht-adrenergen, nicht-cholinergen (NANC) Nerven und Endothelzellen der Schwellkörper. NO aktiviert die Guanylatcyclase, was zur gesteigerten Synthese von zyklischem Guanosin-monophosphat (cGMP) führt, das die Relaxation der glatten Schwellkörpermuskulatur und damit einen verstärkten Blutfluss zum Penis, einen erhöhten intrakavernösen Druck und eine Erektion induziert.

Sildenafil ist ein potenter Hemmstoff der cGMP-spezifischen Phosphodiesterase (PDE) vom Typ 5, also jenes Enzyms, das für den Abbau von cGMP im Corpus cavernosum verantwortlich ist. Wenn die NO/cGMP-Signalkaskade durch einen sexuellen Stimulus aktiviert ist, führt die Hemmung der PDE-5 zu erhöhten Konzentrationen von cGMP im Corpus cavernosum, wodurch es zu einer Verstärkung und Verlängerung einer durch erotische Stimuli induzierten Erektion kommt. Sexuelle Stimulation und eine zumindest teilweise erhaltene Restinnervation des Corpus cavernosum sind jedoch erforderlich, damit Sildenafil seine Wirkungen auf die Erektionsfunktion entfalten kann. Dies bedeutet, dass bei vollständiger Durchtrennung der Nervi cavernosi – beispielsweise nach radikaler Prostatektomie – Sildenafil nicht wirken kann. Allerdings scheinen wenige intakte Nervenfasern auszureichen um den Effekt von Sildenafil vermitteln zu können woraus sich dessen Wirksamkeit auch bei neurogenen Läsionen nach operativen Maßnahmen im Beckenbereich oder bei Spinaltraumen erklärt.

Für die meisten Patienten beträgt die empfohlene Dosis 50 mg Sildenafil, einzunehmen rund eine Stunde vor der geplanten sexuellen Aktivität. Je nach Wirksamkeit und Verträglichkeit kann die Dosis auf maximal 100 mg gesteigert oder auf 25 mg herabgesetzt werden. Sildenafil soll nicht öfter als einmal pro Tag verwendet werden. Es wird rasch resorbiert, die maximalen Plasmakonzentrationen werden im Nüchternzustand innerhalb von 30–120 min erreicht. Die terminale Halbwertszeit beträgt 3–5 Stunden.

Die Wirksamkeit von Sildenafil wurde weltweit in zahlreichen plazebokontrollierten Studien sowohl bei psychogener als auch bei organischer Erektiler Dysfunktion an über 4.000 Patienten in Dosierungen zwischen 25–100 mg überprüft und zeigte je nach zu Grunde liegender Ätiologie Erfolgsraten von 50 bis 80 % bei On-demand-Einnahme (Olsson, 1996; Dinsmore, 1996; Derry, 1998; Maytom, 1997; Goldstein, 1998; Lue, 1997; Morales, 1998; Montorsi, im Druck; Christiansen, 1996; Dean, 1997; Balley, 1997; Virag, 1996; Cuzin, 1997; Goldstein, 1998; Padma-Nathan, 1998; Eardley, 1996; Dinsmore 1999; Holmgren, 1998; Rendell, 1999)

In den meisten Studien wurde die Wirksamkeit mit mehreren Methoden beurteilt. Hauptzielkriterien waren die Antworten auf Fragen aus dem „**International Index of Erectile Function, IIEF**" (Rosen, 1997). Dieser Fragebogen zur sexuellen Funktion ist ein aus 15 Fragen bestehender, vom Patienten auszufüllender Fragebogen zur Beurteilung der Erektionsfähigkeit. Er umfasst die Bereiche sexuelles Verlangen, erektile Funktionsfähigkeit, Orgasmusfähigkeit, Zufriedenheit mit dem Verkehr und Zufriedenheit mit dem Sexualleben insgesamt. Zwei Fragen aus dem IIEF dienten als Hauptzielkriterien: Frage 3 (Q3) bezieht sich auf die Fähigkeit eine Erektion zu erreichen die für einen Geschlechtsverkehr ausreicht („When you attempted sexual intercourse, how often were you able to penetrate your partner?"), Frage 4 (Q4) auf das Aufrechterhalten der Erektion nach dem Eindringen in die Partnerin („During sexual intercourse, how often were you able to maintain your erection after you had penetrated your partner?"). Außerdem wurden die Patienten aufgefordert, Angaben über ihr Sexualleben in ein Tagebuch einzutragen. Schließlich wurde den Patienten eine globale Wirksamkeitsfrage („Hat die Behandlung ihre Erektionsfähigkeit verbessert?") gestellt und bei einigen Studien auch das Partnerinnen-Urteil mit berücksichtigt.

Die beiden von Goldstein und Mitarbeitern (Goldstein, 1998) durchgeführten Studien sind besonders gut dokumentiert und sollen aus diesem Grund ausführlicher besprochen werden. In den beiden aufeinander folgenden Studien wurden in 37 Prüfzentren der USA insgesamt 861 Männer im Alter ab 18 Jahren mit der klinischen Diagnose einer Erektilen Dysfunktion untersucht. Die Ursache der Erektilen Dysfunktion wurde anhand der Anamnese, der körperlichen Untersuchung und anderer moderner diagnostischer Verfahren ermittelt. Von den 861 untersuchten Männern hatten 605 (70 %) eine organische Erektile Dysfunktion, 99 (11 %) eine psychogene Erektile Dysfunktion und 157 (18 %) eine Erektile Dysfunktion gemischter Ursache.

In der doppelblinden, Placebo-kontrollierten Studie der Dosis-Wirkungs-Beziehung, Wirksamkeit und Sicherheit (Studie I) erhielten 532 Männer randomisiert entweder Placebo oder 25, 50 oder 100 mg Sildenafil (etwa eine Stunde vor einer geplanten sexuellen Aktivität, aber nicht häufiger als einmal täglich) für die Dauer von 24 Wochen. Jeder Mann beantwortete den IIEF nach 0, 12 und 24 Wochen und wurde nach 12 und 24 Wochen über die globale Wirksamkeit befragt. Die Tagebücher wurden in regelmäßigen Abständen eingesehen.

In der flexiblen Dosissteigerungsstudie (Studie II) mit offener Langzeitverlängerung erhielten 329 andere Männer 12 Wochen lang randomisiert entweder Placebo oder 50 mg Sildenafil etwa eine Stunde vor der sexuellen Aktivität. Bei jeder Verlaufskontrolle konnte die Dosis je nach Ansprechen auf die Behandlung und je nach Nebenwirkungen um 50 % verdoppelt oder reduziert werden. Die Patienten beantworteten den IIEF nach 0 und 12 Wochen und wurden nach 12 Wochen über die globale Wirksamkeit befragt. Die Tagebücher wurden nach 0, 2, 4, 8 und 12 Wochen durchgesehen. Jene Männer, welche die Studie abschlossen und keine schwerwiegenden Nebenwirkungen hatten, kamen für eine weitere 32-wöchige offene Behandlung mit Sildenafil in Betracht.

Die Ausgangsmerkmale der Männer, die in die beiden Studie aufgenommen wurden, waren innerhalb der Studien vergleichbar, jedoch gab es Unterschiede zwischen den Studien. Die Männer in der flexiblen Dosissteigerungstudie (Studie II) litten bereits länger an Erektiler Dysfunktion und der Anteil derjenigen mit organisch bedingter Erektiler Dysfunktion war geringer. Von den 532 Männern in der Studie mit fester Dosierung (Studie I) schlossen 465 (87 %) die 24-wöchige Studie ab (285 von 316 in der Sildenafil-Gruppe und 180 von 216 in der Placebo-Gruppe). Von den 329 Männern in der Studie mit flexibler Dosierung (Studie II) schlossen 307 (93 %) die 12-wöchige Studie ab (154 der 163

Männer in der Sildenafil-Gruppe und 153 von 166 in der Placebo-Gruppe). Nach 12-wöchiger Behandlung betrugen in der Studie II die Anteile der Männer, die 25, 50 oder 100 mg Sildenafil einnahmen, 2 %, 23 % bzw. 74 %. Bei den Männern, die Placebo einnahmen, betrugen die entsprechenden Anteile 0 %, 5 % bzw 95 %. 225 Männer, welche die 12-wöchige Studie abschlossen, erhielten für weitere 32 Wochen offen Sildenafil.

In beiden Studien verbesserte Sildenafil signifikant die Fähigkeit eine Erektion zu erreichen und aufrechtzuerhalten. Der Anteil der Patienten, die eine Verbesserung ihrer Erektionsfähigkeit angaben, war in der Studie I signifikant größer als unter Plazebo und dosisabhängig. Ingesamt berichteten rund 70 % der mit Sildenafil behandelten Männer über eine verbesserte Erektionsfähigkeit im Vergleich zu rund 35 %, die Plazebo erhielten. In der Studie II gaben im Durchschnitt 80 % der Patienten, die mit Sildenafil behandelt wurden, eine Besserung ihrer Erektionsfähigkeit an, im Vergleich zu 20 % unter Plazebo.

Anhand der Tagebuchaufzeichnungen konnte festgestellt werden, wie oft ein erfolgreicher Geschlechtsverkehr vollzogen werden konnte. In beiden Studien führten bei den Patienten, die mit Sildenafil behandelt wurden, 70 % aller Versuche zu einem erfolgreichen Geschlechtsverkehr im Gegensatz zu 20 % bei Patienten, die mit Plazebo behandelt wurden. In absoluten Zahlen ausgedrückt bedeutet das für die Studie II, dass bei Patienten, die Sildenafil erhielten, im Durchschnitt 6-mal im Monat Geschlechtsverkehr möglich war im Vergleich zu 1,5 mal bei Patienten unter Plazebo.

Alle bisherigen Studienerebnisse deuten darauf hin, dass die Wirksamkeit von Sildenafil auch bei Langzeitbehandlung gewährleistet bleibt. In einer offenen Langzeitstudie über 12 Monate gaben rund 90 % der Patienten an, dass sich ihre Erektionsfähigkeit gebessert hat. 87 % der Patienten schlossen die Studie ab, wovon 90 % eine Fortsetzung der Therapie wünschten (Guliano, 1997).

Sildenafil ist bei unterschiedlichen Ätiologien (organisch, psychogen und gemischt) wirksam. Im Folgenden werden die Ergebnisse der Studien an speziellen Patientengruppen exemplarisch erläutert. Die Verbesserung der Fähigkeit, eine Erektion zu erreichen und aufrechtzuerhalten unter Sildenafil ist mehr oder weniger altersunabhängig. Bei Patienten unter 65 Jahren betrug der Anteil der Patienten, die über eine Verbesserung ihrer Erektionsfähigkeit berichteten, 75 % unter Sildenafil im Vergleich zu 23 % unter Plazebo. Bei Patienten über 65 Jahren betrugen die entsprechenden Anteile 67 % unter Sildenafil und 17 % unter Plazebo (Wagner, 1998).

Die Wirksamkeit und Verträglichkeit von Sildenafil bei Patienten mit Erektionsstörungen und arterieller Hypertonie wurde in einer Metaanalyse aus zehn doppelblinden, Plazebo-kontrollierten Studien bei Patienten ohne antihypertensive Therapie mit der bei Patienten mit antihypertensiver Therapie verglichen. Bei der Gruppe ohne antihypertensive Behandlung kam es in rund 70 % der Fälle zu einer Verbesserung der Erektionsfähigkeit (Plazebo 27 %). Bei den Patienten, die Sildenafil in Kombination mit einer antihypertensiven Medikation erhielten, berichteten 70 % über eine Besserung der Erektionsfähigkeit unter Sildenafil im Vergleich zu 21 % unter Plazebo. Die Art und Häufigkeit unerwünschter Ereignisse unterschieden sich nicht signifikant in den beiden Patientengruppen (Feldmann, 1998).

Sildenafil ist auch wirksam bei Patienten mit Diabetes mellitus (Typ I und Typ II). Nach 12-wöchiger Behandlung mit 50 oder 100 mg Sildenafil On demand gaben immerhin 56 % der Patienten, welche Sildenafil erhielten, eine Verbesserung der Erektionsfähigkeit an, unter Plazebo nur 10 %, (Rendell, 1999).

In einer multizentrischen Studie mit flexibler Dosierung konnte bei Patienten mit Zustand nach traumatischer Querschnittlähmung eine signifkante Überlegenheit von Sildenafil gegenüber Plazebo gezeigt werden. Über 80 % der Patienten gaben eine Verbesserung der Erektionsfähigkeit an im Vergleich zu 12 % bei Behandlung mit Plazebo (Holmgren, 1998).

Die klinische Sicherheit von Sildenafil wurde an mehreren tausend Patienten untersucht. Dazu wurden die Sicherheits- und Verträglichkeitsdaten von 18 doppelblinden, Plazebo-kontrollierten Studien und von 10 offenen Erweiterungsstudien mit insgesamt mehr als 3700 Patienten ausgewertet (Morales, 1998).

In den Plazebo-kontrollierten Studien mit flexibler Dosis bei Bedarf waren die häufigsten unerwünschten Ereignisse Kopfschmerzen, Gesichtsrötung und Magenbeschwerden. Über verstopfte Nasen, Sehstörungen, Durchfall, Schwindel und Hautausschläge wurde ebenfalls berichtet (Tab. 4.7).

Tab. 4.7 Unerwünschte Ereignisse jeder Ursache, die von >2 % der in Plazebo-kontrollierten Studien mit flexibler Dosis bei Bedarf mit Sildenafil oder Plazebo behandelten Patienten angegeben wurden (Morales, 1998)

	Anteil der Patienten, die über ein unerwünschtes Ereignis klagten (%)	
	Sildenafil (n = 734)	Plazebo (n = 725)
Kopfschmerzen	16	4
Gesichtsrötung	10	1
Magenbeschwerden	7	2
Verstopfte Nase	4	2
Harnwegsinfektion	3	2
Sehstörungen*	3	0
Durchfall	3	1
Schwindel	2	1
Hautausschlag	2	1

Weitere unerwünschte Ereignisse (Atemwegsinfektionen, Rückenschmerzen, Grippesyndrom und Gelenkschmerzen) traten ebenfalls mit einer Häufigkeit >2 % auf, waren aber unter Plazebo ebenso häufig.
* Sehstörungen: leichter und vorübergehender Farbstich, aber auch gesteigerte Lichtempfindlichkeit oder verschwommenes Sehen

Die meisten der mit Sildenafil verbundenen unerwünschten Ereignisse sind auf Vasodilatation zurückzuführen (Kopfschmerzen, Gesichtsrötung und verstopfte Nase) oder betreffen den Magen-Darm-Trakt (Magenbeschwerden) und das Sehvermögen (Sehstörungen). Sie sind auf das pharmakodynamische Profil von Sildenafil als Hemmstoff der PDE 5 zurückzuführen und nehmen mit steigender Dosis in ihrer Häufigkeit zu. Phase-I-Studien belegen, dass Sildenafil moderate periphere vasodilatatorische Eigenschaften hat, die für das Auftreten der Kopfschmerzen und der Gesichtsrötung verantwortlich sind. Die verstopfte Nase beruht auf einer Hyperämie der Nasenschleimhaut, da PDE Typ 5 in den Blutgefäßen der Nasenschleimhaut zu finden ist. Präklinischen Studien zeigten, dass Sildenafil den isolierten unteren Ösophagus-Sphinkter von Hunden relaxiert, was darauf hindeutet, dass die PDE 5 eine Rolle bei der Regulation des gastroösophagealen Übergangs spielt. Die Ursache für die in klinischen Studien beschriebenen Magenbeschwerden in Form eines gelegentlichen Brennens im Oberbauch könnte somit seine Ursache in einem ösophagealen Reflux haben. Präklinische Studien unterstreichen die große Bedeutung der PDE 6 der Retina bei der visuellen Signaltransduktion. Sildenafil weist eine 10fach höhere Selektivität für humane PDE Typ 5 als für PDE Typ 6 auf. In Studien an Hunden bewirkt Sildenafil eine dosisabhängige reversible Wirkung im Sinne einer Hyperpolarisation von retinalem Gewebe als Reaktion auf Licht, was mit der Hemmung der retinalen PDE 6 erklärbar ist. Langzeitsicherheitsstudien mit besonderem Schwerpunkt auf der visuellen Sicherheit, die an Ratten, Hunden und Mäusen durchgeführt wurden, haben keinerlei funktionelle oder morphologische Veränderungen in Retina und Sehnerven ergeben. Klinisch-pharmakologische Untersuchungen zeigten, dass der einzige akute Effekt von Sildenafil eine leichte, vorübergehende Veränderung der Farbunterscheidung im Blau-Grün-Bereich bei einigen Probanden war. Sildenafil hatte keine Wirkung auf andere objektive Parameter der Sehfunktion, wie Sehschärfe, Kontrastwahrnehmung, Augeninnendruck, Amsler-Netz-Test, Sehfelder und Erholungszeit nach Behandlung. Allerdings ist bei bestimmten Augenkrankheiten nachdrücklich zur Vorsicht zu raten. So empfehlen die Mitglieder des Wissenschaftlichen Beirates der „Pro Retina Deutschland" und der International Retinitis Pigmentosa Association in Einklang mit der Europäischen CPMP den Patienten mit erblicher Netzhautdegeneration Sildenafil nicht anzuwenden (Tab. 4.8).

Tab. 4.8 Schweregrad von unerwünschten Ereignissen jeder Ursache bei Patienten, die in Plazebo-kontrollierten Studien mit flexibler Dosis bei Bedarf mit Sildenafil oder Plazebo behandelt wurden (Morales, 1998)

	Sildenafil (n = 734) 574 unerwünschte Ereignisse	Plazebo (n = 725) 350 unerwünschte Ereignisse
Leicht	62	54
Mittelschwer	31	37
Schwer	7	9

Alle unerwünschten Ereignisse waren in den meisten Fällen vorübergehend und leicht bis mittelschwer, wobei etwa zwei Drittel aller unerwünschten Ereignisse als leicht eingestuft wurden. Die Gesamtabbruchrate auf Grund von unerwünschten Ereignissen war bei den Patienten in der Verumgruppe (2,5 %) und den Patienten in der Plazebogruppe etwa gleich.

In den Plazebo-kontrollierten Studien mit fester Dosis bei Bedarf waren die meisten unerwünschten Ereignisse bei den Patienten unter Sildenafil als auch unter Plazebo ebenfalls leicht oder mittelschwer und klangen von selbst wieder ab. Die Inzidenz der einzelnen behandlungsbedingten unerwünschten Ereignisse nahm mit steigender Dosis zu. Die Häufigkeit der Dyspepsie und der Sehstörungen lag bei festen Dosen von 100 mg bei 17 % und 11 %. Insgesamt war der Schweregrad der unerwünschten Ereignisse vergleichbar mit dem in den Studien mit flexibler Dosierung nach Bedarf.

Die meisten unerwünschten Ereignisse, die in den 10 offenen Langzeitstudien angegeben wurden, waren leicht oder mittelschwer und am häufigsten traten Kopfschmerzen (10 %), Gesichtsrötung (9 %) Magenbeschwerden (6 %) und Atemwegsinfektionen (6 %) auf. Die Gesamtinzidenz von Sehstörungen lag bei 2 % und es wurden keine Langzeitfolgen auf das Sehvermögen beobachtet. 10 % der Patienten brachen die Behandlung vor Ablauf der jeweiligen Studie ab. Dabei waren unerwünschte Ereignisse für 2 % der Therapieabbrüche und ungenügende Wirksamkeit für 4 % der Therapieabbrüche verantwortlich. In keiner Studie wurde über Fälle von Priapismus berichtet.

Da die PDE 5 auch in den systemischen Gefäßen vorkommt, ist die Frage nach dem Auftreten von kardiovaskulären Ereignissen nach Sildenafileinnahme von besonderer Bedeutung. In den von Morales (Morales, 1998) ausgewerteten 18 Plazebo-kontrollierten Studien betrug die Häufigkeit kardiovaskulärer Ereignisse unter Sildenafil 3 % und unter Plazebo 3,5 %. Insgesamt waren 79 % dieser Ereignisse leicht, 16 % mittelschwer und lediglich 6 % schwerer Art, bei einem vergleichbaren Bild für Placebo. Die Abbruchrate der Therapie wegen kardiovaskulärer Ereignisse war niedrig und für Patienten, die Sildenafil erhielten (0,9 %) und für die Patienten der Plazebogruppe (0,9 %) gleich.

Die Verträglichkeit von Sildenafil war bei Patienten, die blutdrucksenkende Arzneistoffe einnahmen und Patienten, die keine solche Medikation erhielten, gleich. Die Herzinfarktrate bei den mit Sildenfil behandelten Patienten war gegenüber der Plazebogruppe nicht signifkant erhöht. Auch gab es keine Hinweise auf sildenafilinduzierte Auffälligkeiten im EKG oder den gemessenen Laborparametern.

Auf Grund seiner Wirkungen auf den NO/cGMP-Reaktionsweg potenziert Sildenafil die blutdrucksenkenden Wirkungen der Nitrate. Beim Menschen spielt basales NO über seine arterielle vasodilatatorische Wirkung eine wichtige Rolle bei der Regulation des Blutdruckes. Sildenafil ist gut verträglich, wenn es allein oder in Kombination mit konventionellen blutdrucksenkenden Arzneimitteln verabreicht wird. Die gleichzeitige Gabe von Sildenafil und Nitraten oder NO-Donatoren ist jedoch mit einem klinisch signifikanten Blutdruckabfall verbunden. Deshalb ist die Verabreichung von Sildenafil an Patienten, die gleichzeitig organische Nitrate in irgendeiner Form anwenden, kontraindiziert. Sildenafil sollte auch nicht von Patienten eingenommen werden, die in den vergangenen 6 Monaten einen Herzanfall, Schlaganfall oder lebensbedrohliche Herzrhythmusstörungen erlitten haben.

Das Panel on the Treatment of Organic Erectile Dysfunction der amerikanischen urologischen Gesellschaft (AUA) hat festgestellt, dass das endgültige Ziel eine zuverlässige Therapie mit möglichst minimalen Nebenwirkungen und einfacher Anwendung sein sollte. Im Vergleich mit allen übrigen Arzneistoffen zur Therapie der Erektilen Dysfunkton erfüllt Sildenafil diese Anforderungen am besten. Seine Wirksamkeit ist unzweifelhaft belegt: Es verbessert die Fähigkeit bei sexueller Stimulation eine Erektion zu erreichen und aufrechtzuerhalten, die für einen Geschlechtsverkehr ausreicht. Sildenafil ist keine „Modedroge" und schon gar nicht ein Wundermittel zur Potenzsteigerung. Vielmehr handelt es sich bei Sildenafil um einen seriösen Arzneistoff, der es Paaren ermöglicht wieder in normaler Häufigkeit Geschlechtsverkehr zu haben. Im Vergleich zu den invasiven Behandlungsoptionen erlaubt die praktische orale Applikation ein diskrete Einnahme. Die gute Wirksamkeit im Verbund mit dem sehr guten Sicherheitsprofil – bei strenger Berücksichtigung der Kontraindikationen – machen Sildenafil aus aktueller Sicht zum bedeutendsten Wirkstoff zur oralen Therapie der Erektilen Dysfunktion.

Yohimbin

Yohimbin ist ein Indolalkaloid aus der Rinde von Corynanthe (Pausinystalia) yohimbe. Cortex yohimbe wird heute noch als Ausgangsmaterial zur Gewinnung von Yohimbin verwendet. Der Naturstoff ist seit über hundert Jahren im Gebrauch und wurde in der Vergangenheit häufig als Aphrodisiakum, d. h. als Präparat zur Anregung normaler oder geschwächter, aber noch vorhandener Potenz angewandt. Yohimbin kommt in erster Linie bei Patienten mit leichten bis mittelgradigen Erektionsstörungen als Initialtherapie zur Anwendung, bei denen sich keine eindeutige korrigierbare organische Ursache für die Erektionsstörung findet. Die Substanz ist in Tablettenform zu 5,0 mg Yohimbin-Hydrochlorid verfügbar, verabreicht wird üblicherweise eine Dosierung von $3 \times 1-2$ Tbl./die über einen Zeitraum von 8 bis 10 Wochen.

Yohimbin ist ein selektiver kompetitiver α_2-Adrenozeptor-Antagonist, dessen Selektivität in höheren Dosierungen leichte Einschränkungen erfährt. Yohimbin wurde seit vielen Jahren ausgiebig untersucht und ist dementsprechend pharmakologisch gut charakterisiert. Hieraus lassen sich Hauptwirkorte des Yohimbins ableiten: Zum einen besteht eine zentrale Wirkung, wobei durch die Antagonisierung an zerebralen α_2-Rezeptoren eine erhöhte Noradrenalin-Ausschüttung sowie ein erhöhter Noradrenalin-Umsatz erfolgt. Zum anderen werden Wirkungen direkt in der Peripherie erzielt. Hierbei kann peripher der vegetative Tonus via präsynaptischer autoinhibitorischer α_2-Rezeptoren moduliert werden. Desweiteren kann ein direkter Ansatz an penilen Geweben und glatten Gefäßmuskelzellen durch die Blockade postsynpatischer vasokonstriktiver α_2-Rezeptoren eintreten. Schließlich erleichtert die Blockade peripherer präsynaptischer α_2-Rezeptoren an nicht-adrenergen, nicht-cholinergen Nerventerminals die Freisetzung von NO und VIP. Diese Ansatzpunkte bzw. Wirkorte des Yohimbins können folgende Effekte nach sich ziehen: Aktivierung und sexuelle Anregung durch zentrale Hebung des Sympathikustonus, Fazilitation sexueller Reflexe durch die periphere Änderung des vegetativen Tonus sowie eine Dilatation peniler Gefäße (Köhler, 1995; Riley, 1994). Yohimbin ist somit ein „dirty drug", welches sich durch mehrere Angriffsorte auszeichnet und ein komplexes Wirkungsbild hervorruft. Zu welchem jeweiligen Anteil die verschiedenen Mechanismen an einem Therapieerfolg beteiligt sind, ist noch nicht umfassend geklärt. Es scheint aber die zentrale Modulation im Vordergrund zu stehen. Yohimbin zeigt außer der Wirkung auf die Erektionsfähigkeit häufig zusätzliche Verbesserungen der sexuellen Appetenz. Bei der Behandlung von Erektionsstörungen mit Yohimbin ist mit einer Latenz bis zum Wirkungseintritt zu rechnen. Diese Phase dauert zwischen einer und drei Wochen.

Da die Ergebnisse unter der Dosierung von 3×5 bis 3×10 mg/die in zahlreichen Studien sehr widersprüchlich waren, wurde Yohimbin vom Clinical Guidelines Panel on Erectile Dysfunction der AUA nicht als Standardtherapie empfohlen. Der Einsatz bei überwiegend psychogener ED oder bei leichten arteriell-kavernösen erektilen Dysfunktionen scheint aufgrund praktischer Erfahrungen zahlreicher Urologen jedoch gerechtfertigt zu sein.

1998 wurde eine Meta-Analyse (Meta-Analysen erlauben die Ergebnisse ähnlicher Studien zusammenzufassen um damit statistisch aussagekräftigere und für eine grössere Patientengruppe gültige Angaben über die Wirksamkeit der Therapie zu erhalten) von Studien mit Yohimbin veröffentlicht, die die therapeutische Effizienz dieses Wirkstoffes einer kritischen Betrachtung unterzogen hat und zudem die Nebenwirkungen von Yohimbin zusammenfassend darlegt (Ernst, 1998).

Es wurden nur Studien in die Meta-Analyse aufgenommen, die die Einschlusskriterien erfüllten: Randomisiert, doppelblind, placebo-kontrolliert und deren adäquate statistische Daten eine vergleichende Auswertung ermöglichten. Sieben Studien erfüllten die Ein- und Ausschlusskriterien bei insgesamt 419 Patienten. Behandlungserfolge mit Yohimbin wurden bei 34 bis 73 % der Patienten beschrieben – eine große Variationsbreite therapeutischer Erfolge, die u. a. beeinflusst wurde durch die verschiedenen Altersstrukturen, unterschiedlichen Ätiologien der Erektilen Dysfunktion und methodischen Probleme bei der Durchführung der Studien.

Die Rate der Nebenwirkungen lag zwischen 10 bis 30 %, mit nur 8 Patienten, die deshalb aus den Studien ausscheiden mussten. Nebenwirkungen umfassten

Ängstlichkeit, Übelkeit, Diarrhöen, Unruhe, Agitiertheit, Kopfschmerzen, Schlaflosigkeit, Blutdruckerhöhung, Tachykardie und Kältegefühl der Füße. Insgesamt wurde die Substanz aber gut vertragen. Die Autoren der Studie stellten zusammenfassend fest, dass Yohimbin im Vergleich zu Placebo überlegen ist und eine therapeutische Alternative für eine orale, medikamentöse Initialtherapie darstellt. Die Anwendung von Yohimbin wird als relativ sicher bezeichnet.

Wenngleich Yohimbin ein sehr kostengünstiges Medikament ist, lässt sich zusammenfassend doch festhalten, dass der Wirkstoff zwar weiterhin Verwendung finden wird, aber angesichts der Einführung von Sildenafil und anderer neuer oraler Pharmaka bereits an Bedeutung verloren hat und noch weiter verlieren wird.

L-Apomorphin

Apomorphin (vorgesehene Warenzeichen Uprima® und Ixense®) sollte – nach den Vorstellungen der Herstellerfirma – noch in diesem Jahr auf den Markt kommen. Zwischenzeitlich wurde jedoch der Antrag auf Zulassung bei der FDA zurückgezogen um zusätzliche Daten zur Wirksamkeit und Unbedenklichkeit aus aktuellen Studien vorzulegen. Der Grund für diesen Schritt war die nach Einnahme von Apomorphin bei einigen Patienten beobachtete Bewusstlosigkeit und starke Übelkeit.

Mit einer Zulassung in Deutschland ist nicht vor 2001 zu rechnen.

Der Wirkstoff ist bereits seit langem bekannt und besitzt, wie der Name erkennen lässt, eine Verwandtschaft zum Morphin ohne jedoch dessen euphorisierende Wirkung zu besitzen. Apomorphin fand bisher als Emetikum und daneben auch als zentral wirkender Dopaminersatz bei Parkinson-Patienten Verwendung. Erst später wurde in Tierversuchen die erektionsauslösende Wirkung entdeckt. Apomorphin ist ein D_2-Dopaminrezeptor-Agonist und wirkt über zerebrale Mechanismen. Neu ist also nicht der Wirkstoff, sondern die Galenik als Sublingualtablette (nach rascher Auflösung der Arzneiform tritt der Wirkstoff sofort ins Blut über), die nun zur Behandlung der Erektilen Dysfunktion zum Einsatz kommen soll. Da Apomorphin schon seit längerem als Dopamin-D_2-Rezeptoragonist in der Therapie des Morbus Parkinson eingesetzt wird, ist das Nebenwirkungsprofil auch bei Langzeitanwendung sehr gut erforscht und gut dokumentiert. Anders als bei Sildenafil tritt die erektionsauslösende Wirkung des „Erektionsinitiators" L-Apomorphin bereits nach wenigen Minuten ein. Auf Grund seiner Wirkung wird Apomorphin als zentraler Initiator der Erektion klassifiziert (Heaton, 1997). Der Effekt von Apomorphin bei der Erektionsauslösung ist die zelluläre Aktivierung des hypothalamisch-limbischen (Hippokampus) oxytocinergen Systems über eine D_2-Dopaminrezeptorstimulation im Nucleus paraventricularis. Die Apomorphininduzierte Erektion scheint sowohl von der zerebralen NO-Bereitstellung als auch von der Anwesenheit des Testosterons abhängig zu sein und bewirkt über die Aktivierung der parasympathischen Nervenfasern mit Relaxierung der glatten Muskulatur eine Zunahme des penilen Blutflusses (Porst, 1998).

In einer multizentrischen randomisierten placebo-kontrollierten Doppelblindstudie an 457 Patienten mit überwiegend psychogener Erektiler Dysfunktion wurde in einem cross-over Design 2 mg, 4 mg oder 6 mg Apomorphin als Sublingual-Tablette versus Placebo untersucht. Der primäre Endpunkt war das Erreichen von Erektionen, die für einen Geschlechtsverkehr ausreichend waren. Bei allen 3 Dosierungen führte Apomorphin zu statistisch signifikant besseren Ergebnissen als die Gabe von Placebo. Der Effekt war dosisabhängig und lag in der höchsten Dosierung von 6 mg bei 59,7 % versus 34,2 % für Placebo. Die am häufigsten beobachtete Nebenwirkung war Übelkeit (leicht bis mäßig bei der 6 mg Dosis: 41,1 %), die jedoch nur in 2,1 % der mit der 6 mg Dosierung behandelten Gruppe als schwer bezeichnet wurde (Padma-Nathan, 1998). Eine Subanalyse bei 133 Patienten mit dem Rigiscan ergab eine Überlegenheit der 4 und 6 mg Dosierung von Apomorphin gegenüber Placebo (Lewis, 1998). Aus einer weiteren multizentrischen placebo-kontrollierten Doppelblindstudie an 520 Patienten mit Erektiler Dysfunktion liegen die Ergebnisse nach 2, 4, 5 und 6 mg Apomorphin-Gabe vor. Erektionen, die für einen Geschlechtsverkehr ausreichend waren, lagen nach 2, 4, 5 und 6 mg Apomorphin bei 44 %, 58 %, 53 % und 61 % und unterschieden sich statistisch signifikant von der Placebogruppe mit 38 %, 37 %, 29 % und 29 %. Die häufigste Nebenwirkung war Nausea, schwere Übelkeit trat bei 2,6 % in der Gruppe mit 6 mg und in 0,5 % in der mit 5 mg behandelten Gruppe auf, wohingegen bei Dosierungen < 5 mg keine schwere Übelkeit beobachtet wurde (Padma-Nathan, 1999).

Alle bisherigen Studien und daraus resultierende Subanalysen bestätigen die gute Wirksamkeit von Apomorphin und lassen erwarten, dass dieses neue orale Medikament sowohl bei Therapeuten als auch bei Patienten großes Interesse auslösen wird. Bezüglich Übelkeit und Erbrechen ist festzuhalten, dass diese unangenehmen aber prinzipiell harmlosen Nebenwirkungen bei länger dauernder Einnahme oftmals verschwanden, der therapeutische Effekt hingegen weiter bestehen blieb.

Phentolamin

Phentolamin wurde bereits bei den Wirkstoffen zur intrakavernösen Injektionstherapie besprochen und ist in gleicher Weise wie Yohimbin oder Apomorphin ein alter „Wirkstoff", welcher schon seit vielen Jahrzehnten als Medikament zur Gefäßerweiterung eingesetzt wird.

Phentolamin ist ein α_1/α_2-Rezeptorenblocker und hemmt den erektionssupprimierenden Einfluss des Sympathikus. Die Wirkungen beschränken sich dabei nicht nur auf die glatten Schwellkörpermuskelzellen, sondern betreffen den gesamten Körper, im Besonderen das Kreislaufsystem, was die Effizienz erheblich einengt. Neuerdings wurde sublingual (unter die Zunge gelegtes und damit schnell wirksam) verabreichtes Phentolaminmesylat in mehreren Studien hinsichtlich einer Verbesserung der Erektionsfähigkeit getestet. In einer Multicenterstudie in Deutschland zeigte orales Phentolaminmesylat bei On-demand-Einnahme nur bei den über 50-Jährigen in den Dosierungen 40 bis 60 mg eine Überlegenheit über Placebo, in den jüngeren Altersgruppen hingegen nicht (Porst, 1996). Die Nebenwirkungen wie Schwindel, Tachykardie und nasale Kongestion waren selten und meist gering ausgeprägt. Nach allen bisherigen Ergebnissen ist zu bezweifeln, ob schnell resorbierbares Phentolaminmesylat die gleiche Bedeutung erlangen wird, wie das ebenfalls peripher wirkende Sildenafil oder das zentral wirksame Apomorphin. Phentolamin soll den Patienten zukünftig als Vasomax® zur Verfügung stehen.

Trazodon

Das Antidepressesivum Trazodon ist ein Serotonin-Reuptake-Inhibitor ohne signifikanten antimuskarinen Effekt, aber mit sedativer Wirkung. Trazodon beeinflusst das α-adrenerge System und dopaminerge Funktionen und bewirkt indirekt die Relaxation der glatten Schwellkörpermuskulatur. Der Abbau von Trazodon führt zu einem Metaboliten mit ausgeprägten α-sympatholytischen Eigenschaften und hohem erektogenen Potenzial. Trazodon wirkt in Dosen von 50–150 mg täglich bei ca. 60 % der Patienten mit ED (Albo, 1993; Kurt, 1994). Die häufigsten Nebenwirkungen sind Müdigkeit und Sedation. In der ärztlichen Praxis hat sich die abendliche Gabe von 50 bis 100 mg Trazodon bei Patienten mit rein psychogener ED und dominierenden Versagensängsten bewährt. Dabei sollte beachtet werden, dass die Einstellung immer einschleichend erfolgt, da sonst die häufigen initialen Nebenwirkungen wie Schwindel, Schläfrigkeit, Konzentrationsschwäche und Übelkeit häufig nicht toleriert werden (Porst, 1998).

4.11.4.5 Testosteron-Substitutionstherapie bei Erektiler Dysfunktion

Eine Testosteron-Substitutionstherapie ist bei weniger als 10 % der Patienten mit Erektiler Dysfunktion indiziert und nur bei bei laborchemisch nachgewiesenem Testosterondefizit gerechtfertigt. Erniedrigte Werte für Testosteron sind meist partiell für die Manifestation einer ED verantwortlich und oft von einem deutlichen Libidoverlust begleitet. Vor einer Testosterontherapie muss mittels rektaler Palpation und Bestimmung des prostataspezifischen Antigens (PSA) ein Prostatakarzinom soweit wie möglich ausgeschlossen werden.

Leichtere Defizite mit Serum-Testosteronspiegeln zwischen 2,5–3,5 ng/ml sind mit einer oralen Therapie mit Testosteronundecanoat korrigierbar. Stärkere

Defizite (Serumspiegel < 2,5 ng/ml) erfordern oftmals die parenterale Substitutionstherapie mit injizierbaren Testosteronestern. Einen innovativen Ansatz stellen kürzlich entwickelte Testosteronpflaster dar, welche entweder skrotal oder an Brust, Rücken, Oberarm oder Oberschenkeln täglich neu aufgeklebt werden. Diese Pflaster werden im Allgemeinen gut vertragen und besitzen den Vorteil einer kontinuierlichen Testosteronzufuhr ohne das Auftreten unphysiologischer Spitzen.

Mehrer Studien zeigten, dass Testosteron ungeachtet seiner Applikationsform weder zu einer PSA-Erhöhung noch zu einer Volumenzunahme der Prostata bei BPH führt. Ungeachtet dieser Tatsache sollte die Therapie mit Testosteron endokrinologisch erfahrenen Ärzten vobehalten bleiben.

4.11.4.6 Fazit

Die Pharmakotherapie der Erektilen Dysfunktion (ED) hat in den letzten Jahren durch die Entwicklung neuer Arzneistoffe und Applikationsformen beachtenswerte Erfolge erzielen können. Mit Sildenafil kam erstmals eine suffiziente orale Therapieform auf den Markt, die sich bei einem breiten Spektrum von Patienten mit ED in Dosierungen zwischen 25 und 100 mg als wirksam erwies und je nach Ätiologie Erfolgsraten von 50–80 % bei On-demand-Einnahme zeigte. Alle Daten aus den bisher durchgeführten doppelblinden, plazebokontrollierten Studien belegen, dass Sildenafil bei indikationsgemäßer Verordnung und Berücksichtigung der Risikofaktoren ein gut verträglicher Wirkstoff mit einem sehr guten Sicherheitsprofil ist. Die häufigsten unerwünschten Wirkungen betrafen Kopfschmerzen, Gesichtsrötung und Magenbeschwerden, welche überwiegend passager und von leichter bis mittelschwerer Ausprägung waren. Aufgrund seiner bekannten Wirkungen auf die NO/cGMP-Kaskade potenziert Sildenafil die blutdrucksenkende Wirkung der Nitrate, weshalb die Verabreichung von Sildenafil an Patienten, die gleichzeitig organische Nitrate in irgendeiner Form anwenden, kontraindiziert ist.

Die Inhibition der PDE 5 ist jedoch nicht der einzige neue und erfolgversprechende Ansatz in der oralen Therapie der Erektilen Dysfunktion. Mit Interesse kann auch der Einführung von Apomorphin entgegengesehen werden, welches sich zurzeit in klinischer Erprobung befindet. Apomorphin, eine schon lange bekannte Substanz, ist chemisch dem Dopaminmolekül ähnlich und wirkt als Dopaminagonist. Pharmakologisch stand beim Apomorphin zunächst die emetische Wirkung im Vordergrund. Erst kürzlich wurden in Tierversuchen spontane Erektionen nach Injektion der Substanz beobachtet. Aufgrund seiner Wirkungsweise ist Apomorphin als zentraler Initiator der Erektion einzustufen.

Die zurzeit effektivste Methode, um Männern mit Erektiler Dysfunktion zu helfen, ist die Schwellkörper-Autoinjektionstherapie (SKAT) mit Alprostadil. Keine andere medikamentöse Therapiemethode erreicht ähnlich hohe Effektivitätsraten (90 %). Sowohl von Langzeitanwendern als auch von den Partnerinnen wurden Zufriedenheitsraten sowie positive Auswirkungen auf Psyche, Selbstwertgefühl und Partnerschaft in über 90 % angegeben. Als häufigste Nebenwirkung der SKAT treten lokale Vernarbungen im Penis auf, sehr selten kann es zu Penisdeformationen oder zu Dauererektionen kommen. Auf Grund seiner hohen Effektivität und der geringen Nebenwirkungen wurde Alprostadil vom „Clinical Guidelines Panel on Erectile Dysfunction" der amerikanischen Urologenvereinigung als Substanz der ersten Wahl benannt.

Eine Alternative zu SKAT mit Alprostadil ist MUSE (Medicated Urethral System for Erection). Dabei wird Alprostadil direkt in die Urethra appliziert und von dort resorbiert. Häufig zu beobachtende Urethrablutungen als Folge einer Verletzung der Mucosa und die im Vergleich zur Injektionstherapie deutlich geringere Effektivität, die in den Studien zwischen 50 % und 80 % schwankte, im Vergleich zu 90 % bis 95 % bei den Injektionsstudien, stellen die Hauptprobleme von MUSE dar.

Nach Expertenmeinung sind etwa 50 % aller Formen der Erektilen Dysfunktion zukünftig mit den modernen oralen Pharmaka therapierbar. 30 % bis 40 % der Patienten können von der Schwellkörper-Autoinjektionstherapie mit vasoaktiven Substanzen profitieren. Für die übrigen Betroffenen stehen neben MUSE und chirurgischen Verfahren vor allem auch psycho- und sexualtherapeutische Maßnahmen zur Verfügung. Topische und inhalative Anwendungen spielen hingegen zurzeit keine Rolle.

Literatur

Albo, M., Steers, W. D. (1993): Oral trazodone as initial therapy for management of impotence. J. Urol. 149, 344.

Anderson, D. C., Seifert, C. F. (1993): Topical nitrate treatment of impotence. Ann. Pharmacother. 27, 1203–1205.

Andersson, K. E., Wagner, G. (1995): Physiology of Penile Erection. Physiological Reviews 75 (1), 191–236.

Azadzoi, K. M., Tejada, S. (1992): Diabetes mellitus impairs neurogenic and endothelium dependent relaxation of rabbit corpus cavernosum smooth muscle. Journal of Urology 148, 1587–1591.

Balley, M., Hodges, M., Osterloh, I. et al. (1997): Sildenafil (Viagra[TM]), a new oral treatment for erectile dysfunction: Results of an 8 week double-blind, placebo-controlled parallel group study. Br. J. Urol. 79 (4), 19 (Abstract).

Bloomgarden, Z. T. (1998): Endothelial dysfunction, neuropathy and the diabetic foot, diabetic mastopathy, and erectile dysfunction. Diabetes Care 21, 183–189.

Burnett, A. L. (1995): Role of Nitric Oxide in the Physiology of Erection. Biology of Reproduction 52, 485–489.

Burnett, A. L. (1997): Nitric Oxide in the Penis: Physiology and Pathology. Journal of Urology 157, 320–324.

Buvat, J., Costa, P., Morlier, D. et al. (1998): Double-blind multicenter study comparing alprostadil α-cyclodextrin with moxisylyte chlorhydrate in patients with chronic erectile dysfunction. J. Urol. 159, 116–119.

Caspari, D. (1992): Psychiatrische Diagnostik bei erektiler Dysfunktion, in: Erektile Funktionsstörungen – Diagnostik, Therapie und Begutachtung; Derouet H. Springer-Verlag Berlin, 91–98.

Caspari, D., Derouet, H., Jäger, H., Moll, V., Wanke, K. (1989): Psychiatrische Aspekte der erektilen Dysfunktion. TW Urol. Nephrol. 1, 270–274.

Chancellor, M. B., Rivas, D. A., Panzer, D. A. et al. (1994): Prospective Comparison of topical minoxidil to vacuum constriction device and intracorporeal papaverine injection in treatment of erectile dysfunction due to spinal cord injury. Urology 43, 365–369.

Christiansen, E., Hodges, M., Hollingshead, M. et al. (1996): Sildenafil (Viagra^{TM}) a new oral treatment for erectile dysfunction (ED): Results of a 16 week open dose escalation study. Int. J. Impot. Res. 8(3), 147 (Abstract).

Costa, P., Sarrazin, B., Bresolle, F. et al. (1993): Efficiency and side effects of intracavernous injections of moxisylyte in impotent patients: a dose finding study versus placebo. J. Urol. 149, 301–305.

Cuzin, B., Emrich, H. M., Meuleman, E. J. H. et al. (1997): Sildenafil (Viagra^{TM}): A 6 moth, double-blind, placebo-controlled, flexible-dose-escalation study in patients with erectile dysfunction. 2nd. Meeting of the European Society for Impotence Research (ESIR), Madrid, Spanien, Abstract Nr. 152.

Dean, J., Hodges, M., Osterloh, I. et al. (1997): Sildenafil (Viagra), a new oral treatment for erectile dysfunction: results of a 16-weak open study. Br. J. Urol. 79(4), 56 (Abstract).

Derouet, H. (1992): Erektile Funktionsstörungen (Diagnostik, Therapie und Begutachtung). Springer Verlag Berlin, 10–12.

Derry, F. A., Dinsmore, W. W., Fraser, M. et al. (1998): Efficacy and safety of oral sildenafil (Viagra) in men with erectile dysfunction caused by spinal cord injury. Neurology 51, 1629–31.

Dinsmore, W. W., Gingell, C. J., Jardin, A. et al. (1996): Sildenafil (Viagra^{TM}), a new oral treatment of erectile dysfunction (ED), a double blind, placebo controlled, parallel group, once daily dose response study. Int. J. Impot. Res. 8(3), 147 (Abstract).

Dinsmore, W. W., Hodes, M., Hargreaves, C. et al. (1999): Sildenafil citrate (Viagra) in erectile dysfunction: near normalization in men with broad-spectrum erectile dysfunction compared with age-matched healthy control subjects. Urology 53, 800–805.

Diokno, A. C., Brown, M. B., Herzog, A. R. (1990): Sexual function in ther elderly. Arch. Int. Med. 150, 197.

Eardley, I., Morgan, R. J., Dinsmore, W. W. et al. (1996): UK-92,480, a new oral therapy for erectile dysfunction, a double-blind, placebo controlled trial with treatment taken as required. J. Urol. 155, 495 (Abstract).

Ellenberg, M. (1971): Impotence in diabetes: the neurologic factor. Ann Intern Med. 75, 213–219.

Ernst, E., Pittler, M. H. (1998): Yohimbine for Erectile Dysfunction: a systematic review and meta-analysis of randomized clinical trials. J. Urol. 159, 433–436.

Faerman, I., Glocer, L., Fox, D., Jadzinsky, M. N., Rapaport, M. (1974): Impotence and diabetes: histological studies of the autonomic nervous fibers of the corpora cavernosa in impotent diabetic males. Diabetes 23, 971–976.

Feldmann, H. A., Goldstein, I., Hatzichristou, D. G., Krane, R. J., McKinlay, J. B. (1994): Impotence and ist medical and psychosocial correlates: results of the Massachusetts Male Aging Study. J Urol 151, 54–61.

Feldman, R., Waterbury, C. T., and the Sildenafil Study Group (1998): Sildenafil in the treatment of erectile dysfunction: efficacy in patients taking concomitant antihypertensive therapy. Am. J. Hypertension 11, 10 (Abstract).

Frank, E., Anderson, C., Rubinstein, D. (1978): Frequency of sexual dysfunction in "normal" couples. N. Engl. J. Med. 299, 111.

Furchgott, R. F. (1999): Der relaxierende Faktor aus Endothelzellen: Entdeckung, frühe Untersuchungen und Identifizierung als Stickstoffmonoxid (Nobel-Vortrag). Angew. Chem. 111 (13/14), 1990–2000.

Giuliano, F. A., Knelleson, S., Paturaud, J. P. (1996): Epidemiologic study of erectile dysfunction in France. Eur. Urol. 30 (suppl 2), 250.

Godec, C. J., Bates, H., Labrosse, K. (1985): Testosterone receptors in corpora cavernosa of penis. Urology 26, 237–239.

Goldstein, I., Lue, T. F., Padma-Nathan, H. et al. (1998): Oral sildenafil in the treatment of erectile dysfunction. N. Engl. J. Med. 14 (338), 1397–1404.

Govier, F. E., McLure, R. D., Weissmann, R. M. et al. (1993): Experience with triple-drug therapy in a pharmacological erection program. J. Urol. 150, 1822–1824.

Guliano, F., Jardin, A., Gingell, C. J. et al. (1997): Sildenafil (Viagra^{TM}), an oral treatment for erectile dysfunction: A 1-year, open-label, extension study. Br. J. Urol. 80, 97.

Heaton, J. P. W., Adams, M. A., Morales, A. (1997): A therapeutic taxonomy of treatments for erectile dysfunction. An evolutionary imperative. International Journal of Impotence Research 9, 115–121.

Holmgren, E., Guliano, F. et al. (1998): Sildenafil (Viagra^{TM}) in the treatment of erectile dysfunction (ED) caused by spinal cord injury (SCI): A double-blind, placebo-controlled, flexible-dose, two-way crossover study. Neurology 50(1), (Abstract).

Ignarro, L. J. (1999): Stickstoffmonoxid: ein Einzigartiges endogenes Signalmolekül in der Gefäßbiologie (Nobelvortrag). Angew. Chem. 111 (13/14), 2002–2013.

Ignarro, L. J., Byrns, R. E., Buga, G. M., Wood, K. S., Chaudharry, G. (1987): Endothelium-derived relaxing factor from pulmonary artery and vein possesses pharmacological and chemical properties identical to those for nitric oxide radical. Circ. Res. 61, 866–879.

Jevtich, M. J., Kass, M., Khawand, N. (1985): Changes in the corpora cavernosa of impotent diabetics: comparing histological with clinical findings. Journal of Urology 91, 281–285.

Jünemann, K. P. (1997): Erektionsstörungen, in Urologie; Alken P, Walz PH (Hrsg.). Chapman & Hall, 370–384.

Kaufmann, J. M., Hatzichristou, D. G., Mulhall, J. P., Fitch, W. P., Goldstein, I. (1994): Impotence and chronic renal failure: a study of the hemodynamic pathophysiology. J. Urol. 151, 612–618.

Keil, J. E., Sutherland, S. E., Knapp, R. G., Waid, L. R., Gazes, P. S. (1992): Self-reported sexual functioning in elderly blacks and whites: the Charleston heart study experience. J. Aging Health 4, 112.

Kim, E. D., El-Rashidy, R., McVary, K. T. (1995): Papaverine topical gel for treatment of erectile dysfunction. J. Urol. 153, 361–365.

Kinsey, A. C., Pomeroy, W. B., Martin, C. E. (1948): Sexual Behavior in Human Male. Philadelphia: W.B. Saunders Co..

Knispel, H. H. (1998): Ursachen und Risikofaktoren der erektilen Dysfunktion, in Impotenz in der Paarbeziehung; Sohn, M., Ocklenburg, F. J. (Hrsg.). Blickpunkt Medizin, Pharmacia & Upjohn, 17–26.

Kockott, G. (1988): Männliche Sexualität. Hippokrates, Stuttgart.

Kockott, G. (1989): Diagnostik und Therapiemöglichkeiten bei seelischen Störungen als Ursache der Impotenz. Urologe 28, 248–252.

Köhler, L. D., Borelli, S., Vogt, H. J. (1995): Yohimbin-HCl in der Behandlung von Erektionsstörungen. Sexuologie 3(2), 209–217.

Kolodny, R. C., Kahn, C. B., Goldstein, H. H., Barnett, D. M. (1974): Sexual dysfunction in diabetic men. Diabetes 23, 306–309.

Krauss, D. J. et al.(1990): In treating impotence, urolgy and sex therapy are complimentary. Urology 36, 467–470.

Kurt, U., Ozkardes, H. et al. (1994): The eficacy of antiserotoninergic agents in the treatment of erectile dysfunction. J. Urol. 152, 407–409.

Lea, A. P., Bryson, H. M., Balfour, J. A. (1996): Intracavernous Alprostadil, A review of ist pharmacodynamic and pharmacokinetic properties and therapeutic potenzial in erectile dysfunction. Drugs & Aging 8(1), 56–74.

Lehman, T. P., Jacobs, J. A. (1983): Etiology of diabetic impotence. Journal of Urology 129, 291–294.

Lewis, R. W., Schultz, C. J., Ruff, D. D., Fromm, S. M. (1998): Apomorphine SL tablets for the treatment of male erectile Dysfunction (MED): Efficacy determined by Rigiscan® testing. International Journal of Impotence Research, Basic and Clinical Studies, 10 (Supplement 3), 56; August 1998, The 8th World Meeting on Impotence Research, Amsterdam, The Netherlands, Abstract No. 418.

Lue, T. F. (1997): Siledenafil Study group. A study of sildenafil (Viagra™), a new oral agent for the treatment of male erectile dysfunction. J. Urol. 157, Suppl.: 181 (Abstract).

Mannino, D. M., Klevenx, R. M., Flanders, W. D. (1994): Cigarette smoking: an independent risk factor for impotence? Am. J. Epidemiol. 140, 1003–1008.

Masters, W., Johnson, V. (1970): Human sexual inadequacy. Little Brown, Boston.

Maytom, M., Orr, M., Osterloh, I. et al. (1997): Sildenafil (Viagra™) – an oral treatment for men with erectile dysfunction caused by traumatic spinal cord injury: A two-stage, double-blind, placebo-controlled study to assess the efficacy and safety of sildenafil. Br. J. Urol. 80(2), 94 (Abstract).

McCulloch, D. K., Campbell, I. W., Wu, F. C., Prescott, R. J., Clarke, B. F. (1980): The prevalence of diabetic impotence. Diabetologia 18, 279–283.

McEwen, B. S. (1981): Neural gonadal steroid actions. Science, 211, 181, 1303–1311.

Metz, P., Gerstenberg, T. C. (1997): An open label study of the long-term efficacy of Invicorp® (a combination of VIP and phentolamine) for the treatment of erectile dysfunction. Abstract book, 2nd Meeting European Society for Impotence Research, Madrid, p.19.

Montague, D. K., Barada, J. H., Belker, A. M. et al. (1996): Clinical guidelines panel on erectile dysfunction: summary report on the treatment on organic erectile dysfunction: summary report on the treatment of organic erectile dysfunction. J. Urol. 156, 2007–2011.

Montorsi, F., Guazzoni, G., Bergamaschi, F. et al. (1993): Effectiveness and safety of multidrug intracavernous therapy for vasculogenic impotence. Urology 42, 554–558.

Montorsi, F., Guazzoni, G., Bergamaschi, F. et al. (1994): Clinical reliability of multi-drug intracavernous vasoactive pharmacotherapy for diabetic impotence. Acta Diabetol. 31, 1–5.

Montorsi, F., McDermott, E. D., Morgan, R. et al.: Efficacy and safety of fixed-dose oral sildenafil in the treatment of erectile dysfunction of various etiologies. Urology. In press.

Morales, A., Gingell, C., Collins, M., Wicker, P. A., Osterloh, H. (1998): Clinical safety of oral sildenafil citrate (Viagra™) in the treatment of erectile dysfunction. Int. J. Impot. Res. 10 (2), 69–74.

Morales, A., Heathcote, P. (1998): Oral sildenafil (Viagra™) in the treatment of erectile dysfunction: efficacy of 50-mg, 100-mg, and 200-mg doses. Int. J. Impot. Res. 10(3), 40 (Abstract).

Morley, J. E. (1986): Impotence. Amer. J. Med. 80, 897.

Mulligan, T., Retchin, S. M., Chinchilli, V. M., Bettinger, C. B. (1988): The role of aging and chronic disease in sexual dysfunction. J. Amer. Geriat. Soc. 36, 520.

Murad, F. (1999): Die Entdeckung einiger biologischer Wirkungen von Stickstoffmonoxid und seiner Rolle für die Zellkommunikation (Nobelvortrag). Angew. Chem. 111 (13/14), 1976–1980.

Newmann, H. F., Marcus, H. (1985): Erectile dysfunction und hypertension. Urology 26, 135–142.

NIH (1993): Consensus Develpoment Panel on Impotence. JAMA 270, 83–90.

Olsson, A. M., Abramsson, I. et al. (1996): Peroral treatment of erectile dysfunction with Sildenafil (Viagra™) (UK-92,480): A double-blind, placebo-controlled, parallel group, once daily dose response study. Scand. J. Urol. Nephrol 30 (181), 9 (Abstract).

Owen, J. A., Saunders, F., Harris, C. et al. (1989): Topical nitroglycerin: a potenzial treatment for impotence. J. Urol. 141, 546–548.

Padma-Nathan, H., Auerbach, S., Lewis, R., Lewand, M. (1999): Efficacy and safety of apomorphine SL vs. placebo for male Erectile Dysfunction (MED). AUA, Dallas, USA, Abstract No. 521, page 56.

Padma-Nathan, H., Fromm, S., Ruff, D. D., Rosen, R. C., McMurray, J. G. (1998): Efficacy and safety of apomorphine SL vs. placebo for male Erectile Dysfunction (MED). International Journal of Impotence Research, Basic and Clinical Studies, 10 (Supplement 3), 57; August 1998, The 8th World Meeting on Impotence Research, Amsterdam, The Netherlands, Abstract No. 419.

Padma-Nathan, H., Hellstroem, W. J. G., Kaiser, F. E. et al. (1997): Treatment of men with erectile dysfunction with transurethral Alprostadil. New Engl. J. Med. 336 (1), 1–7.

Padma-Nathan, N., Steers, W. D., Wicker, P. A. et al. (1998): Efficacy and safety of oral sildenafil in the treatment of erectile dysfunction: A double-blind, placebo-controlled study of 329 patients. Int. J. Clin. Pract. 52(6), 375–80.

Palmer, R. M., Ferrige, A. G., Moncada, S. (1987): Nitric oxide release accounts for the biological activity of endothelium-derived relaxing factor. Nature 327, 524.

Pearlman, C. K., Kobashi, L. I. (1972): Fequency of intercourse in men. J. Urol. 107, 298.

Petrou, S., Lewis, R. W. (1992): Management of corporeal veno-occlusive dysfunction. Urol. Int. 49, 48–55.

Pfeiffer, E., Davis, G. C. (1972): Determinants of sexual behavior in middle and old age. J. Amer. Geriat. Soc. 20, 151.

Pfeiffer, E., Verwwoerdt, A., Wang, H. S. (1968): Sexual behavior in aged men and woman. I. Observations on 254 community volunteers. Arch. Gen. Psych. 19, 753.

Pharmacia & Upjohn GmbH: Caverject® (Alprostadil) Basisbroschüre. Diagnostik und Therapie der erektilen Dysfunktion, 23–37.

Porst, H. (1995): Die erektile Dysfunktion ® aktualisierte Diagnostik und Therapie in Praxis und Klinik. HÄB 5, 168–180.

Porst, H. (1996): The rationale for prostaglandine E_1 in erectile failure: a survey of worldwide experience. J. Urol. 155, 168–180.

Porst, H. (1997): Transurethral Alprostadil with MUSE^{TM} (medicated urethral system for erection) vs intracavernous Alprostadil ® a comparative study in 103 patients with erectile dysfucntion. Int. J. Impotence Res. 9, 187–192.

Porst, H. (1997): for the European Alprostadil Study Group. Caverject® (Alprostadil) in the treatment of erectile dysfunction (ED): an 18 month study. Abstractbook 2nd Meeting Europ. Society for Impotence Res. October 1–4, Madrid, p.20.

Porst, H. (1998): Lokale Pharmakotherapie der erektilen Dysfunktion. T&E UrologieNephrologie 10, 142–146.

Porst, H. (1998): Lokale und systemische medikamentöse Therapien bei erektiler Impotenz: State of the art und Perspektiven, in Impotenz in der Paarbeziehung; Sohn, M., Ocklenburg, F.J. (Hrsg.).Blickpunkt Medizin, Pharmacia & Upjohn, 136–152.

Porst, H. (1998): Orale Pharmakotherapie der erektilen Dysfunktion. T&E UrologieNephrologie 10, 136–141.

Porst, H., Buvat, J., Meuleman, E. J. H., Michal, V., Wagner, G. (1996): Final results of a prospective multicenter-study with self-injection therapy with PGE_1 after 4 years of follow up.. Int. J. Impotence Res. 8(3), 151.

Porst, H., Derouet, H., Idzikowski, M., Hess, H. et al. (1996): Oral phentolamin (VasomaxTM) in erectile dysfunction ® Results of a German Multi-center-Study in 177 patients. Int. J. Impotence Res. 8(3), 117: A72.

Radomski, S. B., Herscorn, S., Rangaswamy, S. (1994): Topical minoxidil in the treatment of male erectile dysfunction. J Urol. 151, 1225–1226.

Rendell, M. S., Rajfer, J., Wicker, P. A. et al. (1999): Sildenafil for treatment of erectile dysfunction in men with diabetes: a randomised controlled trial. JAMA 281 (5), 421–426.

Riley, A. J. (1994): Yohimbine in the treatment of erectile disorder. BJCP 48 (3), 133–136.

Rosen, R. C., Wagner, G., Osterloh, J. H. et al. (1997): The international index of erectile function (IIEF): A multidimensional scale for assessment of erectile dysfunction. Urology 49(6), 822–830.

Ryder, R. E. J., Hayward, M. W. J., Bowsher, W. G. et al. (1992): Detailed investigation of the cause of impotence in 20 diabetic men. Practic Diabetes 9, 7–11.

Schein, M., Zyzanski, S. J., Levine, S., Medalie, J. H., Dickman, R. L., Alemagno, M. A. (1988): The frequency of sexual problems among family practice patients. Fam. Pract. Res. J. 7, 122.

Schraudenback, L., Klima, M., Kraft, G., Altwein, J. E. (1992): Problems of penile revascularization using Hauri's technique. Experience with 105 patients. Int. J. Impot. Res. 4, 134.

Shock, N. W., Greulich, R. C., Andres, R., Arenberg, D., Costa, P. T. Jr., Lakatta, E. G., Tobin, J. D. (1984): Normal Human Aging: The Baltimore Longitudinal Study of Aging. National Institutes of Health Publication Nr. 84–2450, 164.

Slag, M. F., Morley, J. E., Elson, M. K., Trence, D. L., Nelson, C. J., Nelson, A. E., Kinlaw, W. B., Beyer, H. S., Nutall, F. Q., Shafer, R. B. (1983): Impotence in medical clinic outpatients. JAMA 249, 193, 1736.

Spector, K. R., Boyle, M. (1986): The prevalence and perceived aetiology of male sexual problems in a non-clinical sample. Br. J. Med. Psychol. 59, 351–358.

Stief, C. G., Wetterauer, U., Schaebsdau, F. H., Jonas, U. (1991): Calcitonin-Gene-Related Peptide: A possible role in human penile erection and its therapeutic Application in impotent patients. J. Urol. 146, 1010–1014.

Tejada, S., Goldstein, I., Azadzoi, K., Krane, R. J., Cohen, M. D. (1989): Impaired neurogenic and endothelian-mediated relaxation of penile smooth muscle from diabetic men with impotence. N. Engl. J. Med. 320, 1025–1030.

Truss, C. M., Becker, A. J., Thon, W. F. et al. (1994): Intracavernous Kalzitonin Gene-Related Peptide plus Prostaglandin E1: Possible alternative to Penile implants in selected patients. Eur. Urol. 26, 40–45.

United States Bureau of the Census (1975): Historical statistics of the United States , colonial times to 1970, Bicentennial Editor, part 2. Washington, D. C., 56.

United States Bureau of the Census (1992): Statistical Abstract of the United States 1992, 112th ed. Washington, D. C., 19.

Verwoerdt, A., Pfeiffer, E., Wang, H. S. (1969): Sexual behavior in senescence. II. Patterns of sexual activity and interest. Geriatrics 24, 137.

Vinik, A., Richardson, D. (1998): Erectile dysfunction in diabetes. Diabetes Reviews 6, 16–33.

Virag, R. (1982): Intracavernous injection of papaverine for erectile failure. Lancet II, 983.

Virag, R., Hodges, M., Hollingshead, M. et al. (1996): Sildenafil (Viagra[TM]) a new oral treatment for erectile dysfunction (ED): An 8 week double-blind, placebo-controlled parallel group study. Int. J. Impt. Res. 8(3), 116 (Abstract).

Wagner, G., Gerstenberg, T. (1987): Intracavernosal injection of vasoactive polypeptide (VIP) does not induce erection in man per se. World J. Urol. 5, 171–177.

Wagner, G., Maytom, M., Smith, M. D., and the Multicentre Study Group (1998): Analysis of the efficacy of sildenafil (Viagra[TM]) in the treatment of male erectile dysfuncitonin elderly patients. J. Urol. 157, 912.

Wespes, E., Rondeux, C., Schulman, C. C. (1989): Effect of phentolamine on venous return in human erection. Br. J. Urol. 63, 95–97.

Zorgniotti, A. W., Lefleur, R. S. (1985): Autoinjection of the corpus cavernosum with a vasoactive drug combination for vasculogenic impotence. J. Urol. 133, 39–41.

5 Schön und schlank – Orlistat, Sibutramin und Leptin

Gerald Klose

5.1 Einleitung

Die Vorgabe der griffigen Titel-Alliteration und die Platzierung in einem als Lifestyle-Therapie wahrnehmbaren Umfeld antizipieren eine auch heute noch weite Teile von Medizin und Öffentlichkeit beherrschende Ambivalenz beim Thema Adipositasbehandlung: Adipositas als Schuld oder Schicksal.

Die Ambivalenz rührt einerseits von der Vorstellung von Adipositas als etwas durch adäquates Verhalten (Disziplin) ohne weiteres Vermeidbarem. Andererseits ist unübersehbar, dass individuell die Ausprägung von Adipositas keinesfalls regelmäßig mit einer nachvollziehbaren Abweichung von „normalem" oder „durchschnittlichem" Essverhalten zu erklären ist. Auch die häufig frustrane Behandlung begründet die Annahme, dass ursächlich für die Adipositas genetische Faktoren bedeutsam sein müssen.

Zahlreiche neue Daten zur Gesundheitsrelevanz von Adipositas, besseres Verständnis der Pathophysiologie und schließlich in jüngster Zeit zugelassene Pharmaka zur Unterstützung der Behandlung sind die Grundlagen für die Absicht des folgenden Beitrags: dem Eindruck boomender „Lifestyle-Therapeutika" eine medizinische Bewertung von Adipositas hinzuzufügen. Allein die mit der dramatisch steigenden Adipositasprävalenz zu erwartende Häufigkeitszunahme von Diabetes und Hypertonie rechtfertigt das Bild von Adipositas als Zeitbombe für unser Gesundheitssystem (Bray, 1998).

5.2 Definition und Klassifikation von Adipositas

Adipositas bedeutet ein Übermaß an Fettgewebe. Das Übermaß kann kulturell (Schönheitsideal), statistisch (Häufigkeitsverteilung), ätiologisch (quantifizierbare Charakteristika) sowie durch symptomatische (vorhandene) oder prognostische (zu erwartende) Auswirkungen definierbar sein.

5.2.1 Gewichts-Längen-Indizes

Die Bestimmung des Körpergewichts reicht zur Einschätzung der Körperzusammensetzung, insbesondere zur Einschätzung einer Vermehrung der Fettmasse nicht aus. Aufwand und Kosten technischer Verfahren zur Einschätzung von Übergewicht und Adipositas sind für epidemiologische Untersuchungen und für alltägliche klinische Einschätzungen zu hoch. Als praktikabel haben sich Gewichts-Längen-Indizes bewährt.

Relatives Broca-Gewicht

Dieses geht auf den französischen Chirurgen Broca zurück, der 1869 vorschlug, Normalgewicht als Körpergröße (in cm) minus 100 zu definieren, wobei bei Frauen noch 10 % zu subtrahieren sind.

Body Mass Index

Die gegenwärtige, auch den WHO-Kriterien entsprechende Definition und Klassifikation von Adipositas (Deutsche Adipositas-Gesellschaft 1998) ist in Tabelle 5.1 wiedergegeben. Sie bedient sich zur Berücksichtigung des Zuviel an

Tab. 5.1 Definition und Klassifikation von Adipositas (Deutsche Adipositas Gesellschaft 1998)

Klassifikation	Body Mass Index (BMI kg/m^2)
Untergewicht	<18,5
Normalgewicht	18,5–25
Übergewicht	<25
Präadipositas	25–30
Adipositas Grad I	30–35
Adipositas Grad II	35–40
Adipositas Grad III	<40

Körperfett des heute am weitesten akzeptierten Index aus Gewicht und Länge, des Body Mass Index (BMI), des Quotienten aus Körpergewicht in kg und Körperlänge in m^2.

5.2.2 Fettverteilung

Die Berücksichtigung der Fettverteilung, zentral oder peripher, ermöglicht eine genauere Vorhersage von Gesundheitsrisiken.

Pathogenetisch begründet und klinisch relevant ist die Einteilung in viszerale oder abdominelle Adipositas gegenüber gluteofemoral betonter Ausprägung subcutanen Fettübermaßes. Anschaulich sind diese Charakteristika als „Apfeltyp" (männlich, Betonung des Bauchs) und „Birnentyp" (weiblich, Hüften, Oberschenkel). Bei beiden Geschlechtern kann jede der Fettverteilungsfomen auftreten. Endokrine Faktoren spielen für die Fettverteilung eine wesentliche Rolle. Hierzu gehört beispielsweise die Glucocorticoid-assoziierte Stammfettsucht. Die Wirksamkeit gonadaler Steroide ist an der starken Häufigkeitszunahme visceraler Adipositas bei Frauen nach der Menopause abschätzbar.

Taille-Hüft-Quotient

Die Zuordnungen abdominaler gegenüber peripherer, gynoider Adipositas lassen sich durch Umfangsmessungen quantifizieren. Das Verhältnis von Taille zu Hüfte (WHR = Waist-Hip-Ratio) wurde in zahlreichen epidemiologischen Untersuchungen verwendet. Als pathologisch wurden ein Überschreiten von 0,85 bei Frauen und von > 1,0 bei Männern ermittelt.

Taillenumfang

Inzwischen wird die Erfassung der WHR zu Gunsten der alleinigen Messung des Taillenumfangs verlassen. Dieser noch einfacher zu bestimmende Parameter korreliert für klinisch-epidemiologische Fragestellungen befriedigend gut mit viszeraler Adipositas. Ein mäßig erhöhtes Gesundheitsrisiko ist bei einem Überschreiten des Taillenumfangs um mehr als 80 cm bei Frauen und mehr als 94 cm bei Männern gesichert. Das Risiko ist deutlich erhöht bei mehr als 88 cm für Frauen und mehr als 102 cm bei Männern. Als Grobdiagnose für viszerale Adipositas kann auch ein Taillenumfang von > 1 m gelten.

5.2.3 Apparative Erfassungen von Körperfett

Vor allem für wissenschaftliche Fragestellungen, aber auch als Bestandteil bestimmter, teilweise kommerzieller Therapiekonzepte wird die Abschätzung der Körperzusammensetzung, das heißt die Differenzierung magerer Körpermasse (Lean Body Mass) und Körperfettmasse, durch technische Verfahren unterstützt. Sie umfassen die Bioelektrische Impedanzanalyse (BIA), Infrarot-Interactance-Messung, Verteilungsmessung von stabilen Isotopen, Dual-Energy-X-Ray-Absorptiometry (DXA), Densitometrie und bildgebende Verfahren wie Computertomographie (CT) und Kernspintomographie (NMR).

Für die ärztliche Praxis und die Frage nach der Therapienotwendigkeit sowie zur Beurteilung des Risikos von Übergewicht gilt bei den meisten Patienten die Erhebung des BMI und die Messung des Taillenumfangs als ausreichend (Wenzel, 1998).

5.2.4 Klassifikation und Diagnostik

Die Klassifikation der Adipositas nach dem Schweregrad und die Klassifikation der Adipositas nach ätiologischen Gesichtspunkten sind für die Praxis am bedeutsamsten.

Klassifikation nach dem Schweregrad

Die in Tabelle 5.1 wiedergegebene Definition und Klassifikation von Adipositas entspricht internationalen Kriterien. Hier liegen vor allem Daten klassischer amerikanischer epidemiologischer Studien zu Grunde, aus denen die bekannte J-förmige Beziehung zwischen den aufgeführten BMI-Kategorien und der Mortalität hervorgeht. In dem als Normalgewicht definierten Bereich besteht die geringste Mortalität. Mit höheren BMI-Werten steigt das Risiko kontinuierlich, ab 30 steil an.

Ätiologische Klassifikation

Adipositas ist ein Phänotyp mit heterogener Ätiologie. Die Berücksichtigung der in Tabelle 5.2 aufgeführten Kriterien hat therapeutische Bedeutung (Bray, 1998). Das Vorliegen genetischer Syndrome ist besonders bei schon in der frühen Kindheit auftretender massiver Adipositas zu bedenken. Sie können sporadisch oder autosomal-rezessiv auftreten. Charakteristisch sind bestimmte Begleiterkrankungen oder endokrine Störungen wie ein primärer Hypogonadismus.

Tab. 5.2 Ätiologische Klassifikation der Adipositas (nach Bray, 1998)

1. Genetische Syndrome z. B.:
   Prader-Willi-Syndrom
   Bardet-Biedl-Syndrom
   Ahlström-Syndrom
2. Neuroendokrine Adipositas
   Hypothyreose
   Morbus Cushing
   Hypothalamischer Symptomenkomplex
   Stein-Leventhal-Syndrom
   Wachstumshormonmangel
   Insulinom und Hyperinsulinämie
3. Iatrogene Adipositas
   Pharmaka
   Hypothalamische Operation
4. Überernährung
5. Inaktivität

Die aufgeführten Beispiele neuroendokriner Adipositas sind meist durch die Charakteristika der jeweiligen endokrinen Abweichungen offensichtlich.

Die Bedeutung iatrogener Adipositas wird nicht immer ausreichend berücksichtigt. Zu den Pharmaka mit stärkerer adipogener Wirkung gehören Antidepressiva (Amitriptylin), Neuroleptika (Thioridazin), andere Psychopharmaka wie Lithium und besonders Hormone, wie Insulin und Cortisol. Auch die durch β-Blocker mögliche Verringerung der Energieabgabe kann unter bestimmten klinischen Konstellationen von Bedeutung sein.

Klinische Diagnostik

Für die Behandlungsindikation und die Verfahrenswahl ist eine adäquate Diagnostik von zentraler Bedeutung. Sie ist die Grundlage für eine möglichst genaue Risikostratifikation der vielfältigen Erscheinungsformen von Adipositas und Übergewicht.

Die Diagnostik von Adipositas muss initial Ausmaß und Schweregrad der Adipositas erfassen (BMI), weiterhin muss die Körperfettverteilung (Taillenumfang) dokumentiert sein. Zur minimalen ätiologischen Diagnostik gehören Anamnese mit Berücksichtigung des Zeitpunkts der Entwicklung von Adipositas, Familienanamnese sowie die Erfassung von TSH-basal und Cortisol im Serum. Bei entsprechendem Phänotyp (Hirsutismus) muss bei Frauen durch die Erfassung von FSH und LH die Möglichkeit eines Stein-Leventhal-Syndroms beachtet werden. Klar mit endokrinen Auffälligkeiten zusammenhängende Adipositasformen sind im klinischen Alltag allerdings selten.

Weitere ätiologische Merkmale sind die Medikamentenanamnese und eine Ernährungsanamnese. Empfohlen werden die Erhebung von Psycho- und Sozialanamnese sowie ein Aktivitätsprotokoll. Zur Erfassung von Folgeerkrankungen gehören Blutdruckmessung, Lipidstatus, Blutglukose und die Diagnostik von Beeinträchtigung des Stütz- und Bewegungsapparates sowie von Herz-Kreislauf- und Atemwegserkrankungen.

5.3 Epidemiologie

5.3.1 Untersuchung zur Prävalenz in Deutschland

Die Abschätzung der Häufigkeit von Adipositas in Deutschland beruht auf Daten der Deutschen Herz-Kreislauf-Präventionsstudie (DHP), des MONICA-Projekts und einer Verbundstudie Ernährung und Risikofaktorenanalytik (VERA) (Klör, 1998). Mit dem Alter nimmt die Häufigkeit von Übergewicht und Adipositas und insbesondere die viscerale Form der Adipositas zu. Praktisch die Hälfte der Erwachsenen mittleren Lebensalters ist nach den heute gül-

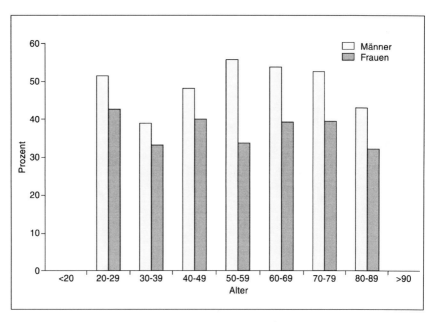

Abb. 5.1 Prävalenz von Übergewicht (BMI 25–30 kg/m^2) bei Herzkatheter-Patienten in Bremen

tigen, oben angeführten Kriterien übergewichtig. Jeder Fünfte ist adipös. Abbildung 5.1 zeigt als einen indirekten Hinweis auf das Gesundheitsrisiko von Adipositas, dass bei Patienten, die sich in unserer Klinik einer Herzkatheterdiagnostik unterziehen müssen, Übergewicht mindestens so häufig ist wie in den beschriebenen Gruppen der Gesamtbevölkerung. Die Untersuchung weist das Vorkommen dieser Häufigkeit bereits bei Jüngeren nach.

5.3.2 Trends im internationalen Vergleich

Wichtige epidemiologische Studien sind die Life Insurance Building Study, der U.S. National Health and Nutrition Survey (NHANES), die American Cancer Society Study, die Norwegian Population Study und die Nurses' Health Study.

Die Häufigkeit von Adipositas ist ein Phänomen, das die meisten Industrieländer betrifft (Klör, 1998). Neue Bevölkerungsstudien lassen erkennen, dass die Prävalenz von Adipositas weiter ansteigt (James, 1998). Zum Beispiel stieg der Bevölkerungsanteil mit einem BMI > 30 in England von 8 % 1980 auf 15 % 1995. In den USA erhöhte sich die Prävalenz von Adipositas in den 90er-Jahren bei Männern auf 20 %, bei Frauen auf 24,9 % gegenüber jeweils 12,3 % und 16,5 % in den 70er-Jahren. Zur Adipositasprävalenz in anderen Regionen, zum Beispiel in im MONICA-Projekt kooperierenden Städten, machen in ähnlicher Weise auf Adipositas als Massenphänomen aufmerksam. Die Korrelation der erhöhten Adipositasprävalenz mit sozio-ökonomischen Charakteristika und verminderter körperlicher Aktivität wird häufig als Begründung für die Annahme aufgeführt, dass Umgebungsfaktoren für die Entstehung der Adipositas die größte Bedeutung haben. In manchen Regionen kommt Adipositas gemeinsam mit Unterernährung vor. WHO-Schätzungen gehen von Übergewicht oder Adipositas bei 50–75 % der 35–65-Jährigen aus.

Hieraus ergeben sich auch erhebliche gesundheitsökonomische Konsequenzen und die Auffassung von Adipositas als qualitativ bedeutendste vermeidbare Erkrankung.

5.4 Welche klinische Relevanz hat Adipositas?

5.4.1 Mortalität und Morbidität

Die Vorstellung eines Idealgewichts wurde vor Jahrzehnten aus Risikoeinschätzungen der Versicherungen abgeleitet. In der Vergangenheit wurde auf Grund epidemiologischer Kriterien kontrovers diskutiert, ob Adipositas ein unabhängiger Risikofaktor ist, oder ob nicht erst von erheblichen Adipositasausmaßen eine Gefahr ausgeht. Diese Relativierungen sind durch die jüngsten Ergebnisse riesiger Observationsstudien nicht mehr haltbar. Wer dick ist, muss mit früherer Sterblichkeit rechnen. Sie bezieht sich vor allem auf Erkrankungen von Herz und Kreislauf, doch auch manche Krebserkrankungen sind bei Adipositas häufiger.

In der neuesten, im Oktober 1999 im New England Journal of Medicine veröffentlichten, prospektiven Studie über 14 Jahre an mehr als einer Million Erwachsenen weisen die höchsten BMI-Kategorien (> 39) ein relatives Risiko von bis zu 2,8 gegenüber Personen mit einem BMI von < 24 auf (Calle et al., 1999). Die ebenfalls in diesem Jahr publizierte Analyse von Daten der prospektiven kardiovaskulären Münster-Studie (PROCAM) bestätigt die mit steigendem BMI kontinuierlich zunehmende Prävalenz von Risikofaktoren und kardiovaskulären Erkrankungen detailliert auch für Deutschland (Schulte et al., 1999). Die an 16 288 Männern und 7 328 Frauen in einem Beobachtungszeitraum von 7,1 ± 2–4 Jahren gewonnenen Daten lassen folgende Korrelationen mit steigendem BMI erkennen: Alter, Gesamtcholesterin, LDL-Cholesterin, Blutdruck, niedrigere HDL-Cholesterin-Konzentrationen, höhere Triglyceride und Nüchternglukose. Die Studie zeigt eine klare Beziehung zwischen Sterblichkeit und Adipositas, die zulasten einer erhöhten KHK-Todesrate ging. Die erhöhte Mortalität wird auf die sich mit Adipositas manifestierenden kardiovaskulären Risikofaktoren zurückgeführt.

Tabelle 5.3 gibt eine gewichtete Aufstellung der mit Adipositas assoziierten Morbidität wieder.

Tab. 5.3 Auswirkungen von Adipositas auf die Inzidenz von Folgeerkrankungen (James, 1998)

Relatives Risiko > 3	Relatives Risiko 2–3	Relatives Risiko 1–2
Typ-2-Diabetes	Koronare Herzkrankheit	Mamma-Carcinom
Gallenblasenerkrankung	Osteoarthritis (Knie)	Endometrium-Carcinom
Hypertonie	Hyperuricämie	Prostata-Carcinom
Dyslipidämie	Gicht	Fertilität
Insulinresistenz		Polycystisches Ovar
Kurzatmigkeit		Rückenprobleme
Schlafapnoe		Höheres Anästhesierisiko
		Erhöhtes Risiko fetaler Missbildungen bei mütterlicher Adipositas

5.4.2 Assoziierte Risikofaktoren

Hypertonie

Der Blutdruck ist die häufigste Begleitkrankheit der Adipositas (Wirth, 1997). Jeder zweite Adipöse weist eine arterielle Hypertonie auf. Die Nurses' Health-Study beschreibt zum Beispiel, dass sich das relative Hypertonierisiko (1 bei BMI 23) bei einem BMI von 29 bis 31,9 fast vervierfacht und bei einem BMI von über 33 knapp sechsmal so hoch ist. Auch die PROCAM-Daten zeigen, dass der Einfluss des Alters auf die Inzidenz diastolischer und systolischer Blutdruckerhöhungen geringer ist als der Einfluss eines erhöhten BMI auf Probanden innerhalb einer Altersgruppe.

Diabetes mellitus

Die in zahlreichen epidemiologischen Untersuchungen bestätigte positive Korrelation von Adipositas und Typ-2-Diabetes ist ein weiteres entscheidendes Argument für die klinische Relevanz von Adipositas. Nach den Daten der PROCAM-Studie steigt die Hyperglykämiehäufigkeit bei Männern mit einem BMI von > 30 auf fast das Zehnfache gegenüber dem Kollektiv von < 20. Bei Frauen ist der Typ-2-Diabetes bei Adipositas 30-mal häufiger als bei präventivmedizinisch günstiger BMI-Konstellation. Umgekehrt wird plausibel, dass von einem Entfallen der Behandlungsnotwendigkeit von etwa 90 % des Erwachsenendiabetes ausgegangen wird, sofern der in unserer Gesellschaft eben epidemiologisch häufige Gewichtsanstieg von 10 bis 15 kg in zwei/drei Jahrzehnten des Erwachsenenalters vermieden würde.

5.4.3 Stoffwechsel und metabolisches Syndrom

Die mehrfach angesprochenen neuesten PROCAM-Daten zeigen eine Beziehung zwischen BMI und Gesamtcholesterin sowie LDL-Cholesterin in stärkerem Maße als andere Erhebungen. Als charakteristische metabolische Konsequenz der Adipositas wird das metabolische Syndrom aufgefasst (Klose, 1998). Als metabolisches Syndrom wurde zunächst das gemeinsame Vorkommen von Fettsucht, Hyper- und Dyslipidämie, Diabetes mellitus Typ 2, Hypertonie und Gicht auf dem Boden einer genetischen Disposition beschrieben, das wiederum mit einer erhöhten Inzidenz kardiovaskulärer Erkrankungen verbunden ist. Der heutigen pathophysiologischen Auffassung trägt die Bezeichnung Insulinresis-

Tab. 5.4 Merkmale des Insulin-Resistenz-Syndroms

- Insulinresistenz und Hyperinsulinämie
- Viszerale Adipositas
- Glucoseintoleranz
- Hypertonie
- Dyslipidämie
- Erhöhte Thrombogenität
- Verminderte Fibrinolyse

tenz-Syndrom (IRS) Rechnung, die die Hyperinsulinämie als allen anderen Merkmalen zu Grunde liegende Veränderung beschreibt (s. Tab. 5.4).

Die Konstellation aller zum IRS gehörenden Merkmale ist besonders bei höheren Graden viszeraler Adipositas zu erwarten, während ein geringeres Übermaß an abdominellem Fettgewebe keine gleichzeitigen positiven Korrelationen mit Hyperinsulinämie, Dyslipidämie und Inzidenz kardiovaskulärer Erkrankungen aufweist. Die Dyslipidämie umfasst eine Erhöhung der Plasma-Triglyceride insgesamt, eine Vermehrung der VLDL-Triglyceride, eine Verminderung der HDL, eine veränderte HDL-Zusammensetzung, das Auftreten kleiner, dichter LDL (small dense LDL) und eine stärkere Ausprägung der postprandialen Lipidämie. Der prospektive Charakter der San Antonio Heart Studie unterstreicht, dass die Hyperinsulinämie den metabolischen Veränderungen vorausgeht. Der Stellenwert der Fettverteilung für den Zusammenhang zwischen Hyperinsulinämie, Stammfettsucht und erhöhtem kardiovaskulären Risiko war zunächst das Ergebnis epidemiologischer Studien, in denen auch die WHR erfasst wurde. Detailliertere Befunde sind das Ergebnis der Kombination metabolischer Parameter mit computertomographisch gestützter Quantifizierung des Fettverteilungstyps (Desprès, 1998).

Als Ursache der charakteristischen Assoziation der Dyslipidämie mit viszeraler Adipositas wird diskutiert, ob das abdominale Fettgewebe wegen einer höheren metabolischen Aktivität einen permissiven Faktor für die Ausprägung von Lipidveränderungen darstellt. Abdominale Fettzellen weisen eine stärkere Stimulation der Lipolyse durch Katecholamine auf als das subcutane Fettgewebe der Extremitäten. Die Abweichungen des Lipidstoffwechsels sind sowohl Ergebnis gesteigerter VLDL-Produktion und -Sekretion als auch Folge einer Störung des Abbaus Triglyceridreicher Lipoproteine mit konsekutiver Einschränkung der HDL-Formation. Treibende Kraft für die Lipidanomalien ist der mit Insulinresistenz einhergehende erhöhte Zustrom freier Fettsäuren zur Leber.

Ein weiterer Mechanismus des erhöhten kardialen Risikos durch Adipositas ist die linksventrikuläre Hypertrophie, die auch ohne arterielle Hypertonie möglich ist. Zu den Konsequenzen der hieraus resultierenden dilatativen Kardiomyopathie gehören wiederum Herzinsuffizienz, Herzrhythmusstörungen und thromboembolische Komplikationen. Sie machen den bei schwerer Adipositas häufigen plötzlichen Herztod plausibel (Eckel, 1997).

Tab. 5.5 Einschätzung der Auswirkung von Übergewicht auf soziale und ökonomische Charakteristika (Gortmaker et al., 1993)

Merkmal	Übergewicht (n = 195)	kein Übergewicht (n = 4943)	p
Verheiratet	28 %	56 %	<0,001
Haushaltseinkommen	18 372 $	30 586 $	<0,001
Unter Armutsgrenze	34 %	13 %	<0,001
Ausbildung	12,1 Jahre	13,1 Jahre	0,009
Studium	9 %	21 %	0,21

Somit verwundert nicht, dass, sondern eher, wie spät sich im Vergleich zu den klassischen Risikofaktoren der Rang von Adipositas als Gesundheitsrisiko im Konsens medizinischer Fachgesellschaften niederschlägt. Noch weit entfernt scheint leider die Wahrnehmung von Versicherungen, die sich in die Erstattung der Folgekosten von Adipositas fügen, zur Bekämpfung von deren eigentlicher Ursache allerdings noch nicht nennenswert beitragen.

Zusätzlich oder unabhängig von vitalen Gesundheitsschäden bedeutet Adipositas eine überhaupt erhöhte Krankheitshäufigkeit (Tab 5.3). Zu deren Ursachen gehören orthopädische (z. B. Osteoarthritis), respiratorische (z. B. Schlafapnoe) und psychosoziale, die Lebensqualität entscheidend beeinträchtigende Probleme. Adipositas kann relevante Einschränkungen im Berufsleben und in der Partnerschaft mit sich bringen. Tabelle 5.5 ist das Ergebnis einer Erhebung, die das Ausmaß adipositas-assoziierter psychosozialer Auswirkungen quantifiziert.

Als ein Kernpunkt für die mögliche Eskalation psychosozialer Probleme adipöser Menschen wird die Tatsache gesehen, dass Adipositas nicht als Krankheit, sondern als schuldhaft selbst verursachter Zustand bewertet wird (Pudel, 1998).

5.4.4 Gesundheitsökonomische Bedeutung

Errechnung und Schätzung von Gesundheitskosten hängen von den zu Grunde gelegten Evaluationskriterien ab. Kosten kommen durch die mit Adipositas verbundenen Risikofaktoren und Krankheiten zu Stande. Sie werden aber auch durch psycho-soziale Nachteile und vorzeitige Berentung hervorgerufen. Es wird geschätzt, dass sich die Kosten für die Adipositas-assoziierten Krankheiten auf etwa 6 % aller Krankheitskosten in unserem Gesundheitssystem belaufen (James, 1998).

5.5 Leptin – Beispiel für die Suche nach pathogenetisch begründeter Behandlung

5.5.1 Ätiologie von Adipositas

Übergewicht und Adipositas sind das Ergebnis einer positiven Energiebilanz. Abgesehen von selteneren sozio-kulturellen Bedingungen tritt Adipositas immer unerwünscht auf. Die Suche nach der Ätiologie von Adipositas soll beantworten, warum eine nach präventivmedizinischen Kriterien günstige Zusammensetzung des Organismus nicht spontan so über das Essverhalten reguliert wird wie beispielsweise die Reaktionen zur Erreichung des recht engen Bereichs einer als angenehm empfundenen Umgebungstemperatur.

Leiden adipöse Menschen unter einer in der Momentaufnahme experimenteller Energiebilanzstudien zwar meist nicht erfassbaren, aber auf lange Sicht doch relevanten Einschränkung der Energieabgabe? Können adipöse Menschen auf Grund genetisch programmierter Veränderungen von Sättigungssignalen weniger leicht die Nahrungsmenge begrenzen?

Energieaufnahme und Energieabgabe sind die prinzipiellen Komponenten der Energiebilanz. In der Gleichung bedeutet Energieaufnahme die metabolisierbare Energie, die nicht ganz den errechneten Nahrungskalorien (90 bis 95 %) entspricht. Die Energieabgabe wird durch Ruheumsatz, nahrungsinduzierte Thermogenese und körperliche Aktivität bestimmt. Die Schwierigkeit, als Individuum wesentlich und über längere Zeit das Körpergewicht über dessen Fettanteil zu verändern – in beiden Richtungen – unterstreicht eine strenge Regulation des Gleichgewichts. Diese Beobachtung führt zur Annahme einer Art Setpoint des Körpergewichts, dem evolutionsbiologisch die Notwendigkeit zur Erhaltung eines adäquaten Gewichts unter wechselnden äußeren Bedingungen entspricht. Die Vielfalt genetischer, lifestyle- und ernährungsbedingter Einflüsse auf das Gewicht macht allerdings deutlich, dass ein solcher Setpoint nicht strikt ist. Für die meist über größere Zeiträume entstandene Adipositas genügt so ein zunächst gering erscheinendes Ausmaß des täglichen Energieüberschusses: Zum Beispiel 2 % für etwa 2,3 kg Gewichtsanstieg in einem Jahr oder nur 0,3 % für die ca. 10 kg Gewichtszunahme vom Hochzeitsalter bis zum Vorruhestand.

Überernährung definiert sich durch das Ergebnis, ein Übermaß an Fettgewebe. Überernährung schließt häufig ein, dass im sozialen Vergleich als „normal" empfundenes Essverhalten zu Adipositas führt. Entsprechend nachhaltig muss zur Therapie der Adipositas die negative Energiebilanz über eine Verringerung der Energieaufnahme und Steigerung der Energieabgabe sein.

5.5.2 Genetik und Umwelt

Das Ausmaß und der Angriffspunkt genetisch bedingter oder kognitiv beeinflussbarer Anteile an den Determinanten Energieaufnahme und Energieabgabe ist für die Adipositastherapie eine entscheidende Frage. Einerseits war als Hinweis auf die Relevanz von Umgebungsfaktoren die rasch zunehmende Prävalenz von Adipositas in zahlreichen Populationen angeführt. Andererseits manifestiert sich auch bei zunehmender Adipositasprävalenz nur bei einem Teil der Bevölkerung Adipositas, der mit dem Ausmaß von Adipositas immer geringer wird.

Die bekannten, mit Adipositas einhergehenden genetischen Syndrome sind zu selten und noch dazu mit so speziellen Anomalien verbunden, als dass von ihnen auf genetische Determinanten für die Adipositasprävalenz in der Bevölkerung geschlossen werden könnte. Die lange bekannte familiäre Häufung von Adipositas führte allerdings zu Untersuchungen, die genetischen Faktoren mehr Bedeutung geben als der Umgebung der Adipösen. Hierzu gehören Adoptionsstudien und Zwillingsstudien.

Die Erwartung, dass das Körpergewicht Adoptierter mit dem Körpergewicht der Adoptiveltern, mit denen sie Haushalt und Lebensgewohnheiten teilen, korreliert, hielt beispielsweise einer Nachprüfung nicht stand. Dagegen korrelierte das Körpergewicht der Adoptierten mit dem Körpergewicht der biologischen Eltern, die die Umgebung der Kinder nicht mit beeinflussen konnten (Stunkard et al., 1986).

Experimentelle Überernährung zeigte unter monozygoten Zwillingspaaren Variationen in der Gewichtszunahme, jedoch innerhalb eines Zwillingspaares waren die Effekte praktisch gleich (Bouchard et al., 1990).

Die Schätzungen nach dem Anteil genetischer Faktoren für die Ausprägung von Adipositas gehen bis zu 80 %. Das viszerale Fett unterliegt dabei einer hohen genetischen Kontrolle. Es wird auch angenommen, dass die Genetik für die Fähigkeit zur Energieabgabe entscheidend ist, während Umgebungsfaktoren sich bei der Energieaufnahme auswirken.

5.5.3 Regulation der Energiebilanz

Stabiles Körpergewicht und gleich bleibende Körperzusammensetzung erfordern, dass die Energieaufnahme der Energieabgabe entspricht. Abbildung 5.2 soll verschiedene Mechanismen veranschaulichen, die an der Regulation des Körpergewichts beim Menschen beteiligt sind. Zahlreiche Quellen verschiedener afferenter Signale für Appetitsteigerung oder Appetitverminderung sowie für gesteigerten wie verminderten Energieverbrauch erreichen funktionelle Zentren im Zentralnervensystem (Rosenbaum et al., 1997). Die anatomischen Entsprechungen für Hunger und Sättigung liegen im Hypothalamus. Dessen

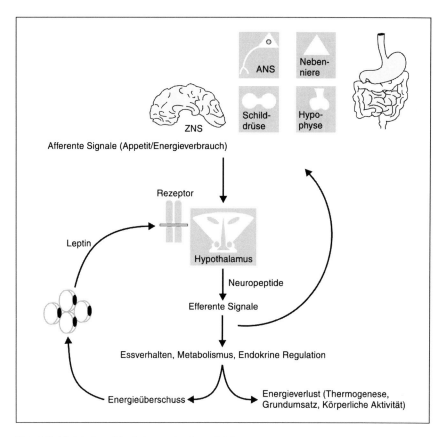

Abb. 5.2 Molekulare Mediatoren der Energiebilanz

neuroendokrine Efferenzen mit Einfluss auf Essverhalten, Metabolismus und endokrine Regulationen, die schließlich entweder zu Energieüberschuss oder zu Energieverlust führen, unterliegen neuro-endokrinen Signalen auf verschiedenen Ebenen. Afferente Signale, die Appetit vermindern oder Energieabgabe steigern, sind im Gastrointestinaltrakt Glucagon, Cholecystokinin, Glucagon-ähnliche Peptide, Bombesin-Peptide und Glukose. Im endokrinen System gehören hierzu β-adrenerge Effekte, Östrogene, aus dem Fettgewebe kommt das weiter unten detailliert besprochene Leptin und im zentralen Nervensystem wirken Dopamin, Gamma-Aminobuttersäure, Serotonin und Cholecystokinin. Signale, die den Appetit steigern und die Energieabgabe verringern, sind im Gastrointestinaltrakt Opioide, Neurotensin oder Somatostatin, im endokrinen System neben α-adrenergen Effekten androgene Steroide, Glucocorticoide, Insulin und Progesteron, α-adrenerge Effekte des peripheren Nervensystems so-

Tab. 5.6 Molekulare Mediatoren von Appetit und Sättigung (nach M. Rosenbaum, 1997)

Signale für Appetitverminderung und gesteigerte Energieabgabe	Signale für Appetitsteigerung und und verminderte Energieabgabe
afferent	afferent
Glucagon	Opioide
Cholecystokinin	Neurotensin
glucagon-like peptides	growth-hormone releasing hormone
Bombesin	Somatostatin
Glucose	Adrenalin (α-adr. Effekt)
Adrenalin (β-adr. Effekt)	Androgene
Östrogene	Glucocorticoide
Leptin	Insulin
Noradrenalin	Progesteron
Dopamin	Noradrenalin (α-adr. Effekt)
γ-Aminobuttersäure (GABA)	Galamin
Serotonin	Somatostatin
Cholecystokinin	
Hypothalamus	
efferent	efferent
Corticotropin-releasing hormone	Neuropeptid-Y
Cholecystokinin	Noradrenalin
Melanocyte-stimulierendes Hormon	
Glucagon-like peptid I	
Serotonin	
Autonomes Nervensystem:	
Sympaticus	Parasympaticus
	Glucocorticoide

wie im zentralen Nervensystem Galanin, Opioide, Wachstumshormon-Releasing-Hormon, Somatostatin.

Tabelle 5.6 ordnet verschiedene molekulare Mediatoren der Energiebilanz nach den zugehörigen Eigenschaften. Zahlreiche Interaktionen und Redundanzen innerhalb dieser Systeme machen es unwahrscheinlich, dass pharmakologische oder chirurgische Manipulationen einzelner Komponenten zu einer lang anhaltenden Lösung des Adipositasproblems führen könnten (Rosenbaum et al., 1997).

5.5.4 Leptin und andere chemische Mediatoren

Ein breites, nicht auf die Fachwelt beschränktes Interesse rief 1994 die Entdeckung von Leptin hervor (Zhang et al., 1994). Der Name Leptin (leptos bedeutet

Tab. 5.7 Merkmale des Leptins (nach Stephens, 1998)

- Im Fettgewebe gebildetes Produkt des ob Gen
- Rezeptor vermitteltes Signal für Sättingungs-relevante Reaktionen im Hypothalamus
- Fehlen der Expression von Leptin. Merkmal des zur Adipositas der ob/ob-Maus führenden Gen-Defekts

Tab. 5.8 Stellenwert von Leptin in der Adipositastherapie (nach Stephens, 1998)

- Substitution tierexperimentell und human bei Leptin-Mangel wirksam
- Primäre humane Hypoleptinämie bislang nur vereinzelt (Pima-Indianer)
- Adipositas des Menschen meist mit höheren Leptinwerten assoziiert

schlank) und eine Betrachtung der Tabellen 5.7 und 5.8 lässt gut die mit der Entdeckung verbundenen Erwartungen nachvollziehen (Stephens et al., 1998).

Die Mutation des im Fettgewebe exprimierten Leptins ist die genetische Ursache der die ob/ob-Maus charakterisierenden Adipositas. Auch das menschliche Fettgewebe exprimiert Leptin. Die Mutation der ob/ob-Maus führt durch unkontrollierte Hyperphagie und verringerte Energieabgabe zu nahezu monströßer Adipositas. Leptin ist ein Signal für das Ausmaß der Fettspeicherung in Fettzellen. Die Bindung an den Leptinrezeptor beeinflusst die Expression mehrerer Neuropeptide (z. B. Neuropeptid-Y, Proopiomelanocortin, Alpha-Melanozyten-stimulierendes Hormon, Corticotropin-Releasing-Hormon und Orexin), welche Mediatoren für Nahrungsaufnahme und Energieabgabe darstellen (Friedmann et al., 1999).

Wenn, wie bei der ob/ob-Maus, an Rezeptoren im Hypothalamus das veränderte Leptin nicht gebunden werden kann, ist der Regelkreis unterbrochen. Bedarfsgerechte neuroendokrine Antworten wie Hunger und Sättigung sind dann nicht reguliert. Beweis für die zentrale Rolle von Leptin ist bei der ob/ob-Maus dessen therapeutisch wirksame Substitution.

Der weitaus größte Teil menschlicher Adipositas lässt sich mit dem für die ob/ob-Maus beschriebenen Mechanismus allerdings nicht erklären. Nur in Einzelfällen war ein genetisch bedingter Leptinmangel bislang nachweisbar. Vielmehr korreliert die Konzentration im Plasma mit der Fettgewebsmenge. Dicke haben also höhere Leptinspiegel. Dennoch wird Leptin eine zentrale Rolle im Stoffwechsel zugeschrieben. In Analogie zur Pathogenese des auch zunächst nicht mit niedrigen Insulinspiegeln einhergehenden Typ-2-Diabetes wird untersucht, ob ein Defekt der Leptinwirkung im zentralen Nervensystem zur Adipositas führt. Welche Voraussetzungen bestehen für die Bindung an den Leptinrezeptor und daraus resultierende intrazelluläre Signale?

In jüngster Zeit wurde die Wirksamkeit der Zufuhr rekombinanten Leptins zur Gewichtsreduktion bei einem jungen Mädchen beschrieben, deren Adipositas allerdings Ausdruck eines genetischen Leptinsmangels ist (Farooqi, 1999).

Die Suche nach Wirkungsdefekten zahlreicher chemischer Mediatoren und nach Determinanten der Fettgewebsdifferenzierung bestimmt einen wesentlichen Teil der heutigen Adipositas-Grundlagenforschung.

Hierzu gehören Untersuchungen zur Rolle des Uncoupling-Proteins (UCP-2 und UCP-3) für Thermogenese und muskuläre Lipidutilisation, der die Nahrungsaufnahme stimulierenden Orexine, von Neuropeptid-γ, Tumornekrosefaktor-α und des β-3-adronergen Rezeptor-Genpolymorphismus. Hierzu gehören auch die Rolle des autonomen Nervensystems und endokrine Parameter wie gastrointestinale Hormone, Wachstumshormone und die Achse Hypothalamus – Hypophyse – Nebenniere (Schick et al., 1998).

Schließlich spielt die Art der Fettgewebsdifferenzierung – braunes thermogenetisch aktives Fettgewebe gegenüber dem beim Menschen überwiegenden weißen Fettgewebe – Fettzellgröße oder Zahl der Fettzellen pränatal oder in anderen hierfür kritischen Wachstumsperioden eine weitere Rolle für das Verständnis der Ätiologie von Adipositas.

5.6 Evidenz-basierte Behandlungsleitlinien

Mit der Wahrnehmung der klinischen Relevanz von Adipositas ist die Erwartung Evidenz-basierter Behandlungsleitlinien verbunden. Es liegen mehrere Leitlinien vor, darunter auch die Leitlinie der Deutschen Adipositasgesellschaft, die:
1. Das mit Adipositas verbundene Risiko definieren und klassifizieren
2. Behandlungsziele und Erfolgskriterien auf Grund des mit ihrer Erreichung verbundenen klinischen Nutzens vorgeben
3. Behandlungsstrategien für Gewichtsabnahme und deren Erhaltung mit dem Ergebnis von Studien begründen (Adipositas, 1998, Lauterbach et al., 1998, NIH, 1998).

5.6.1 Behandlungsziele

Ziel der Adipositasbehandlung ist eine Gewichtsabnahme zulasten des überschüssigen Fettgewebes, die Aufrechterhaltung des niedrigeren Körpergewichts und auf lange Sicht die Verhinderung einer Gewichtszunahme. Die Erhaltung mäßiger Gewichtsreduktion über lange Zeit gilt als sinnvoller als stärkere Gewichtsreduktionen, denen ein rasches Wiedererreichen oder sogar Überschreiten des Ausgangsgewichts folgt. Als Ausmaß der Gewichtabnahme werden 10 % des Ausgangsgewichts für präventivmedizinisch relevant gehalten. Die Zeit, mit der eine Gewichtsreduktion erreicht werden sollte, wird auf ein bis zwei Pfund pro Woche während einer Behandlungsphase von 6 Monaten angesetzt (Ellrott et al., 1998).

5.6.2 Erfolgskriterien

Eine erfolgreiche Gewichtsreduktion beinhaltet mit der Erreichung der Behandlungsziele eine relevante Besserung von Merkmalen der Komorbidität und ein verbessertes Selbstwertgefühl. Ein Gewichtsverlust ist relevant, wenn er mindestens 5 % ausmacht und über mindestens 1 Jahr gehalten wird (NIH, 1998). Gewichtsverlust geht in randomisierten kontrollierten Studien mit relevanter Blutdrucksenkung, Verbesserung des Kohlenhydrat- und Verbesserung des Lipidstoffwechsels einher. Eine relative Risikosenkung um 50 % für Diabetes mellitus Typ 2 ist von 5–10 kg Gewichtsverlust zu erwarten.

5.6.3 Behandlungsstrategien

Die Strategien der Adipositasbehandlung umfassen risiko- und wirksamkeitsbasiert:
1. Ernährungstherapie
2. Verhaltenstherapie mit Steigerung der körperlichen Aktivität
3. deren Kombination
4. medikamentöse Therapie
5. operative Therapie.

Tabelle 5.9 gibt die gegenwärtigen Indikationen für die jeweiligen Verfahren wieder.

Tab. 5.9 Differentialtherapie von Adipositas

BMI (kg/m^2)	<24,9	25–26,9	27–29,9	30–39,9	>40
Fettreduzierte Diät	+	+	+	+	+
Sport	+	+	+	+	+
Verhaltensmodifikation		+	+	+	+
Pharmakotherapie			+	+	+
Chirurgie					+

Ernährungstherapie

Die diätetische Therapie ist Basis jeder Langzeittherapie der Adipositas. In Betracht kommen kalorienreduzierte Mischkost mit einer Energie von 1000 bis 2000 kcal, Reduktionsdiäten mit einer Energie von 700 bis 1000 kcal pro Tag und extrem hypokalorische Diäten (very-low-calory-diet (VLCD).

Einen hohen Stellenwert hat in der letzten Zeit der Hinweis auf die Wirksamkeit besonders fettreduzierter Diäten gewonnen. Sie gelten als praktisch leichter umsetzbar und vorteilhaft wegen der geringeren Energiedichte kohlenhydratbetonter Diäten. Sie führen in kontrollierten Studien zu einem besseren Langzeiterfolg.

VLCD sollten nicht länger als ein bis 1½ Monate angewandt werden und Hochrisikopatienten vorbehalten bleiben, bei denen aus dringenden medizinischen Gründen oder präoperativ eine schnelle Gewichtsreduktion erforderlich ist (Hauner, 1997). Wichtig ist, dass diese Diäten Protein, Kohlenhydrate und Fett in adäquater Menge bei gleichzeitiger Substitution von Mineralstoffen, Vitaminen und Spurenelementen enthalten. Modifiziertes Fasten sichert die bilanzierte Substitution der täglich erforderlichen Nahrungsbestandteile und die Erreichung eines sehr hohen Energiedefizits, was eine Gewichtsabnahme von 12 bis 13 kg in 4 Wochen ermöglichen kann.

Verhaltenstherapie und Steigerung der körperlichen Aktivität

Die Verhaltenstherapie ermöglicht oder unterstützt die Einhaltung von Maßnahmen zur Gewichtsreduktion. Zu den neueren Inhalten der Verhaltenstherapie gehört die Vermittlung realistischer Therapieziele und die Anhaltung zu flexibler Kontrolle (Ellrott et al., 1998, Margraf et al., 1998). Hier wird ein überschaubarer Zeitraum definiert, innerhalb dessen ein nicht zu hoch gestecktes Ziel erreicht werden kann. Es wird davon ausgegangen, dass rigide Verhaltenskontrollen, die absolute Ziele lebenslang vorgeben wollen, die Gegenregulation programmieren. Die kleinsten Überschreitungen führen zum kompletten Zusammenbruch der Verhaltenskontrolle.

Eine verhaltenstherapeutische Begleitung begünstigt besonders Langzeiterfolge und ist für die Wirksamkeitssicherung chirurgischer Verfahren der Adipositastherapie unerlässlich.

Als einer der umgebungsabhängigen Kausalfaktoren von Adipositas wird Bewegungsmangel angesehen. Während der Abbau aufgenommener Energie durch jeweils begrenzte Zeiten körperlicher Aktivität nicht beeindruckend wirkt (54 Minuten Rad fahren entspricht der Energie von 100 g Erdnüssen), wirkt sich die vermehrte Muskelmasse langfristig über eine Erhöhung des Grundumsatzes aus („eine halbe Stunde Sport arbeitet 24 Stunden für Sie").

Kombinationstherapie

Besonders starke Evidenz liegt für den Erfolg kombinierter Intervention mittels Reduktionsdiäten, verstärkter körperlicher Aktivität und ärztlicher Behandlung vor. Diese Maßnahmen lassen auch den besten Langzeiterfolg erwarten.

Medikamentöse Therapie

Die Geschichte der medikamentösen Therapie von Adipositas konnte bis in die jüngste Zeit als eine Geschichte der Misserfolge dargestellt werden: wenig wirksam, schlecht verträglich oder beides. Sie schloss das Auftreten von Hyperthyreose unter Schilddrüsenhormonen, Kataraktbildung und Neuropathie unter Dinitrophenol, Abhängigkeit unter Amphetaminen sowie pulmonale Hypertonie und Herzklappenschäden unter zentral wirksamen Appetithemmern ein, ganz zu schweigen von Todesfällen unter obskuren Mixturen unter Einschluss von Diuretika und Digitalis.

Eigenschaften gegenwärtig verordneter Antiadipositas-Pharmaka sind in Tabelle 5.10 gegenübergestellt.

Bis vor kurzem waren zentral wirksame Appetithemmer die wesentliche Pharmakagruppe, die zur Unterstützung der Gewichtsreduktion eingesetzt wurde. Das Ausmaß der Gewichtsreduktion wurde durch die Anwendung der Substanzen verstärkt. Von Dexfenfluramin war erwartet worden, dass es im Gegensatz zu früheren zentralen Appetitzüglern keine pulmonale Hypertonie hervorruft. Wirksamkeit und Verträglichkeit waren in kontrollierten Studien untersucht. Dexfenfluramin wurde dennoch vor kurzem vom Hersteller zurückgezogen, nachdem das Auftreten pulmonaler Hypertonie und valvulärer Herzschäden auch mit der Einnahme dieser Substanz in Verbindung gebracht worden war (Conolly et al., 1997).

Der aktuellen, in Leitlinien von Fachgesellschaften nach Evidenzkriterien begründeten Pharmakotherapie von Adipositas liegen Daten randomisierter place-

Tab. 5.10 Pharmakotherapie von Adipositas

Substanz	Freisetzung von		Reuptake Hemmung		GI-Lipase-Hemmung
	5-HT	NA	5-HT	NA	
Indirekte Sympathomimetika		+			
Fenfluramin	+				
Dexfenfluramin	+				
Sibutramin			+	+	
Orlistat					+

5-HT = Serotonin, NA = Noradrenalin, GI = Gastrointestinal.

bo-kontrollierter Studien für eine zentral-nervös wirkende Substanz und ein die Fettverdauung hemmendes Medikament zur Verfügung. Da diese Substanzen, Sibutramin und Orlistat, auch vom Verordnungsumfang her eine Rolle spielen, werden sie weiter unten gesondert detailliert dargestellt.

Grundsätzlich gilt für die Pharmakotherapie, dass sie unterstützenden Charakter mit bislang befristeter Anwendbarkeit bei einer vom Wesen her chronischen Gesundheitsstörung hat.

Operative Therapie

Ziele der operativen Therapie können entweder eine Restriktion des aufnehmbaren Nahrungsvolumens oder eine Malabsorption sein. Die größte Rolle spielen heute Verfahren zur Magenrestriktion, im Wesentlichen die vertikale Gastroplastik und das Magenband.

Die Anwendung dieser Behandlungstechniken ist bei klinisch bedeutsamer Adipositas, das heißt bei einem BMI von > 40 oder bei einem BMI von > 35 mit erheblicher Komorbidität akzeptiert. Von großer Bedeutung für Verträglichkeit und langfristige Wirksamkeit ist eine eingehende Betreuung vor und nach der operativen Therapie. Von einer derzeit laufenden kontrollierten Therapie der schweren Adipositas durch operative Behandlung (SOS (Swedish Obese Subjects)-Studie,) ist eine Verbesserung kardiovaskulärer Risikofaktoren bereits bekannt und es wird auch mit einer Aussage zum Nutzen, ausgedrückt als klinischer Endpunkt, der Adipositastherapie überhaupt gerechnet (Sjöström, 1997).

5.7 Orlistat

Bei der Untersuchung von Mikroorganismen, die eine Hemmwirkung auf die gastrointestinale Lipase ausübten, wurde Lipstatin, eine Streptomyces-toxytricini-Substanz entdeckt. Orlistat ist ein stabileres, teilhydriertes Derivat. Es bindet kovalent an gastrointestinale Lipasen. Die pharmakologische Wirksamkeit erstreckt sich über einen Zeitraum von bis zu einer Stunde nach Einnahme einer Mahlzeit. Orlistat lässt 30 % der mit der Nahrung aufgenommenen Triglyceride unverdaut. Es wird praktisch nicht resorbiert, die Plasmakonzentrationen des Wirkstoffes lagen bei weniger als 5 ng/ml. Der Wirkstoff akkumulierte bei mehrfacher Gabe nicht. Das Wirkungsplateau von Orlistat liegt bei 3×120 mg pro Tag.

Wirksamkeit, Verträglichkeit und Sicherheit von Orlistat gehen aus drei Publikationen mit Daten von über 2000 Patienten hervor (Sjöström et al., 1998, Hollander et al., 1998, Davidson et al., 1999).

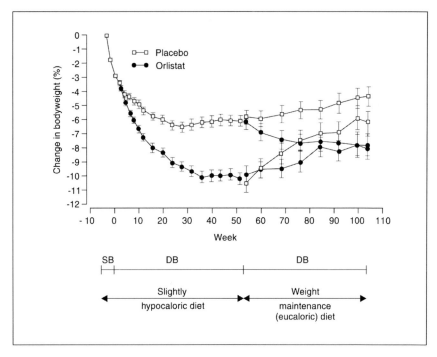

Abb. 5.3 Pharmakotherapie der Adipositas: Orlistat (SB = single blind, DB = double blind)

Nach diesen Placebo-kontrollierten klinischen Studien kann Orlistat zu einer 70%igen Steigerung der Gewichtsreduktion gegenüber Placebo nach einem Jahr führen (Sjöström et al., 1998, Abb. 5.3). Placebo-Patienten nahmen gegenüber Orlistat nach zwei Jahren doppelt so viel wieder zu. Orlistat führt zu einer signifikanten Verbesserung kardiovaskulärer Risikofaktoren. Hierzu gehört eine Verbesserung des LDL/HDL-Quotienten, die Senkung des Blutdrucks, die Besserung des Nüchterninsulinspiegels, die Senkung des Nüchternblutzuckers oder die Besserung der Blutzuckereinstellung bei adipösen Diabetikern (Hollander et al., 1998). Im Mittelpunkt der bisher bekannten Nebenwirkungen stehen – wirkungstypisch – gastrointestinale Symptome. Diese sind zum Beispiel fettiger und vermehrter Stuhlgang sowie Flatulenz mit fettigem Ausfluss. Sie treten vor allem zu Beginn der Behandlung auf und sind in weniger als 10% Ursache für einen Therapieabbruch. Da das Ausmaß gastrointestinaler Nebenwirkungen vom Fettgehalt der Nahrung abhängt, kann die Einnahme von Orlistat zur Konditionierung wünschenswerten, nämlich fettreduzierten Ernährungsverhaltens beitragen. Plasmakonzentrationen fettlöslicher Vitamine konnten absinken, jedoch in den bisher untersuchten Zeiträumen (bis 2 Jahre) nicht unter den Normalbereich.

Orlistat ist verschreibungspflichtig, aber nicht durch die gesetzlichen Krankenkassen erstattungsfähig.

5.8 Sibutramin

Sibutramin ist ein tertiäres Amin, bei dessen Evaluation als Antidepressivum ein unerwarteter gewichtsreduzierender Effekt entdeckt wurde (Stock, 1997). Es wirkt über eine zentrale Hemmung der Wiederaufnahme (Re-Uptake) von Noradrenalin und Serotonin. Es besteht eine gute orale Resorption und ein hepatischer First-Pass-Metabolismus. Die Eliminations-Halbwertzeit liegt bei 14 bis 16 Stunden.

Die mit Sibutramin verstärkbare Gewichtsreduktion wird durch die Verminderung der Nahrungszufuhr erklärt. Weiter wird auf eine Steigerung der Energieabgabe geschlossen. Sibutramin senkt gegenüber Placebo dosisabhängig signifikant stärker das Ausgangsgewicht.

In einer Placebo-kontrollierten Einjahresstudie trägt es zur Erhaltung des Gewichtsverlusts nach vorheriger Reduktion durch stark hypokalorische Kost bei (Abb. 5.4) (Apfelbaum et al., 1999). Als Abstract liegt ein Zwischenergebnis der STORM-Studie vor (Sibutramin Trial in Obesity Reduction and Maintenance), in dem festgestellt wurde, dass unter zweijähriger Therapie die Sibutramin-Patienten 7,2 kg weniger als die Placebo-Patienten wogen. Gleichzeitig fand sich eine substanzielle Besserung von Lipidparametern. An Nebenwirkungen wurden Mundtrockenheit, Kopfschmerzen, Schlafstörungen und Schweißneigung angegeben (James et al., 1999). Die Relevanz möglicher, ebenfalls wirkungstypischer, numerisch geringer Puls- und Blutdruckerhöhung ist nicht klar. Nur 2 % der Patienten brachen wegen der Annahme unerwünschter Arzneiwirkungen in der Einjahresstudie die Therapie ab. Das Auftreten der unter früheren Appetithemmern beobachteten pulmonalen Hypertonie oder von Herzklappenschäden, wird nicht erwartet, da die Substanz nicht zu einer erhöhten Freisetzung von Monoamino-Neurotransmittern führt, sondern zentral die Wiederaufnahme hemmt (McNeely u. Goa, 1998).

Sibutramin ist verschreibungspflichtig, aber durch die gesetzlichen Krankenkassen nicht erstattungsfähig.

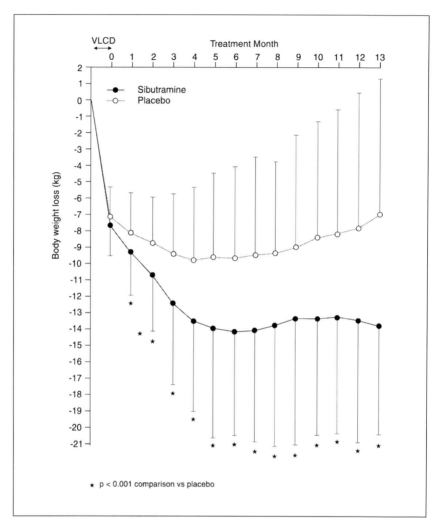

Abb. 5.4 Pharmakotherapie der Adipositas: Sibutramin (VLCD = very low calory diet)

5.9 Zusammenfassung und Ausblick

Die durch Adipositas psycho-sozial hervorgerufene Einschränkung der Lebensqualität führt zu einer starken Behandlungsnachfrage.

Wenig befriedigende Behandlungsergebnisse schlagen sich nicht zuletzt in zahllosen Publikationen auf Ratgeber-Niveau und Anpreisung von Außenseitermethoden nieder.

Der Relevanz von Adipositas als ebenso wichtigem Risikofaktor wie Hypertonie, Diabetes und Hyperlipidämie trägt bislang vor allem die wissenschaftliche Fachliteratur Rechnung. Übergewicht und Adipositas haben Krankheitswert. Sie sind entscheidende Promotoren kardiovaskulärer Risikofaktoren.

Die wissenschaftliche Fachliteratur ist durch einen erheblichen Kenntniszuwachs für die pathophysiologischen Zusammenhänge gekennzeichnet.

Seit der Entdeckung von Leptin als „Stimme des Fettgewebes" liegen mehr als 1300 wissenschaftliche Publikationen allein hierzu vor.

Der Behandlungsfortschritt durch Orlistat und Sibutramin findet Niederschlag im positiven Ergebnis randomisierter, Placebo-kontrollierter Studien.

Zur Zukunft der Adipositastherapie gehört eine genaue Definition der Populationen, die besonders von der Behandlung profitieren. Neben der Entwicklung neuer Substanzen, zum Beispiel Neuropeptid-Analoga, wird mit Erfahrungen in der Kombinationstherapie gerechnet.

Die größte Chance liegt in einer Verhinderung der Gewichtszunahme. Warum sollen Kampagnen für einen geeigneten Lebensstil unter Einschluss der Abkehr vom „sedentary lifestyle" nicht genauso erfolgreich werden wie die Kampagnen gegen Zigarettenrauchen?

Literatur

Adipositas (1998): Leitlinien der Deutschen Adipositas-Gesellschaft zur Therapie der Adipositas, Mitteilungen der Deutschen Adipositas-Gesellschaft, Demeter Verlag im Georg Thieme Verlag Stuttgart.

Apfelbaum, M., Vague, P., Ziegler, O. et al. (1999): Long-term maintenance of weight loss after a very-low-calorie diet: a randomized blinded trial of the efficacy and tolerability of sibutramine. Am. J. Med. 106, 179–184.

Bouchard, C., Tremblay, A., Desprès, J. P. et al. (1990): The response to long-term overfeeding in identical twins. N. Engl. J. Med. 322, 1470–1482.

Bray, G. A. (1998): Contemporary diagnosis and management of obesity. Handbooks in Health Care Co., Newtown, Pennsylvania, USA.

Bray, G. A. (1998): Obesity: a time bomb to be defused. Lancet 352, 160–161.

Calle, E. E., Thun, M. J., Petrelli, J. M., Rodrigues, C., Heath C. W. (1999): Body-mass index and mortality in a prospective cohort of U.S.adults. N. engl. J. Med. 341, 1097–105.

Conolly, H. M., Crary, J. L., McGoon, M. D. et al. (1997): Valvular heart disease associated with fenfluramine-phentermine. N. Engl. J. Med. 337, 581–588.

Davidson, M. H., Hauptmann, J., DiGirolamo, M. et al. (1999): Weight control and risk factor reduction in obese subjects treated for 2 years with orlistat: a randomized controlled trial. JAMA 281, 235–242.

Eckel, R. H. (1997): AHA Science Advisory, Obesity and heart disease. Ciculation 96, 3248–3250.

Desprès J. P. (1998): The insulin resistance-dyslipidemic syndrome of visceral obesity: effect on patient's risk. Obes. Res. 6, 8S-17S.

Ellrott, T., Pudel, V. (1998): Adipositastherapie Aktuelle Perspektiven, 2. Auflage, Georg Thieme Verlag Stuttgart.

Farooqi, I. S., Jebb, S. A., Langmack, G. et al. (1999): Effects of recombinant leptin therapy in a child with congenital leptin deficiency. N. Engl. J. Med. 341, 879–834.

Friedman, J. F., Halaas, J. L. (1999): Leptin and the regulation of body weight in mammals. Nature 395, 763–770.

Gortmaker S. L. (1993): Must A, Perrin JM et al, Social and economic consequences of overweight in adolescence and young adulthood. N. Engl. J. Med. 329,1008–1012.

Hauner, H. (1997): Strategie der Adipositastherapie, Internist 38, 244–250.

Hollander, P. A., Elbein, S. C., Hirsch, I. B. et al. (1998): Role of orlistat in the treatment of obese patients with type 2 diabetes. A 1-year randomized double-blind study. Diabetes Care 21, 1288–1294.

James, P., Astrup, A., Finer, N. et al. (1999): Sibutramine trial in obesity reduction and maintenance (STORM) abstr. European Congress on Obesity, Milano.

James, W. P. T. (1998): What are the health risks? The medical consequences of obesity and its health risks. Exp Clin Endocrinol Diabetes, Suppl. 2, 1–6.

Klose, G. (1998): Adipositas und Hyperlipidämie. In: Wechsler JG, ed. Adipositas, Blackwell Wissenschafts-Verlag Berlin. Wien, 1998, 157–169.

Klör, H. U. (1998): Epidemiologie der Adipositas. In: Wechsler JG, ed. Adipositas, Blackwell Wissenschafts-Verlag Berlin. Wien, 63–76.

Lauterbach, K., Westenhöfer, J., Wirth, A., Hauner, H. (1998): Evidenz-basierte Leitlinie zur Behandlung der Adipositas in Deutschland, Heinrich Heine Universität Düsseldorf und Universität Köln.

Margraf, J., Ulrich, A., Schneider, S. (1998): Xeni-calculiertes Abnehmen. Ein Gruppenprogramm für Adipöse – Trainermanual. Grenzach Whylen: Hoffmann La-Roche.

McNeely, W., Goa, K. L. (1998): Sibutramine, a review of its contribution to the management of obesity, Drugs 56 (6), 1093–1124.

Müller, M. J., Krötzinger, I., Mast, M., König, E. (1998): Prävention der Adipositas, Dt. Ärztebl. 95, A-2027–2030, Heft 34–35.

NIH (1998): National Institute of Health: Clinical Guidelines on the Identification, Evaluation, and Treatment of overweight and obesity in Adults: Executive Summary. Am. J. Clin. Nutr. 68, 899–917.

Pudel, V. (1998): Psychologische Aspekte der Adipositas-Prävention, Therapie und Gewichtserhaltung. In: Wechsler JG, ed. Adipositas, Blackwell Wissenschafts-Verlag Berlin. Wien, 199–214.

Rosenbaum, M., Leibel, R. L., Hirsch, J. (1997): Medical Progress: Obesity. N. Engl. J. Med. 337, 396–408.

Schick, R. R., Schuszdiarra, V. (1998): Appetit- und Sättigungsregulation. In: Wechsler JG, ed. Adipositas, Blackwell Wissenschafts-Verlag Berlin. Wien, 119–130.

Schulte, H., Cullen, P., Assmann, G. (1999): Obesity, mortality and cardiovascular disease in the Münster Heart Study (PROCAM). Atherosclerosis 144, 199–209.

Sjöström, C. D., Lissner, L., Sjöström, L. (1997): Relationships between changes in body composition and changes in cardiovascular risk factors: The SOS Intervention Study. Swedish Obese Subjects. Obes. Res. 5, 519–530.

Sjöström, L., Rissanen, A., Andersen, T. et al. (1998): Randomized placebo-controlled trial of orlistat for weight loss and prevention of weight regain in obese patients. Lancet 352, 167–173.

Stephens, T. W., Caro, J. F. (1998): To be lean or not to be lean. Is leptin the answer? Exp. Clin. Endocrinol. Diabetes 106, 1–15.

Stock, M., Sibutramine (1997): a review of the pharmacology of a novel anti-obesty agent. Int. J. Obesity 21 (Suppl 1), 25–29.

Stunkard, A. J. (1986): Sörensen TH IA, Hanis C, et al., An adoption study of human obesity. N. Engl. J. Med. 314, 193–198.

Wenzel, H. (1998): Definition, Klassifikation und Messung der Adipositas. In: Wechsler JG, ed. Adipositas, Blackwell Wissenschafts-Verlag Berlin. Wien, 45–61.

Willet, W. C., Dietz, W. H., Colditz, G. A. (1999): Primary Care: Guidelines for healthy weight. N. Engl. J. Med. 341, 427–434.

Wirth, A. (1997): Adipositas Epidemiologie, Ätiologie, Folgekrankheiten, Therapie. Springer-Verlag Belin Heidelberg.

Wirth, A. (1998): Adipositas Fibel. Springer-Verlag Berlin Heidelberg.
World Health Organization (1997): Obesity: Preventing and managing the global epidemic. Report of a WHO consultation on obesity, Geneva.
Zhang, Y. Y., Proenca, R., Maffei, M. et al. (1994): Positional cloning of the mouse obese gene and ist human homologue. Nature 387, 903–908.

Sachregister

A

AA-NAT 111
Acetylcholinrezeptoren 41
ADIOL 84
Adipositas, assoziierte Risikofaktoren 183
–, Ätiologie 186
–, ätiologische Klassifikation 178
–, Definition 176
–, Diabetes mellitus 183
–, Differentialtherapie 192
–, Einteilung 177
–, Genetik 187
–, genetische Syndrome 179
–, gesundheitsökonomische Bedeutung 185
–, Hypertonie 183
–, iatrogene 179
–, Inaktivität 179
–, Inzidenz von Folgeerkrankungen 182
–, Klassifikation nach dem Schweregrad 178
–, klinische Diagnostik 179
–, –, Relevanz 181
–, Morbidität 181
–, Mortalität 181
–, neuroendokrine 179
–, ökonomische Charakteristika 185
–, operative Therapie 195
–, Prävalenz 180
–, soziale Charakteristika 185
–, Umwelt 187
Adipositasbehandlung 191
–, Behandlungsstrategien 192
–, Erfolgskriterien 192
–, Ernährungstherapie 192f.
–, Kombinationstherapie 194
–, körperliche Aktivität 193
–, medikamentöse Therapie 192ff.
–, modifiziertes Fasten 193
–, operative Therapie 192
–, Verhaltenstherapie 192f.
Adrenalin, Appetitsteigerung 189
–, Appetitverminderung 189
affektive Störungen, Akuttherapie 47
–, Erhaltungstherapie 47
–, Rezidivprophylaxe 47
AIDS 118
Alkoholabhängigkeit, Wirkung von Antidepressiva **65**
Alopezie siehe androgenetische Alopezie
Alpha-Rezeptoren 41
Alprostadil **150**
Alzheimer 118
Aminexil 20, 31
Amitriptylin 45
– bei chronischen Schmerzerkrankungen 68
Amphetamine, Adipositasbehandlung 194
Anafranil 40
Androgene, Appetitsteigerung 189
androgenetische Alopezie 16
–, Dihydrotestosteron 18
–, Faktoren der Ausbildung 16
–, genetische Determinierung 17
5-Androsten-3β,17β-diol 84
Angsterkrankungen 61
Anorexia nervosa 63
–, Wirksamkeit von Antidepressiva 64
Apomorphin 165
Aponal 40
Appetit, molekulare Mediatoren 189
Appetithemmer, Adipositasbehandlung 194
arterielle Revaskularisation 147
Arylalkylamin-N-Acetyltransferase 111
Ascorbinsäure 118
ATBC-Studie 100, 106
Atherosklerose, Entstehung 97
autonomes Nervensystem, Appetitverminderung 189

B

Ballaststoffe 99
Benzodiazepine 36
– bei Panikstörungen 62
biologische Uhr 111
Body Mass Index 176
Bombesin, Appetitverminderung 189
Broca-Gewicht 176
Bulimia nervosa 63
–, Wirksamkeit von Antidepressiva 63

C

Cambridge Heart Antioxidant Studie 104
β-Carotin 100
Caverject 151
CGP 52608 121f.
CGRP 134
CHAOS 104, 106
6-Chloromelatonin 121
Cholecystokinin, Appetitverminderung 189
chronische Schmerzerkrankungen 68
–, Wirkung von Antidepressiva 68
Citalopram 38
– bei Alkoholabhängigkeit 65
Clomipramin **40**, 45
– bei Zwangsstörung 61
Corticotropin-releasing hormone, Appetitverminderung 189

D

Dehydroepiandrosteron 84
Dehydroepiandrosteronsulfat 84
Depression **43ff.**
–, Akutbehandlung 47
–, Behandlungsstudien in der Kinder- und Jugendpsychiatrie 70
–, Erhaltungstherapie **47**
–, Rezidivprophylaxe **47**
Desipramin bei chronischen Schmerzerkrankungen 68
Dexfenfluramin, Adipositasbehandlung 194
DHEA **84**
–, Androgeneffekt 89
–, antidepressive Wirkung 88
–, Beeinflussung des Oestrogenstoffwechsels 89
–, Beeinflussung des Testosteronstoffwechsels 89
–, Beurteilung 92
–, Biosynthese 85
–, Blutspiegel 84
–, Dosierungen 85
–, Effekte auf das Wohlbefinden 88
–, Einfluss auf Gedächtnisbildung 88
–, Einfluss auf Prostatakrebsrisiko 90
–, Erhaltungsdosis 84
–, Halbwertszeit 86
–, Immunsystem 91
–, Insulintoleranz 90
–, kardiovaskuläre Erkrankungen 89
–, kardiovaskuläres Risiko 90
–, Krebserkrankungen 90
–, Lipidstoffwechsel 90
–, Mammakarzin. Risiko 89
–, Metabolismus 85
–, Neurofunktionen 87
–, Oestradioleffekt 89
–, Serumkonzentration 84
–, Serumspiegel 86
–, Übergewicht 90
2,4-Diaminopyrimidin **20f.**, 31
Digitalis, Adipositasbehandlung 194
Dihydrotestosteron 18
Diuretika, Adipositasbehandlung 194
Dopamin 42
–, Appetitverminderung 189
Doppeldepression 59
double depression 59
β-Down-Regulation 42
Doxepin 40
Dyslipidämie 184
Dysthymie 59f.

E

ED siehe Erektile Dysfunktion
Ell-Cranell 19
Ell-Cranell-alpha 19, 31
Energiebilanz 186
–, molekulare Mediatoren 188
–, Regulation 187
Erektile Dysfunktion, Definition 122
–, Epidemiologie 130
–, erektogene Substanzen 148
–, Häufigkeit 130
–, intrakavernöse Injektionstherapie 149
–, klinische Risikofaktoren 145
–, konditionierende Substanzen 148
–, medikamentöse Therapie 149
–, orale Pharmakotherapie 156
–, Prävalenz 131
–, topische Therapie 155
–, transurethrale Therapie 153
–, Wirkstoffe zur Behandlung 149
Erektion 134f.
–, Hämodynamik 134
–, Pathophysiologie 138
–, Physiologie 133f.
erektionsfördernde Faktoren 134
erektionshemmende Faktoren 134
Erektionshilfesysteme, Vakuum-Apparate 147
Erektionsstörungen, arterielle 141
– durch Medikamente 144
–, hormonelle 143
–, neurogene 141
–, neurovaskuläre 145
–, nichtorganische 139
–, organische 139
–, psychogene 140
–, Therapie 146
–, venös bedingte 142
Essverhalten 188

17α-Estradiol **19f.**
17α-Estradiollösung 31

F

Fenfluramin, Adipositasbehandlung 194
Fettgewebe, braunes thermogenetisch aktives 191
Fettverteilung 177
Fibromyalgie 69
Finasterid **23ff.**
–, Nebenwirkungen 28, 30
Finsteridtabletten 31
Fluoxetin 37, 59, 62
–, antidepressive Effektivität 44
– bei Alkoholabhängigkeit 65f.
– bei Bulimia nervosa 63
– bei chronischen Schmerzerkrankungen 68
– bei Depression 43
– bei prämenstruellem Syndrom 67
– bei Zwangsstörungen 62
–, Effektivitätsdaten 71
–, Langzeituntersuchungen 60
–, Langzeitwirksamkeit 45
–, Marktsituation 72
–, Rezidivprophylaxe 48
–, Wirkmechanismus 38f., 71
Fluvoxamin 38
– bei prämenstruellem Syndrom 67

G

Galamin, Appetitsteigerung 189
Gamma-Aminobuttersäure (GABA) 42
Gewichts-Längen-Indizes 176
Gilles-de-la-Tourette-Syndrom, Behandlungsstudien in der Kinder- und Jugendpsychiatrie 70

Glucagon, Appetitverminderung 189
Glucagon-like peptide, Appetitverminderung 189
Glucocorticoide, Appetitsteigerung 189
Glucose, Appetitverminderung 189
Glutathion 118
GR 128107 121
growth-hormone-releasing hormone, Appetitsteigerung 189

H

Haarfollikel, Dihydrotestosteron-induzierte Veränderungen 18
–, Lebenszeit-Sanduhr 17
Health Professional Follow up Studie (HPFS) 102
Histaminrezeptoren 41
5-Hydroxytryptamin 38
Hyperforin 42, **57**
Hypericin 41f.
Hyperinsulinämie 184
Hypertonie, pulmonale 194
Hypothalamus 111

I

Imipramin 40, 45
–, bei Panikstörungen 62
Induratio penis plastica 143
innere Uhr 118
Insulin, Appetitsteigerung 189
Insulinresistenz-Syndrom 184
International Classification of Diseases (ICD-10) 62
– Index of Erectile Function 157
interner Standard 43
intrakavernöse Injektionstherapie, SKAT 150
–, SKIT 150
–, Wirkstoffe 150
IOWA-Studie 103

Iowa Women's Health Study 100

J

Jetlag 118
Johanniskraut 49
–, bei psychiatrischen Krankheitsbildern 71
–, Effektivitätsdaten 71
–, Marktsituation 72
–, Phototoxizität 58
–, Verträglichkeit 57
–, Wirkmechanismus 41, 71
Johanniskrautextrakte **49**

K

katecholaminerge Hypothese 38
Körperfett, apparative Erfassungen von 178
Krebsentstehung 98

L

LDL 94
Leptin 186ff.
–, Appetitverminderung 189
Leptinrezeptor 190
Lipase, gastrointestinale 195
5-Lipoxygenase 114
Lipstatin 195
Low Density Lipoproteine (LDL) 94

M

Melanocyte-stimulierendes Hormon, Appetitverminderung 189
Melanosomen 108
Melatonin 108, 121
– als Antioxidans 118
– als Immunmodulator 113
–, Alterungsprozesse 115
– bei Depression 117
– bei Jetlag 118f.

–, biologische Halbwertszeit 113
–, Biosynthese 109
–, Dosierungen 113
–, gonadotrope Funktionen 117
–, In-vitro-Effekte auf das Immunsystem 114
–, Metabolismus 114
–, Regulation der Biosynthese 110
–, rezeptorvermittelte Effekte 117
–, sedierende Wirkung 116
–, Toxizität 120
–, zelluläre Signaltransduktion 112
–, zirkadianer Rhythmus 110
Melatoninproduktion und Lebensalter 115
Melatoninrezeptoren 111
Melatoninrezeptorliganden 121
Melatoninspiegel, nächtlicher 113
Menalophoren 108
metabolisches Syndrom 183
6-Methoxymelatonin 121
Minoxidil **21ff.**, 155
Minoxidil-Lösung 31
Moclobemid bei sozialer Phobie 64
MONICA-Projekt 180f.
Monoaminoxidase 42
Morbus Peyronie 143
Moxisylyt **151**
MT-Rezeptoren 121
mt_1-Rezeptoren 111
MT_2-Rezeptoren 111, 117, 121
mt_1-Rezeptoragonisten 117
MT_2-selektive Agonisten 117, 121
MUSE 153

N

NANC 134
Neuropeptid Y, Appetitsteigerung 189
Neurotensin, Appetitsteigerung 189

Nitroglycerin **155**
NO 135
–, biologische Effekte 136
– im erektilen Gewebe des Penis 136
Noradrenalin 42, 197
–, Appetitsteigerung 189
–, Appetitverminderung 189
NO-Synthase 114
Nurses Health Studie (NHS) 99, 181

O

ob/ob-Maus 190
Onkogene 98
Opioide; Appetitsteigerung 189
Orlistat **195**
–, Adipositasbehandlung 194
–, Wirksamkeit 195
Östrogene; Appetitverminderung 189

P

4-P-ADOT 121
Panikstörungen **61**
Pantostin 19
Papaverin **152**, **155**
Parasympaticus; Appetitsteigerung 189
Paroxetin 38
– bei prämenstruellem Syndrom 67
–, Marktsituation 72
4-P-CADOT 121
penile Venenchirurgie 147
Penis, Anatomie 133
–, Erektionsphase 138
–, flaccider Zustand 137
–, initiale Detumeszenzphase 138
–, rigide Erektion 138
–, schnelle Detumeszenz 138
–, Tumeszenzphase 137f.
–, Übergangs-(transition)-Phase 138
Penis-Prothesen-Chirurgie 148

PGE_1 135, **150**
PGE_2 135
Phentolamin **152**, **166**
Phobien **61**
Polypenpräventionsstudie, Polyp Prevention Study 100
4-P-PDOT 121
prämenstruelles Syndrom (PMS) **66**
–, Wirksamkeit von Antidepressiva 66
PROCAM-Studie 182
Progesteron, Appetitsteigerung 189
Propecia 24, 31
Prostaglandine im Schwellkörper 135
Prostaglandin E_1 **150**
Prozac 37
Pseudohypericin 41
PUVA-Therapie 107

R

Radikale 97
Regaine 21, 31
Resorptions-Gestationstest 94
Responselemente 112
Retina 109
Retinoid-Z-Rezeptoren 112
ROR 112
ROR/RZR-Rezeptor 122
Rückfallrisiko 45
Ruheumsatz 186
RZR 112

S

Sättigung, molekulare Mediatoren 189
Sauerstoffspezies 97
Scavengerrezeptor 97
Schilddrüsenhormone, Adipositasbehandlung 194
SCN 118
Selective Serotonin Reuptake Inhibitor 38
Serotonin 38, 42, 197
–, Appetitverminderung 189

Sachregister

–, Steuerungsfunktionen 38
–, Wirkung 40
Serotonin-N-Acetyl-
 transferase 111
Sertralin 38
– bei prämenstruellem
 Syndrom 67
–, Marktsituation 72
Sexualtherapie 146
Sibutramin **197f.**
–, Adipositasbehandlung
 194
Sildenafil **156**
–, Gesichtsrötung 161
–, Kopfschmerzen 161
–, unerwünschte Ereignisse
 160f.
–, visuelle Sicherheit 161
–, Wechselwirkungen mit
 Nitraten 162
–, Wirksamkeit 157
–, Wirkungsmechanismus
 157
SKAT 150
SKIT 150
Somatostatin, Appetitstei-
 gerung 189
soziale Phobie, Wirksam-
 keit von Antidepressiva
 64
SSRI 38, 40
– bei Alkoholabhängigkeit
 65
– bei Bulimia nervosa 63
– bei chronischen
 Schmerzerkrankungen
 68
– bei Panikstörungen 62
– bei prämenstruellem
 Syndrom 67
– bei sozialer Phobie 64
–, Compliance 48
–, Dysthymie 60
–, Marktsituation 72
–, Rezidivprophylaxe 48
–, Wirkungsmechanismus
 39
Stein-Leventhal-Syndrom
 179
Stereoisomere 95
strahlungsbedingte Haut-
 alterungsprozesse 108
suprachiasmatischer
 Nucleus (SNC) 111
Swedish Obese Subjects
 Studie 195

Sympathomimetika, indi-
 rekte 194
–, –, Adipositasbehandlung
 194
Sympathicus, Appetitver-
 minderung 189

T

Tag-/Nacht-Rhythmus 118
Taille-Hüft-Quotient 177
Taillenumfang 177
Testosteron-Serumspiegel
 143
Testosteron-Substitutions-
 therapie 167
Thermogenese 186, 188
Thiazolidindionderivat
 122
Thymoxamin 151
Tocopherol 92
α-Tocopheroltransfer-
 protein (α TTP) 94
Tofranil 40
transurethrale Prostata-
 resektion 144
Trazodon **167**
Triglyceride 195
Triple-Drug-Mixture 153
Trizyklika 41
trizyklische Antidepressiva
 40ff., 45, 57, 60
– bei Bulimia nervosa 63
– bei chronischen
 Schmerzerkrankungen
 68
– bei Panikstörungen 62
–, Dysthymie 60
–, Nebenwirkungen 40
Tumornekrosefaktor-α
 191
TURP 144

U

Übergewicht
 siehe Adipositas
Uncoupling-Protein 191

V

vasoaktives intestinales
 Polypeptid 153

veno-okklusiver Mechanis-
 mus 138, 142
VIP 134, 153
Viridal 151
Vitamin E **92**
–, als Hautschutzfaktor
 107
–, Atherosklerose 102
–, Aufnahme in den
 Organismus 94
–, Bindungsaffinitäten an α
 TTP 94
–, biologische Aktivität
 92, 95
–, Bioverfügbarkeit 95
–, Dosierung 94, 104
–, Effekte 97, 101
–, –, auf das Darmkrebs-
 risiko 101
–, Einnahme
–, –, kardiovaskuläres
 Risiko 103
–, –, Supplement 104, 106
–, –, über die Nahrung
 104
–, Einnahmeempfehlung
 der DGE 92
–, enantioselektive Unter-
 schiede 94
–, Ernährung, ballaststoff-
 reiche 104
–, –, vitaminreiche 104
–, Gehalte von Lebens-
 mitteln 93
–, Haut 107
–, Herzinfarkt 105
–, Konzentrationen bei
 topischer Anwendung
 108
–, Krebs 99
–, molekulare Effekte 97
–, Mortalität bei Krebser-
 krankungen 101
–, Nebenwirkungen 107
–, physiologische Funktionen 96
–, Polypenpräventionsstu-
 die 100
–, Proteinkinase C 96
–, protektive Effekte bei
 Sonnenbrand 108
–, Redox-Eigenschaften
 96
–, Serumspiegel 106
–, α-Tocopherolacetat 94
–, Toxizität 107

– und Antikoagulantien 107
–, USP-Units 94
–, zellbiologische Effekte 97
–, Zufuhr über die Nahrung 92
VLCD 193
VLDL-Partikel 94

W

Waist-Hip-Ratio 177

Y

Yohimbin **162**
–, Wirkungsmechanismus 163

Z

Zirbeldrüse 108, 111
Zwangsstörung **61**
–, Behandlungsstudien in der Kinder- und Jugendpsychiatrie 70